命の源「腎」を養う食材で加齢に負けない！

60歳からの「老けない人」の漢方ごはん

国際中医師　国際中医薬膳師

石澤清美

はじめに

中医学とは中国の伝統医学のことです。日本の漢方は独自の進歩をとげていますが、その源流となっているのが中医学です。江戸時代に貝原益軒が『養生訓』を記すのに参考にしたのも、『黄帝内経❶』などの中医学書です。医学も養生も、目指すのはいかに健康に長生きするかということ。そして、それは古代も現代も変わりません。

漢方薬に使われる生薬は、植物や動物、昆虫、鉱石など、自然の物です。中医学では、**生薬も食物も同じ自然の中で生まれ育ったものだから、源が同じであり、〈食べること〉は薬を飲むこと＝〈治療〉と同じように大切**だと考えています。それが**「薬食同源」**です。

私たちは両親から受け継いだ命を育みますが、それを支えるのは毎日の食以外の何物でもありません。**「薬補は食補にしかず❷」**という言葉もあります。**食べることは薬を飲む以上に、健やかな体、生活を維持するのに大切**なことです。

私は大きな病の経験がありません。60代を迎えても、気持ちは40代と何も変わらず元気ですが、持久力や集中力が減ったり、ちょっとしたことで眠れなくなったり、疲れたり……。小さな衰えを感じることが増えてきました。たぶん、60代

❶黄帝内経（こうていだいけい）＝紀元前200～紀元後220年頃に編纂された、現存する中国最古の医学書。素問と霊枢に分かれており、中医学の原点。日本の養生の源流でもある。上古天真論の冒頭は、黄帝が「大昔の人は百歳になっても動作が衰えず心身ともに元気だったと聞くが、今の人は五十そこそこで衰える。なぜなのか」と問い、「養生の道理を心得ている人は自然の規則や気候の変化に逆らわず、飲食や生活様式に一定の決まりを持ち、むやみに心や体を疲労、消耗するようなことはしない。それで身も心も健康に年を重ね、百歳を超えて天寿を全うしたのだ」と学者

はそんな年頃なのではないでしょうか。

　中医学の教科書である『黄帝内経』の初めには、養生して暮らせば１００歳を超えて天寿を全うできると書かれています。早く老いる人とずっと元気な人は何が違うのか。素朴な真髄へと導こうとするのが中医学です。**心身ともに健康な天寿を全うするための養生理論の集大成**ともいえます。

　病気は治療が必要ですが、**老化は自然な変化。それを止める魔法はありません。**老いが死へ向かう下り坂なら、その入り口にいる私たちにできるのは、それなりに快適に過ごせる、なだらかな長い道にすることでしょうか。ありきたりですが、そのためには必要なものをきちんと食べることが要。健やかな心身を作れるのは日々の食事だけなのですから。

　この本では、**中医学の養生理論をもとに、60歳からを緩やかに進むための食材**❸**とその料理をご紹介**します。食物は薬と異なり、**不調にはやさしく作用し、不調がなくとも元気の糧**となります。

おいしく食べ、60歳からの体を仕立て直しましょう。

が答えることで始まります。その後、健康のための養生の問答が続きます。

❷薬補不如食補　千補万補不如食補＝薬補は食補にはかなわない。山ほど薬を飲んでも食事にはかなわない、という意味の中国のことわざ。

❸中医学での食物の効能は、生薬と同様に人が実際に食し、現れた効果を古代から積み重ねてきたものです。

もくじ

【この本の使い方】

- 小さじ１＝５㎖、大さじ１＝15㎖です。
- 火加減は特に表示がない場合は「中火」です。
- 野菜の「洗う」「皮をむく」「へたを取る」などは省略しています。
- レシピ上の「しょうゆ」は濃口しょうゆ、「塩」は自然塩、「小麦粉」は薄力粉です。「米粉」の代わりに「小麦粉」を使用してもかまいません。
- レシピ上の「だし汁」は昆布と削り節でとった和風のだしです。市販のだしの素を利用する場合は、表示通りに溶いて利用を。ただし塩分を含んでいるものもあるので、その場合は塩やしょうゆの量を控えてください。
- 電子レンジの加熱時間は６００Ｗの目安です。５００Ｗの場合は加熱時間を１・２倍に、７００Ｗの場合は０・８倍を目安にしてください。
- オーブンは予熱してからお使いください。
- 電子レンジ、オーブントースター、魚焼きグリルは機種によって加熱時間が異なります。取り扱い説明書の指示に従い、様子を見ながら調整してください。ミキサー、フードプロセッサーも取り扱い説明書をよく読み、お使いください。

第1章

五臓のなかで
命が宿る場所と
されるのが、「腎」。
腎精でふっくら満たし、
健やかな毎日を。

カギは「腎」。60歳からの元気は「補腎」が作る

活動の原動力！気《き》・血《けつ》・水《すい》。十分にあって、滞りなく巡ることが大切です

体中を絶えず巡り、各臓器、器官が生命活動を維持するためになくてはならないものとして考えているのが**「気」「血」「水」**[1]です。これらは1つでも不調になれば、必ずほかの2つに影響する、三位一体の関係です。

「気」は広い意味では生命エネルギー全体を指します。気力や元気という言葉があるように、人体組織を動かす原動力で、温める力、免疫力にも関わります。日本で「病は気から」といえば、気は心のことですが、この気ももちろん含まれます。気という概念は西洋医学にはありませんが、中医学では目に見えない気や心、精神の状態は健康に大きく関わるものとして重要視しています。

「血」はほぼ血液のことで、身体各組織を潤し、組織や器官が働くための栄養となります。気とともに意識や精神活動を明瞭にする働きもします。血が不足すると肌や爪がガサガサしたり、皮膚の乾燥、健忘やイ

[1] 中医学では津液（しんえき）と呼びますが、この本では私たちになじみのある「水」という言葉を使います。

ライラなど精神状態にも影響します。

「水」はリンパ液、汗、尿、唾液、鼻水など、体内にある血液以外の体液全般を指します。体中のあらゆる場所を巡り、皮膚、目や鼻、内臓などあらゆる粘膜組織を潤し、運動機能の潤滑剤となります。足りなければ各所に乾燥症状が生じます。

不足と滞りは不調の原因です。不足は気虚《ききょ》、血虚《けっきょ》というように「虚《きょ》」という言葉で表現し、**補うことで解消**を目指します。**補う一番の方法はやはり食事**です。滞りは通じさせることが大切で、気なら理気《りき》、血なら活《かっ》血《けつ》、水なら利水《りすい》、利尿《りにょう》、利湿《りしつ》などの言葉を使います。巡りの改善を助ける食材はたくさんありますが、**体を動かすことも大きな助け**になります。

いつも元気がなく、やる気が出ないのは不足の現れ。補う「補気」して解決を！　いつもため息をついたり、イライラ、うつうつなどの症状は巡りの滞り。気を巡らせる「理気」が必要。

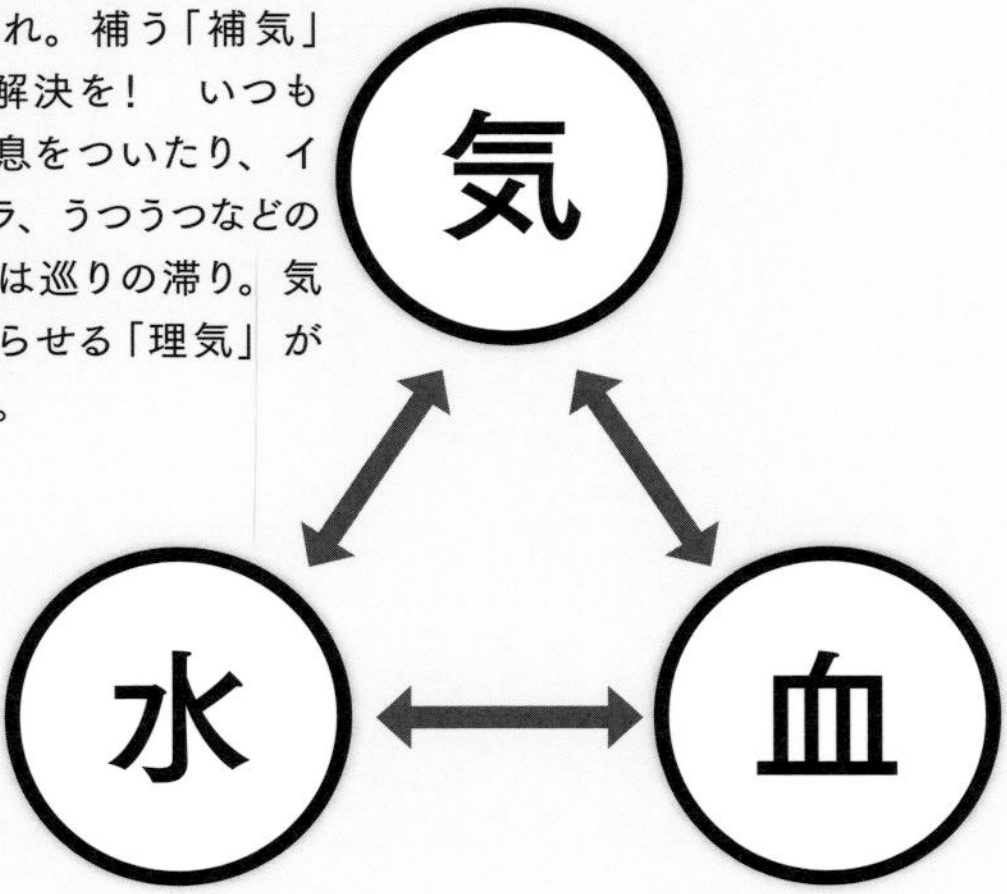

乾燥症状は水か血の不足の現れ。体の中から生み出し、補う「生津《せいしん》（水）」で解決を。滞るとむくみやしびれ、排尿の不調が。その場合は「利水、利尿、利湿」など、水を排出する工夫を。

血色が悪い、皮膚や爪のガサガサ、物忘れ、貧血などは不足の現れの「血虚」。補う「補血＆養血」で解消！　シミやクマ、あざができやすいなど、血の巡りの滞りは「瘀血《おけつ》」。血を巡らせる「活血」で解決。

体を構成する五臓（心《しん》、肺《はい》、脾《ひ》、肝《かん》、腎《じん》）の中医学的な働きとは？

中医学では、**人体は心、肺、脾、肝、腎の「五臓[1]」を中心に成り立つ**と考えます。西洋医学の解剖学的な臓と異なり、中医学では解剖学が一般的でない時代の**機能主体の分類で、より広い機能を持ちます。名は同じでも西洋医学のそれとは別物**です。西洋医学（蘭学）が伝えられた江戸時代、臓器の名を訳す際に、それまで使っていた中医学由来の名を当てはめたことで起こった現象です。混乱しがちですが、かといって全く違うわけではなく、同じでもなく、困ったものです。中でも**「腎」**は、西洋医学の腎臓、副腎、生殖器を合わせた機能を持ちますが、**存在意義が全く異なる重要な臓**です（腎に関してはP14で詳しく述べます）。

大切にしているのが**「心と体を切り離さない」こと**です。**喜・怒・思・憂・悲・恐・驚の7個の感情（七情[2]）は、対応する臓の働きに影響を及**

五臓の代表的な働き

心 ＝ 血を巡らせ、精神活動の主体となる、機能全体の総帥

肺 ＝ 呼吸を管理し、気血水を全身に届ける循環のコントロール

脾 ＝ 消化機能全般を受け持ち、気を補給する主体

肝 ＝ 気を巡らせ、血の保存、全身の代謝に関わる

腎 ＝ 成長発育、生殖に関わる。水の代謝を管理する

ぼします。感情が過ぎれば臓に悪影響を与え、逆に臓が不調になれば感情のコントロールがうまくいかなくなります。例えば、思いに対するのは脾ですが、考え過ぎて食欲が落ちたり、消化不良になった経験は誰しも一度ぐらいあるのではないでしょうか。

解剖学や外科技術がない時代、病気の原因は外に現れた症状から推測することがすべてでした。それらの観察、治療の積み重ねにより、**五臓の影響が現れる体表の器官や組織が知られています**。

また、独特の考え方に、**自然界を5つに分類して理解しようとする「五行理論」**があります。人の体も自然界の一部ですから、臓などもその性質から五行に当てはめることができます。臓に対応する器官や感情などと自然界の事象をまとめたものが**五行色体表**❸と呼ばれるものです。一部をP12でご紹介しましょう。

❶五臓には対応する五腑があり（心➡小腸、肺➡大腸、脾➡胃、肝➡胆、腎➡膀胱）、さらにもう一つ三焦を合わせ、6つの腑があります。五臓六腑というおなじみの言葉は、内臓全体をさします。

❷各感情が影響するのは、五行色体表で確認できます。怒➡肝　喜➡心　思➡脾　悲・憂➡肺　恐・驚➡腎。

❸このような表が存在するわけではなく、主に中国最古の医学書といわれる『黄帝内経』の素問を中心にさまざまな事象を便利に使えるようにまとめられたものです。

五行色体表

自然界の五行❶	木	火	土	金	水
五臓	肝	心	脾	肺	腎
五臓とともに働く腑	胆	小腸	胃	大腸	膀胱
影響が現れる体表器官	目	舌	口	鼻	耳（二陰❷）
五臓が影響する組織	筋	血脈	肌肉	皮毛	骨・髄
色艶が影響を受ける物	爪	面色	唇	体毛	髪
影響を受ける代謝液	涙	汗	よだれ	はなみず	つば
影響し合う感情	怒	喜	思	悲・憂	恐・驚
影響を受けやすい季節	春	夏	土用	秋	冬
影響を受ける味	酸	苦	甘	辛	鹹❸
象徴する色	青	赤	黄	白	黒

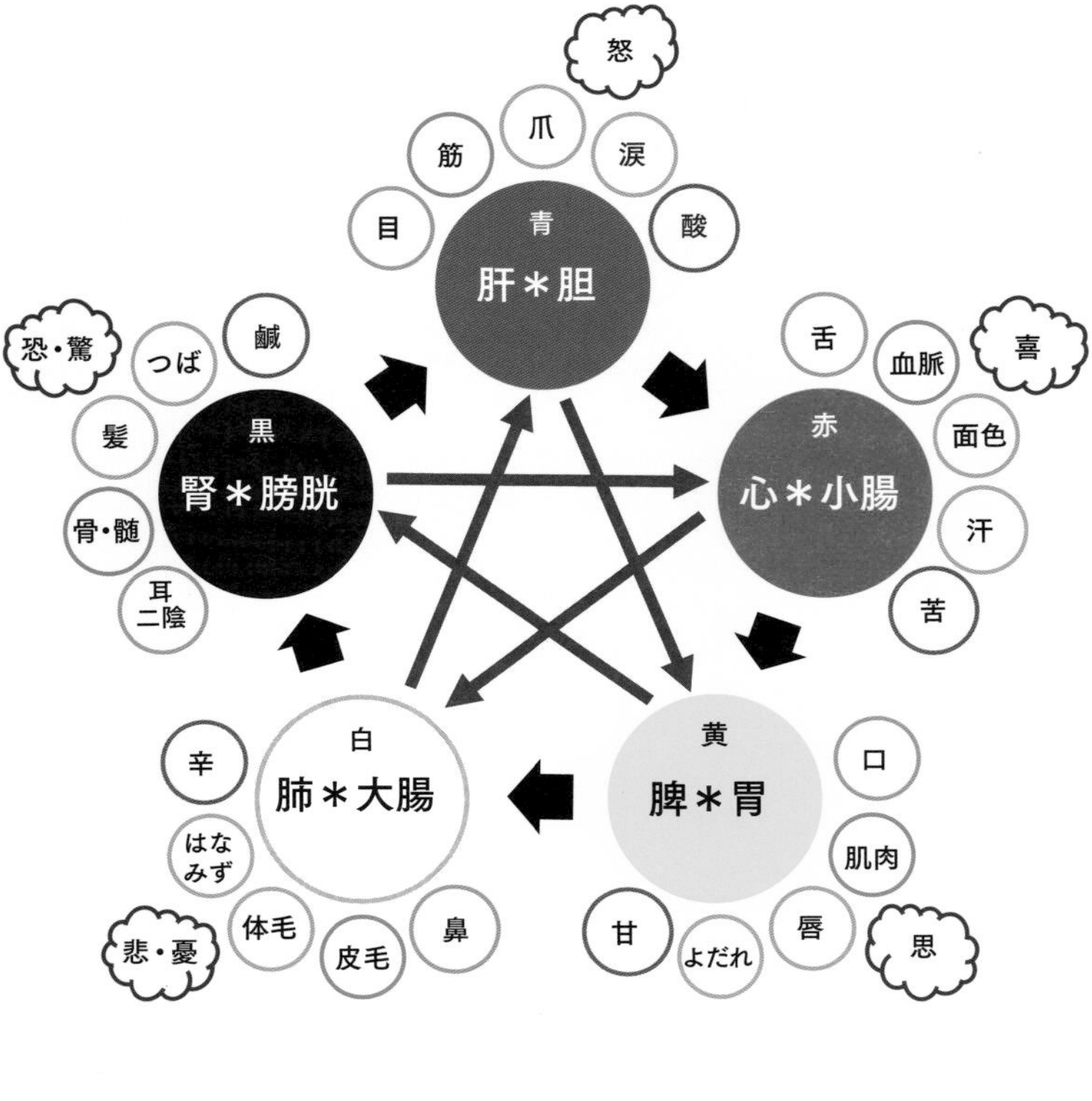

人は自然界の一部です。暑さ寒さなどの自然環境、忙しさ、ストレスなどの社会環境からの影響は無視できません。そして年齢とともに、その影響を跳ね返す力は衰えていきます。この表がすべてではありませんが、例えば春は木々が芽吹く、緑（青）の季節。木の芽時との言葉もあるように、春は精神面に関わる肝が影響を受けやすく、不調（例えば花粉症）では、涙が止まらなかったり、目が充血する、などの症状が出やすくなります。このように病気というほどでもなく、**季節や感情によって体調が揺さぶられたときなど、対応を探る**のに役立ちます。

五臓は人というシステムの中心で、互いに調和協調することで、生命・精神活動を支え、人というひとつの完結した世界を作り上げます。1つ不調の臓があれば、影響は他臓に及び、ひどければ、病として現れます。**健康でいるには五臓すべてが手を取り合って健全に働く必要**があります。

五行を図にしてみると、右ページ下のような感じでしょうか。

各臓は野放図に働くわけではなく、抑制したり助けたりしながらバランスをとっています。細い⬇は抑制の力関係、太い⬇は相手を助ける力関係です。不調になったときに影響を与えやすい関係ともいえます。

❶自然界の5つの材の性質が、臓の働き、性質と一致することからこのように割りふられています。木は曲直しながらも、枝葉をのびのびと伸ばして生い茂る。火は自然界の太陽の力。温熱作用。土は生命を生み出し、滅びるものを受け入れる。金は金属のことで、外気で変化しやすい敏感な材。粛清（しゅくせい）、収斂（しゅうれん）。水は下へ流れ、冷たく潤し、しまい込む。

❷二陰（にいん）＝肛門と尿道（外生殖器）のこと。

❸鹹（かん）＝塩味のこと。

「腎」は両親から受け継いだ命の宿る場所。命のプロセスは「腎精」の盛衰そのもの

中医学では父親の精、母親の精、その２つが交わることで**新しい命＝精が誕生し、腎に宿る**と考えました。それを**先天の精**と呼びます。ただ精を受け継ぐだけでは生きていけず、**活動のための栄養補給が必要**です。具体的には、**飲食から得る栄養物質**で、それを**後天の精**と呼び、やはり**腎が貯蔵**します。２つの精の力によって、各臓が協調し、気血水が巡り、腎が充実し、人は健やかに成長発育します。

先天と後天、２つの精は腎に貯蔵された段階で**腎の精＝腎精**とひとまとめに呼ばれます。**生命活動の根本であり、その盛衰こそが、人が生まれ、成長発育し、老化、そして死というプロセス**なのです。

中医学の教科書ともいえる『黄帝内経』（Ｐ２参照）に述べられている腎精と生命周期の関係は大変興味深いものです。男性と女性ではその周期が異なりますが、その周期表をあげておきます。

7年周期で変化する 女性の生命プロセス❶

0歳	両親から先天の精を受け取る。	生まれる。
7歳	腎精が活発化し始める。	永久歯に生えかわる。 髪が長く伸びるようになる。
14歳	腎精が満ち、天癸❷が生まれる。性の成熟に必要な経絡❸に気血が満ちる。	初潮を迎える。 生殖（出産）が可能になる。
21歳	腎気がいっそう満ち、充実する。	親知らずが生える。 体格の成長がピークになる。
28歳	筋骨（体格）がしっかり充実する。	筋骨が発達し、壮盛する。 髪の毛が最も豊かになる。
35歳	顔に気血を送る経絡が衰え始める。	顔にやつれが見え始める。 薄毛が始まる。
42歳	顔に気血を送る経絡が衰える。	顔の輝きが失われ、憔悴したさまになる。 白髪になる。
49歳	性の成熟に必要な経絡の気血が衰え、天癸が枯渇する。	閉経（生殖能力を失う） 体も衰え、崩れる。

❶栄養事情も悪く、戦も多い古代のことなので、若い年齢で止まっていますが、養生をすれば100歳を超えて元気でいられるとも書かれています。

❷天癸（てんき）＝中医学独特の考え方で、成長発展の過程で生殖能力があるかどうかを決定する物質。生殖能力がある＝天癸がある＝腎気が旺盛。生殖能力がない＝天癸がない＝腎気が虚している。

❸経絡（けいらく）＝気血の流れる道のことで、各臓腑に栄養を届ける大切な通路。

8年周期で変化する 男性の生命プロセス

0歳	両親から先天の精を受け取る	生まれる。
8歳	腎精が活発化し始める。	永久歯に生えかわる。 髪が長く伸びるようになる
16歳	腎精が満ち、天癸が生まれる。 性の成熟に関わる経絡に気血が満ちる。	射精できるようになる。 生殖が可能になる。
24歳	腎気がいっそう満ち、充実する。	親知らずが生える。 体格の成長がピークになる。
32歳	筋骨(体格)がしっかり充実する。	筋骨が発達し、壮盛する。 髪の毛が最も豊かになる。
40歳	顔に気血を送る経絡が衰え始める。	髪が抜け始める。 歯につやがなくなる。もろくなる。
48歳	顔に気血を送る経絡が衰える。	顔の輝きが失われ、やつれる。 白髪になる。
56歳	肝気が衰え始める。 天癸が枯渇する。	性欲の減退。 体が目に見えて衰える。
64歳		歯が抜け、髪が抜ける。 筋骨が弱まる。

60歳からは知能も変化する。過信は禁物なのです

60歳からの衰えは肉体だけの問題ではありません。下のグラフは加齢による知能の変化の調査をまとめたものです。空間認知、知覚の速度、計算能力など、**60歳を過ぎるとすべての機能がゆるやかに下降線**を描いています。最近は高齢者の運転免許返納が話題になります。「自分は大丈夫！」と思いたい方もいらっしゃるでしょうが、過信は禁物なのです。

成熟すれば誰にでも否応なくやってくる老い。60歳は命の源である腎精が減るのが自覚できる、老化という下り坂の入り口に立っています。この先が急斜面なのか、なだらかなのか。どのような道を進むのかは、自分次第です。

知能の加齢変化

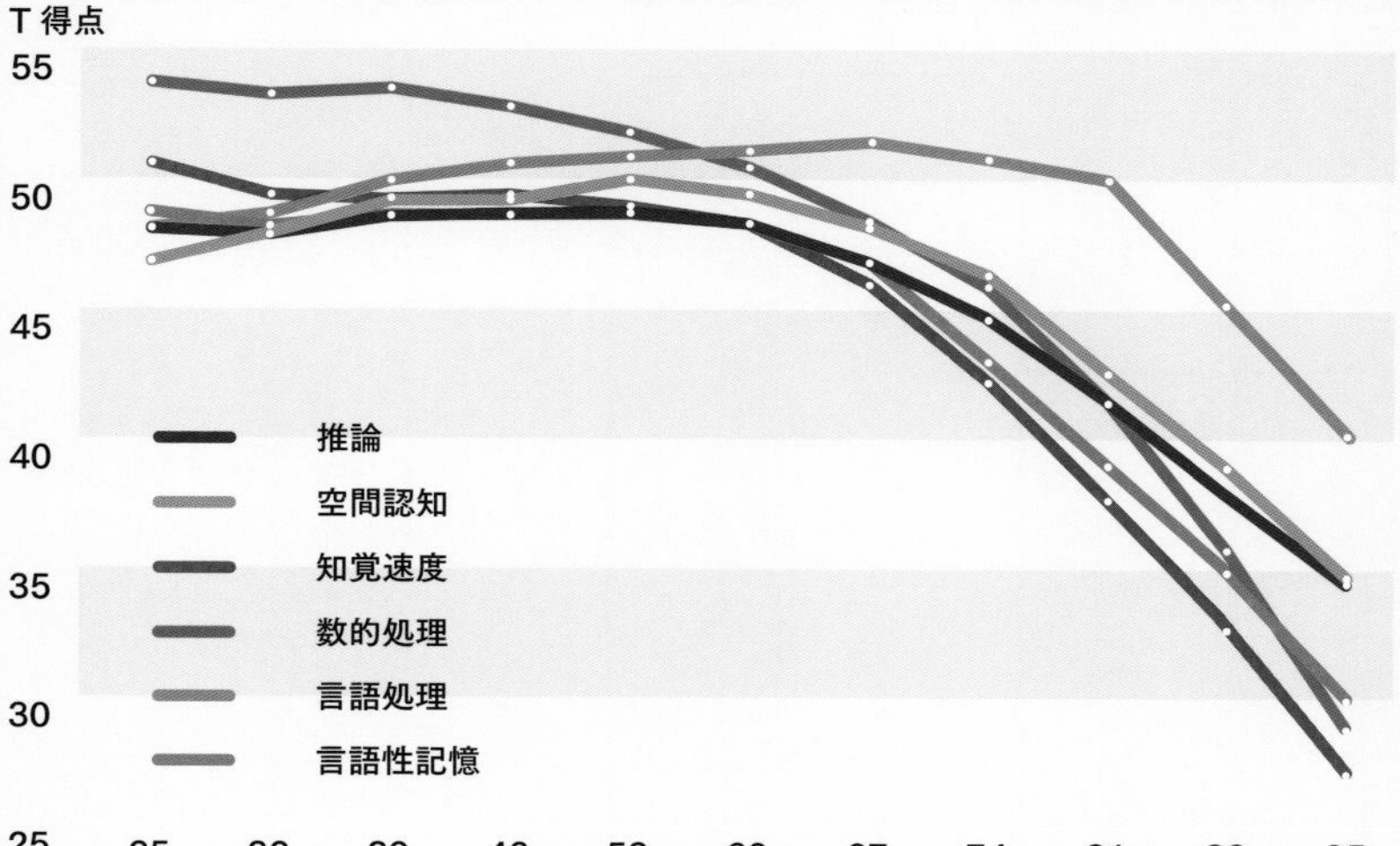

健康長寿ネット（https://www.tyojyu.or.jp/net/topics/tokushu/koureisha-shinri/shinri-chinouhenka.html）
縦断研究による知能の加齢変化（Schaie（2013）5）より引用）

「腎精」が不足すると老いは加速！さまざまな不調が現れ始めます

人の生命プロセスのカギを握る腎が不調になると、若くてもさまざまな衰えが生じます。**腎精のピークは30歳代半ばごろで、40歳以降減り続けます**。腎精の減り方が早かったり、補給が不足すれば、さまざまな老いの症状が出ることになります。具体的にあげてみましょう。

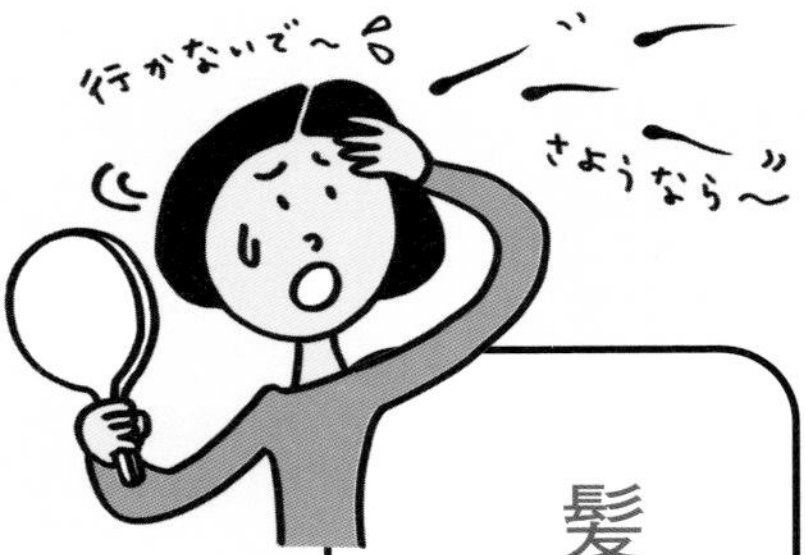

髪は腎の様子の現れ
＝白髪、抜け毛

腎は髄を生む
＝骨がもろくなる、歯が抜ける

腎はつばと関係が深い
＝ドライマウス
味覚の衰え

脳の働きが衰える

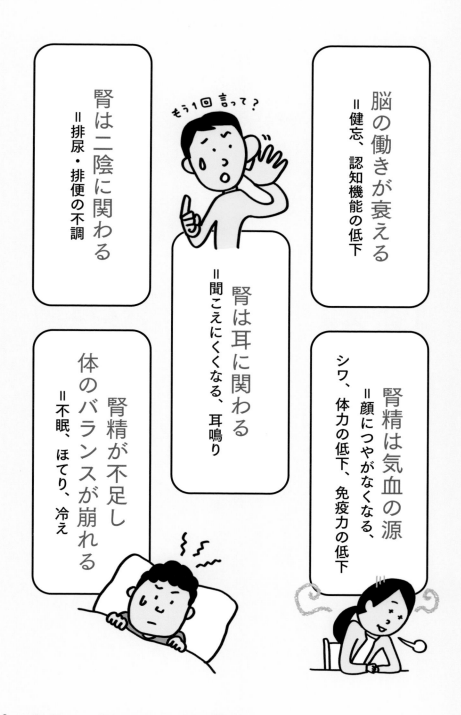

=健忘、認知機能の低下

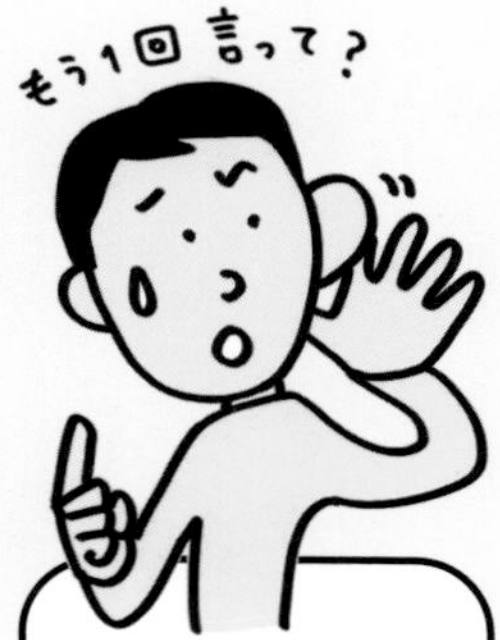

腎は耳に関わる

=聞こえにくくなる、耳鳴り

腎は二陰に関わる

=排尿・排便の不調

腎精は気血の源

=顔につやがなくなる、シワ、体力の低下、免疫力の低下

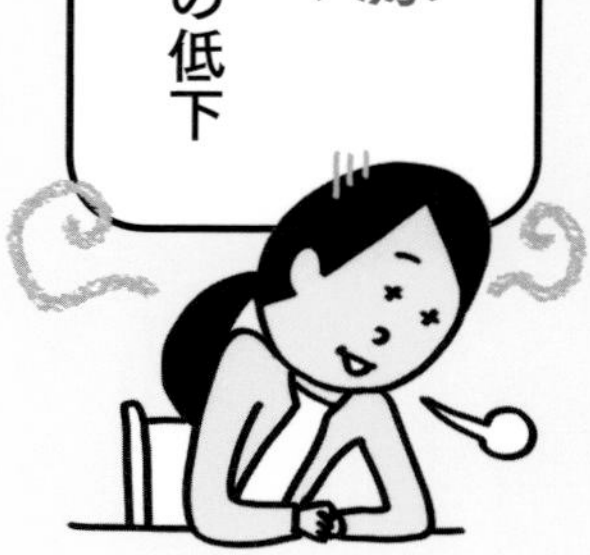

腎精が不足し体のバランスが崩れる

=不眠、ほてり、冷え

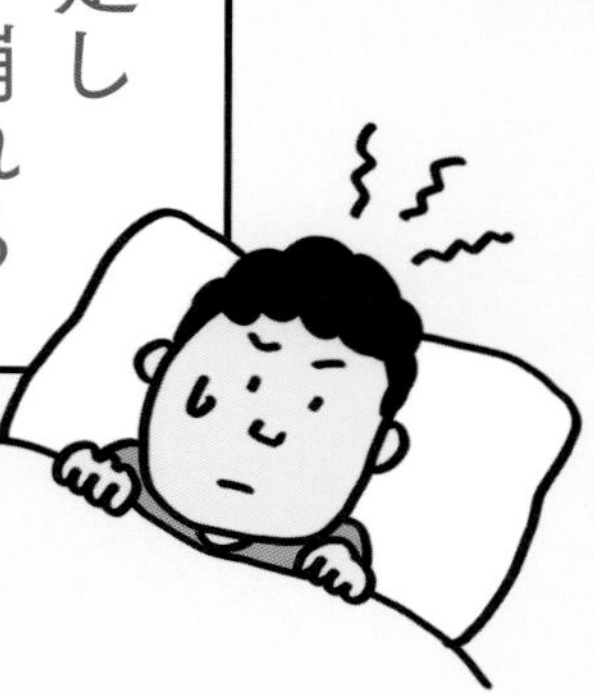

腎精を補うにはまず食事！

60歳からの漢方ごはん 五か条

中医学の原点は快適に長生きするための知識です。中でも、**バランスのとれたおいしい食事こそが病を寄せ付けず、長生きにつながるという「薬食同源」思想**は、日本の養生理論の根にもなっています。成長期に必要な食事があるように、老年期にも心掛けるべきことがあります。今の私たちに大切なのは、**衰えようとする腎を養生すること＝「補腎」**。命の源である腎精を増やす食の知恵で、60歳からの元気を手に入れましょう。

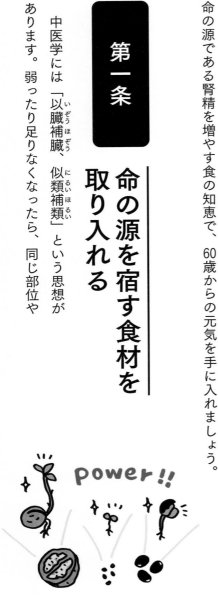

第一条

命の源を宿す食材を取り入れる

中医学には「以《い》臓《ぞう》補《ほ》臓《ぞう》、似《に》類《るい》補《ほ》類《るい》」という思想があります。弱ったり足りなくなったら、同じ部位や

似たものを食べる、例えば骨を補給するなら骨ごと小魚を食べる、という考え方です。**腎精＝命の源が減っているなら、それを持つ食材の力を借りる**ということです。**命の源を宿すものの代表は、芽吹く力を持つ豆やナッツなどの種実類**。そのままつまめるナッツ類は60歳からのおやつに最適です。

例えば、

●**種実類**（ごま、くるみ、カシューナッツ、栗、松の実、けしの実など）

●**豆類**（黒豆、ささげ、なた豆など）

●**皮ごと丸ごと食べる砂糖不使用のドライフルーツ**（レーズン、カシス、ブルーベリー、桑の実、くこの実、プルーン）

特に黒豆、黒ごま、くるみの3大種実については、第2章で手軽なおいしい食べ方を紹介しましたので、ぜひ参考にしてください。

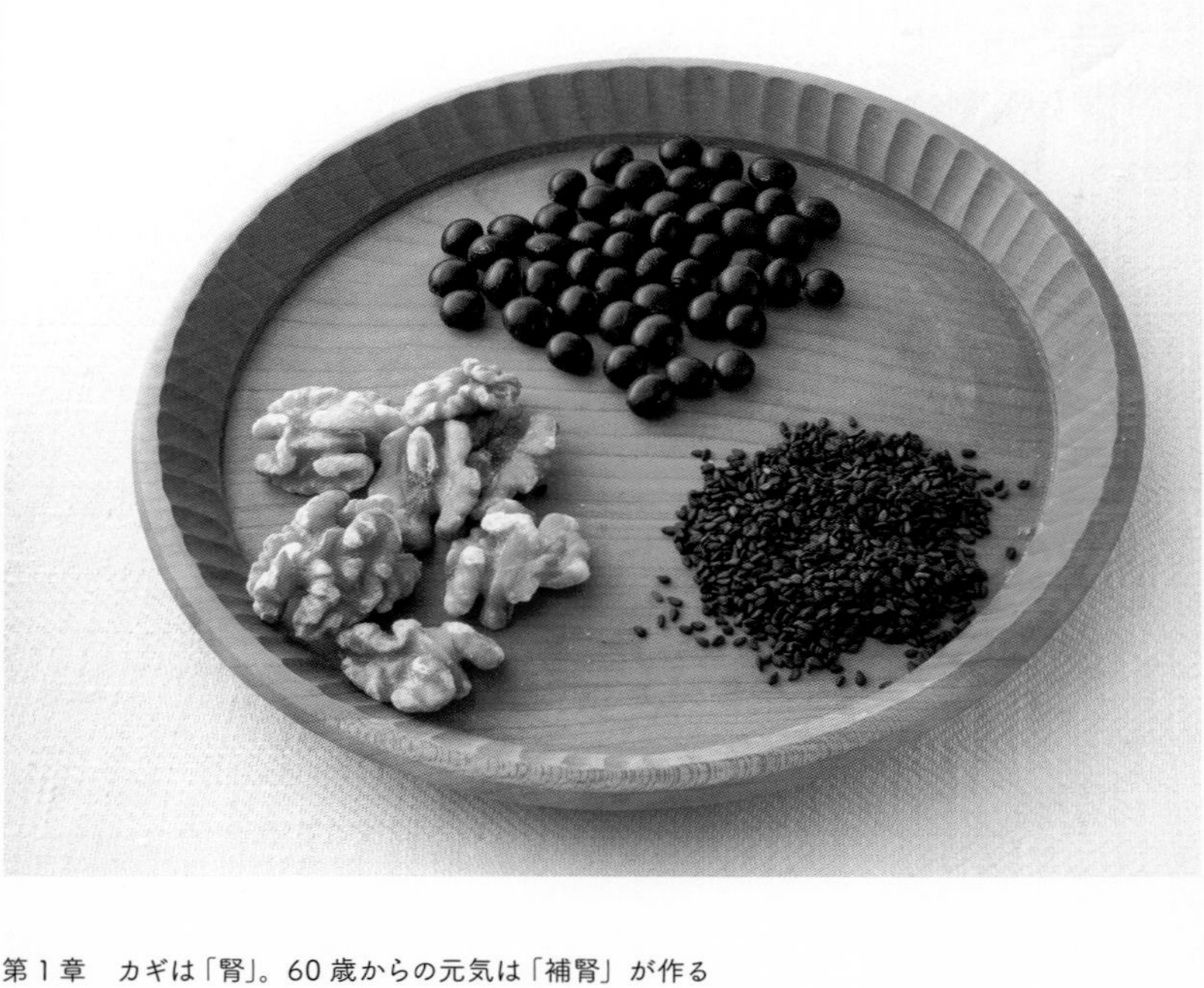

第二条

腎を補う食材を知る

生薬には、温める、冷やすなどの**性質を表す「性」**、出す、抑えるなどの**働き方を表す「味」**、**働きかける部位を表す「帰経」**、という**効能分類「性味帰経《せいみきけい》」**があります。食物には生薬として使われるものが多く、またそうでなくとも同源ですから、食物にも性味帰経があると考えます。古代から、実際に食材を食べたときの体の変化、病状の回復具合などの考察を連綿と積み重ねた効能分類なのです。

次頁に**性味帰経理論で腎や腎精に働きかける身近な食材**をいくつかあげてみました。今日は何を食べよう？　と迷ったときに思い出してください。第3章では、この中の10食材を取り上げ、簡単でおいしいレシピを紹介しています。

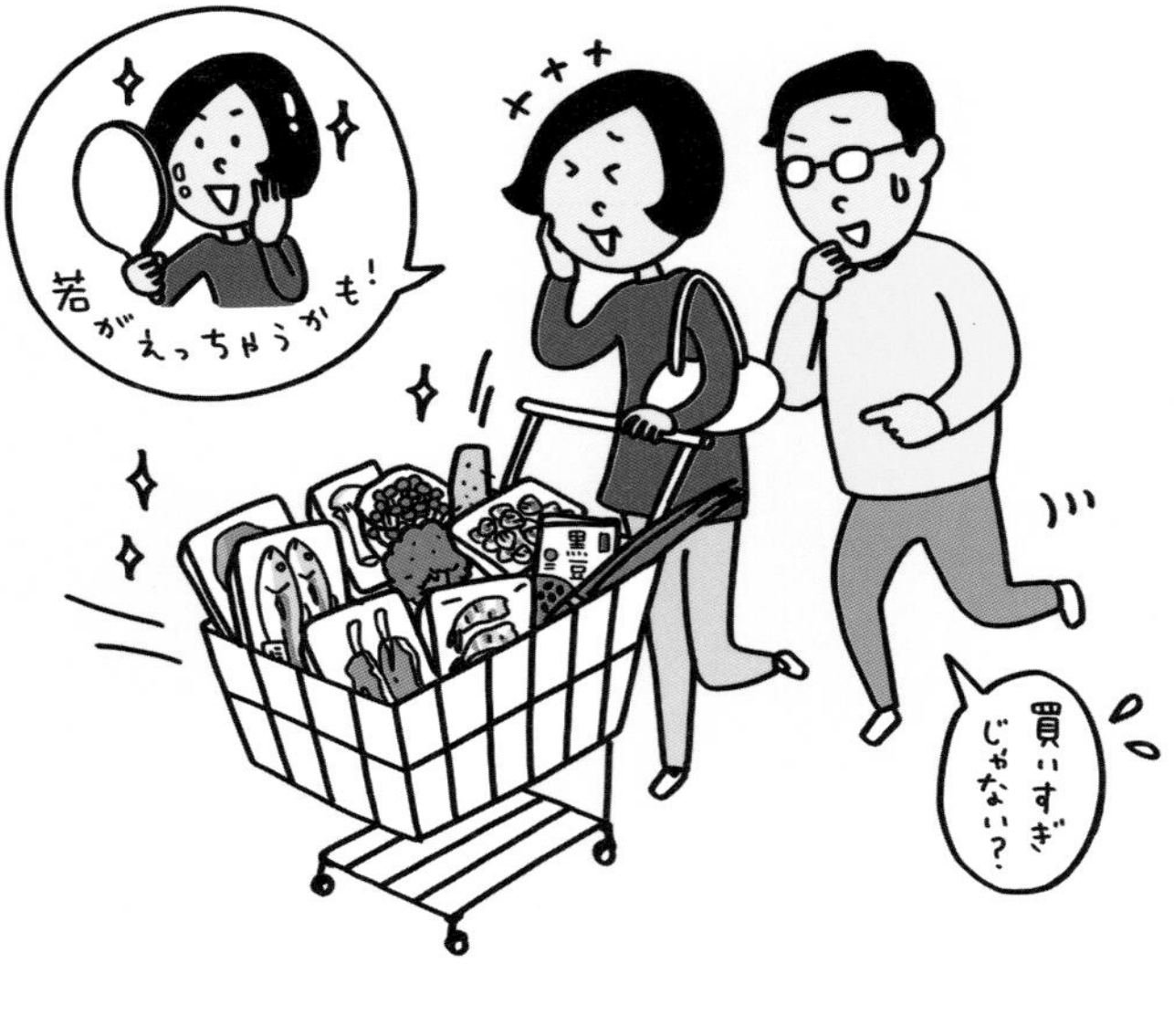

腎を補う食材

● 穀類	：黒米、玄米、あわ、小麦
● 野菜	：山いも、むかご、枝豆、ブロッコリー、カリフラワー、キャベツ、にら、黄にら、芽キャベツ、モロヘイヤ、えごまの葉、オクラ、高菜、よもぎ、フェンネル
● きのこ	：干ししいたけ、なめこ、しめじ、エリンギ、きくらげ
● 魚介類	：いくら、すじこ、うなぎ、うに、えび、干しえび、かつお、いわし、あじ、ししゃも、いしもち、すずき、たい、たちうお、はも、はた、あさり、ほたて
● 肉類	：鶏肉、鶏レバー、豚肉、羊肉、鹿肉、鴨肉
● 豆・種実類	：黒豆、ささげ、なた豆、えごま、カシューナッツ、栗、くるみ、黒ごま、松の実、はすの実、けしの実
● くだもの	：ブルーベリー、プルーン、桑の実、カシス、ぶどう、ラズベリー、くこの実
● スパイス類	：クローブ、シナモン、フェンネルシード、八角
● その他	：鶏卵、うずらの卵、海藻類

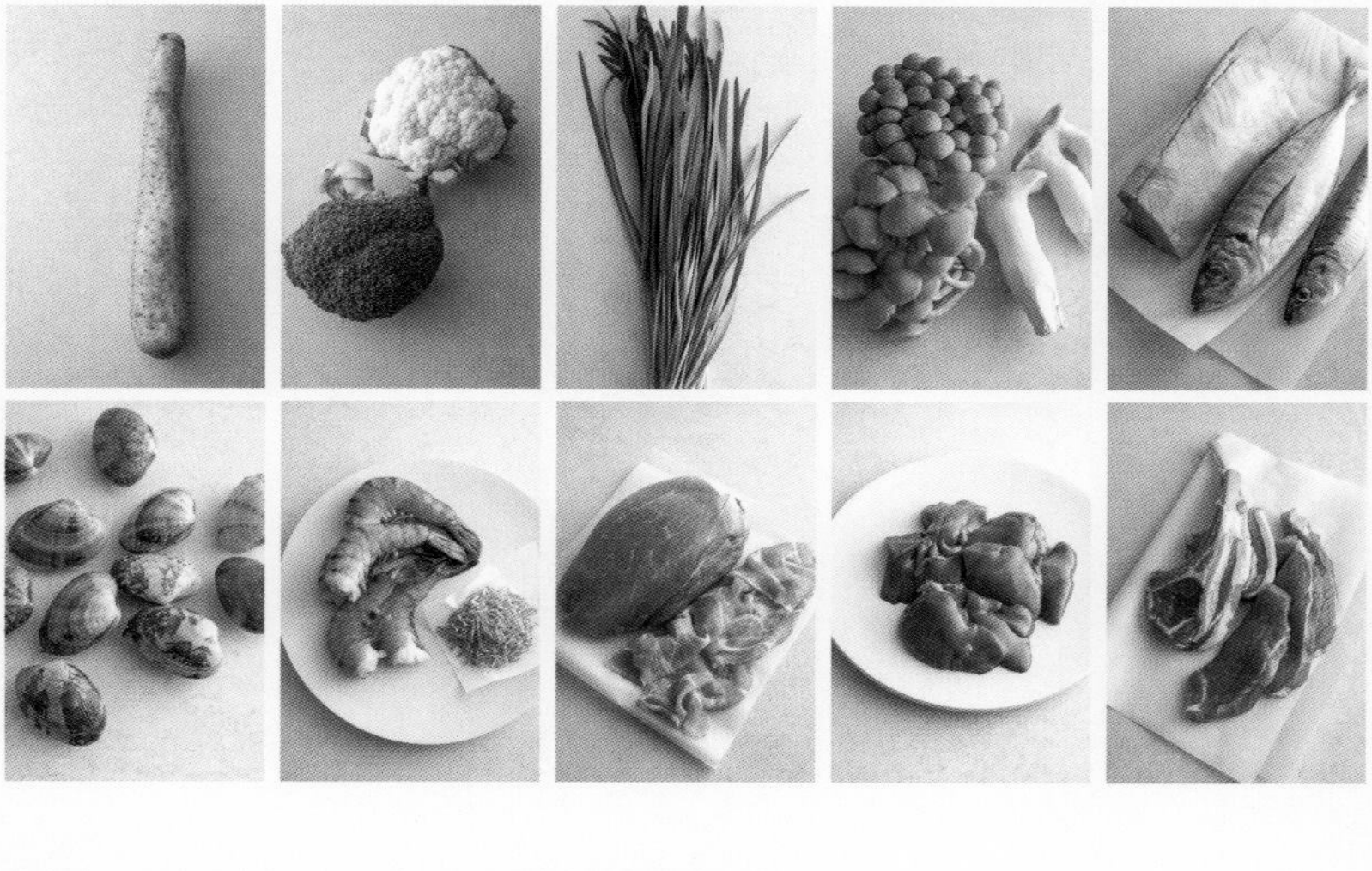

第三条

冷やさない

腎精についてもう少し詳しく説明すると、**腎陰《じんいん》と腎陽《じんよう》**に分かれます。**腎陰は臓腑器官を滋養して潤いを与えるもの、腎陽は体を温める力、エネルギーの根本**です。腎精が減るということはこれらも減るということです。

冷えなど感じないという人でも**60歳以降の体には、必ず温める力の不足**が内在します。**温める力は気力の源**でもあり、温かなもの、温める力のあるものを食べることは体と心に必要です。暑い季節に**冷たいものを食べたら冷やし過ぎないようにバランスをとる**のをお忘れなく。冷えを感じる60歳以降に上手に使ってほしいのは温め生薬でもあるスパイス、シナモン、クローブ、ジンジャーです。

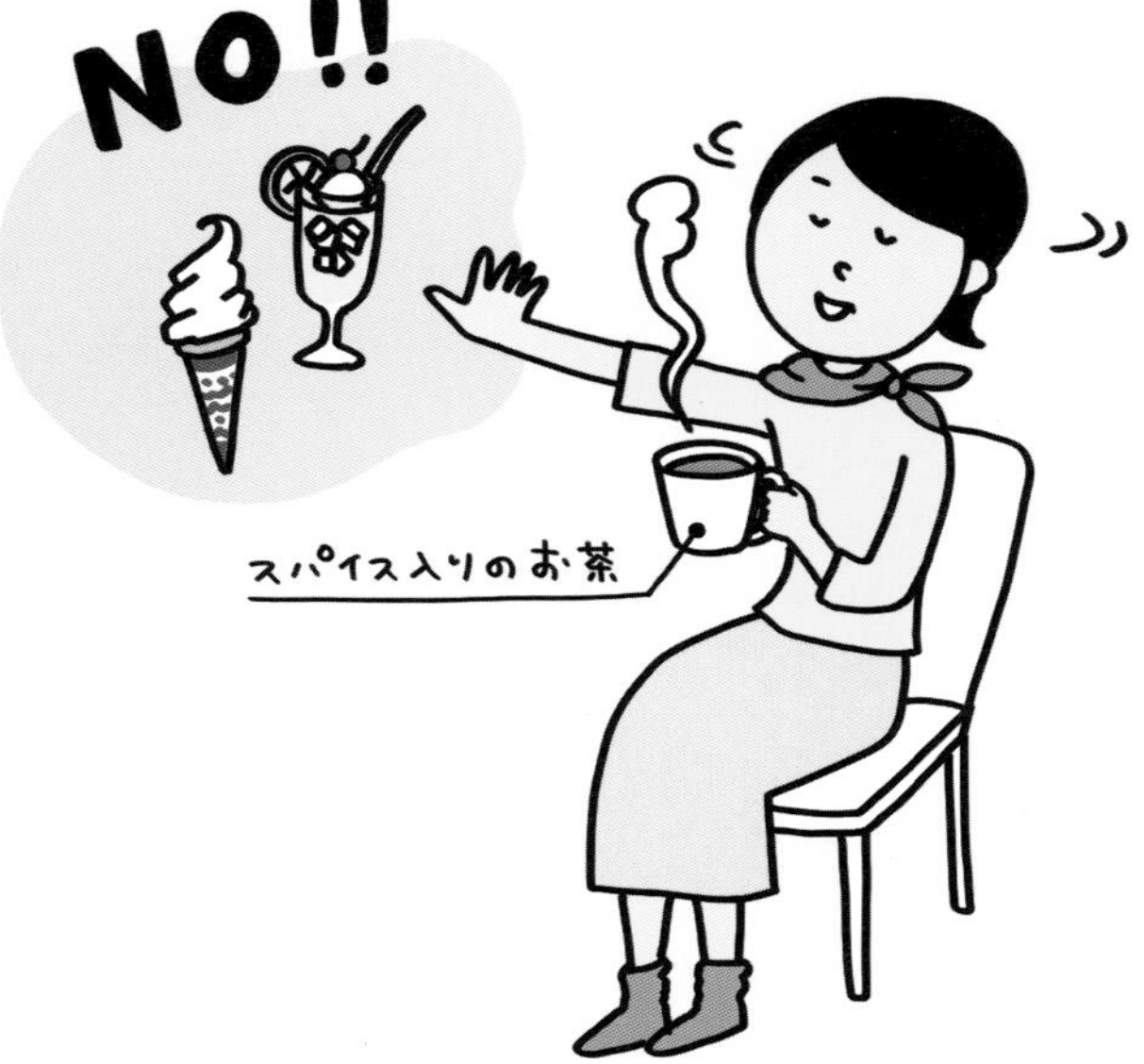

第四条

「過ぎ」ない

気血水の巡りが滞れば、病を生み、老化を促進します。許容量を過ぎる飲食はいとも簡単に滞りを生み、肥満、不眠、疲労などにつながります。味つけも「過ぎ」ない控えめが大切です。塩味も甘みも、気をつけないと濃くなりがちなものです。中でも**砂糖はじとじと湿気を含んで滞らせ**、チーズのように**ねっとりしたものや脂肪の多食も滞りを生みやすい**ので、控えめを心掛けたいものです。素材のシンプルな味をおいしく楽しむこと、子どものころからさんざん聞かされた**「腹八分目に医者いらず」**を思い出してください。

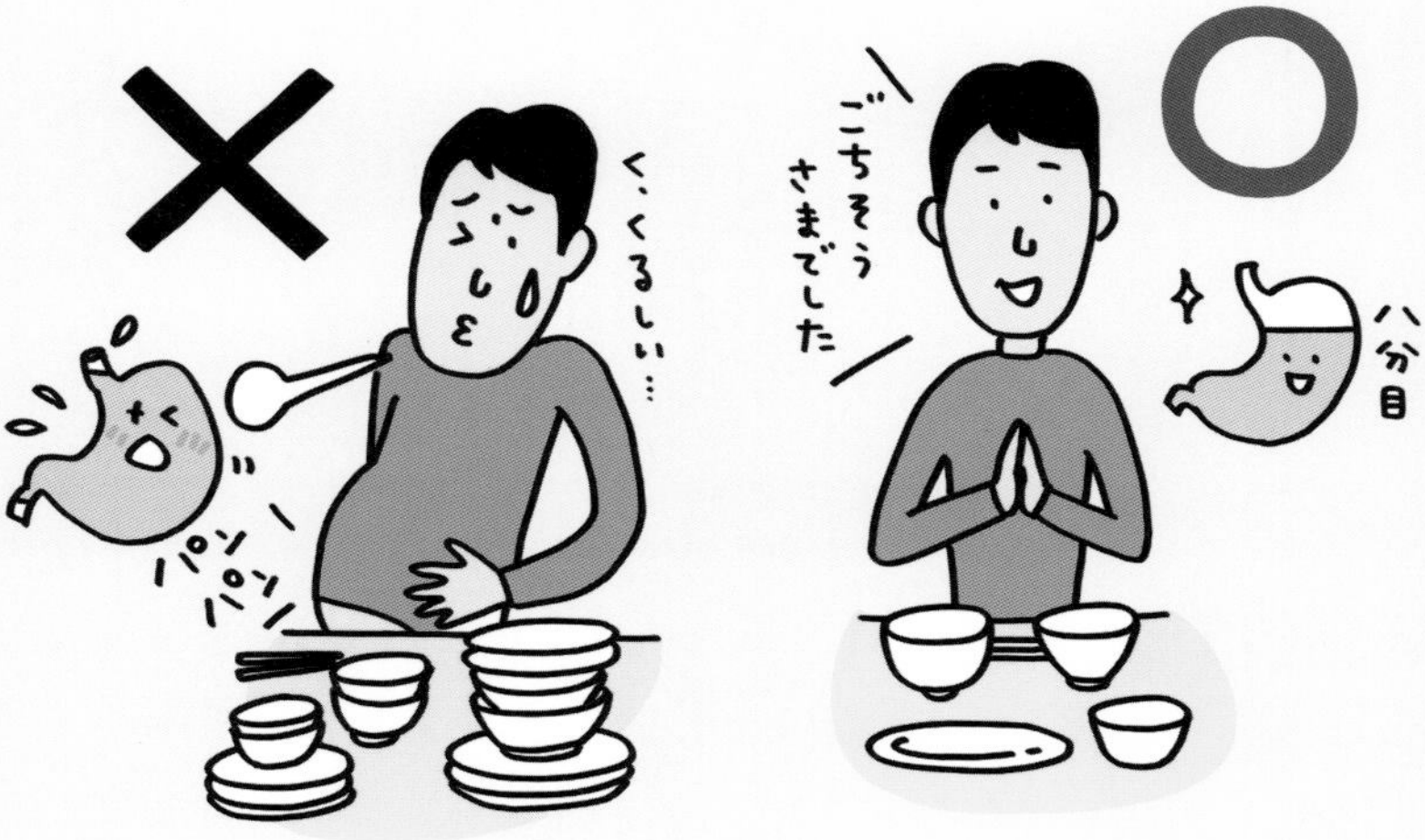

く、くるしい…
パンパン
ごちそうさまでした
八分目

第五条

いろいろなものを食べる

腎によいから、体によいからと、それだけを食べるのは禁物です。五行思想から派生し、日本でも**健康な食卓には五味五色が必要**だといわれてきました。**緑、赤、黄、白、黒など五色の食材**を、**甘、塩、酸、辛、苦味などの五味に調理**したものを並べる、簡単に言えば、多種によるバランスが大切だということです。過ぎないように食べれば、害になる食物などはなく、すべて私たちの心身を作るものです。

生薬には**辛《しん》、甘《かん》、苦《く》、酸《さん》、鹹《かん》（塩味）の五味**があり、**味はその働き**を表すものです。薬食同源ですから、**食物の味にも同様の働きがある**と考えます。また、五行色体表（P12参照）にも記されていますが、味にもそれぞれ関わる臓があります。適量はその臓

五味の働き

酸味	肝	収斂（しゅうれん）作用。体の中に水分を生み出す作用
苦味	心	健胃作用。湿を除く。清熱作用。瀉下（しゃげ）作用
甘味	脾	補益 (気化を補う) などの滋養作用、潤燥、緩和作用
辛味	肺	発散させる。気血の巡りを促進させる
塩味	腎	補腎。養血作用。塊をほぐして排出する作用

を助けますが、過ぎれば害になります。

また、食物は生薬と同様に「性」があります。**冷やす作用を持つ寒涼性**、**温める作用を持つ温熱性**、**どちらでもない平性**の3種の性質があります。食材の多くは平性ですが、夏野菜は寒涼性が多く、スパイスや薬味野菜は温熱性のものが多くあります。

本書でご紹介するレシピはすべて食材や調味料の性味帰経（P22参照）を考えて組み合わせてあります。各レシピに素材についての説明を添えましたので、参考にしてください。

そして、

食事の前に必ず深呼吸を！

吸い込んだ気が体の一番奥深くにある腎まで届くように、ゆっくりと深く吸い、体内にとどまっていた気を吐き出し、体内を一掃してから食事を始めましょう。ゆったり落ち着いて、おいしく味わえば、消化吸収はスムーズに進みます。

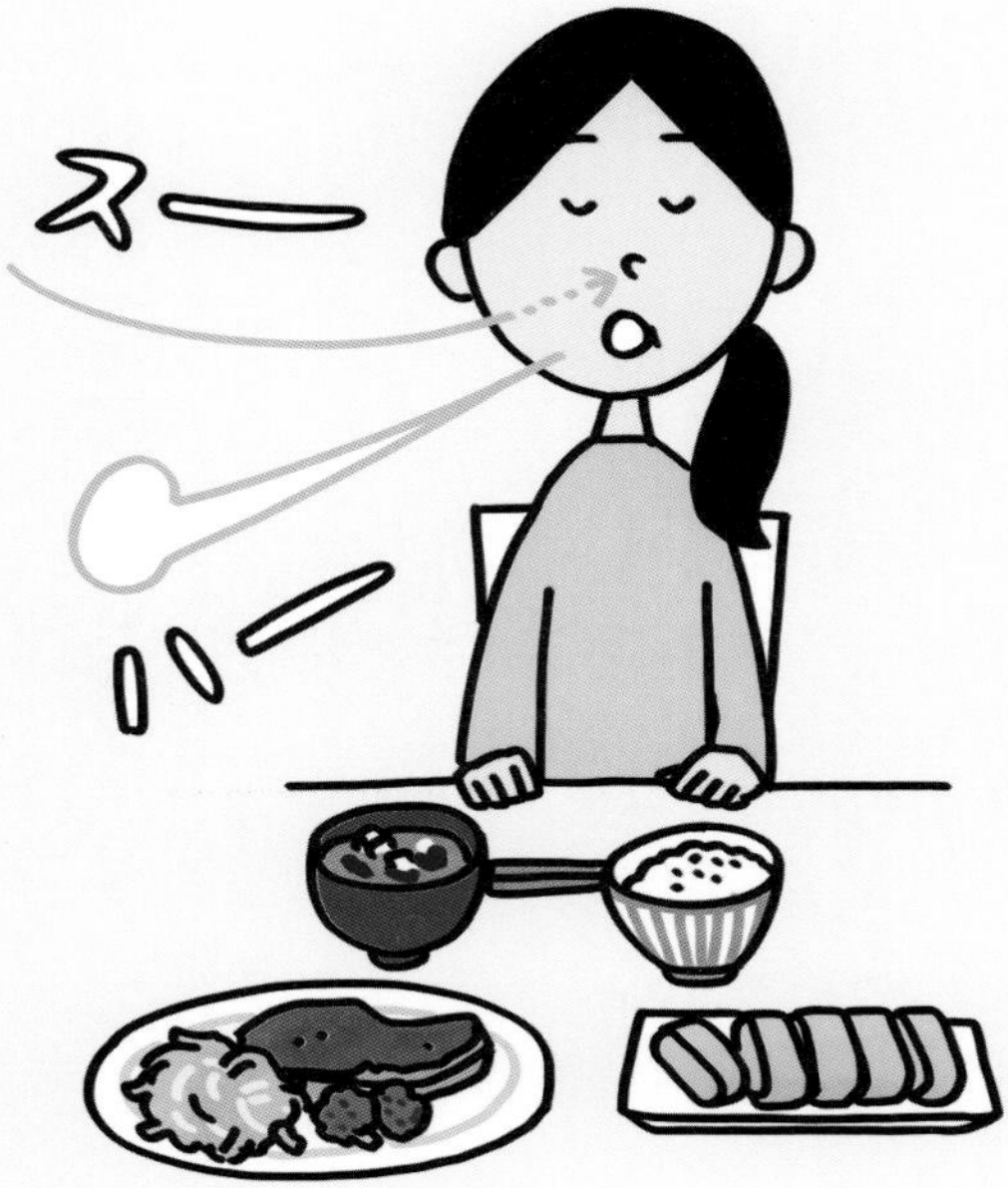

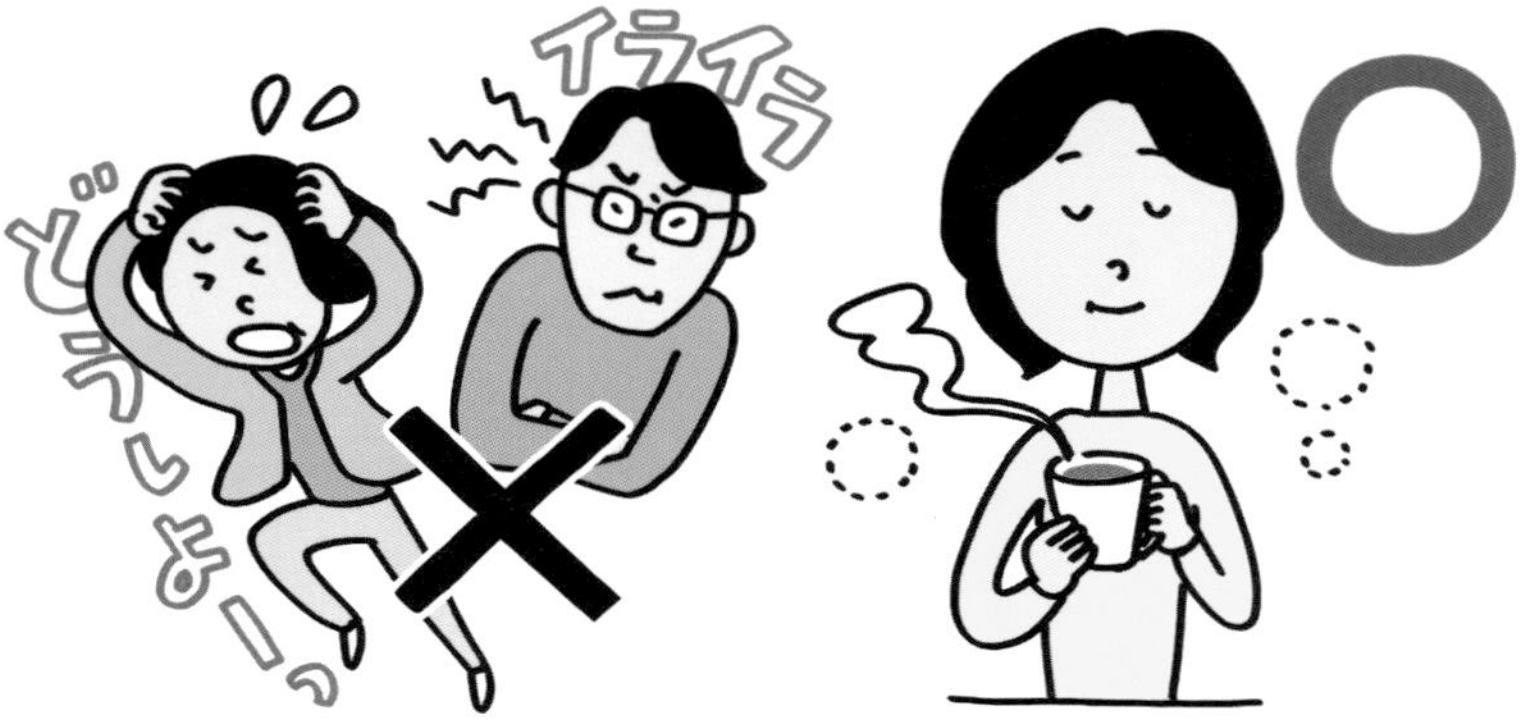

ストレスは老化の原因になる？
心について

五臓の解説でも触れましたが、中医学では心と体を切り離して考えることをしません。感情の激しい動き、ストレスなどの長期間の負荷は必ず体に影響を及ぼします。そして気持ちの揺らぎ、怒りやストレスが最も傷つけやすいのが肝なのです。肝のコントロールが乱れると消化を担う脾に影響を与え、脾の不調は食欲不振、消化の不調となり、ゆくゆくは気血不足を招き、さまざまな不調の原因となります。

肝は、のびのび、しばりつけられないゆったりした環境を好みます。心を追い込まず、リラックスすることはとても大切です。

伸びやかさを取り戻す助けになるのは香り。心地よいと感じる香りのハーブティーを取り入れてみましょう。女性にはローズ、ジャスミン、ラベンダーなどの花や柑橘類の香りがおすすめです。

ストレスを感じているとき、人は無意識のうちに呼吸が浅くなります。年齢とともに深く吸い込む力も衰えていきます。ゆったりと深い呼吸を心掛けましょう。

第2章

種実類は命の源を宿す最強腎精増強剤。毎日手軽においしく！

豆や種実類は、腎精を増強する最強食材。おやつ、つまみ、料理に積極的に取り入れたいもの。

種実類は命の源。腎精を増強し、巡りを助けます

豆や種実類は、芽吹き、育む力を蓄えた命の源、自然界の腎精増強剤です。さらに、年齢とともに衰えてゆく巡りを助け、体各所に栄養を届ける手助けにもなります。補うだけでなく、滞らせないこともとても大切なのです。

おすすめの種実類を下記にあげます。おやつやつまみ、料理などで、実は簡単に取り入れられます。1日の適量は手のひらに軽く1杯。おいしく腎精増強を始めましょう。

中でも特に食べ続けたい3大種実類、黒豆、黒ごま、くるみについては、P32から、おいしく食べる方法を具体的に紹介します。

特に食べ続けたい3大種実

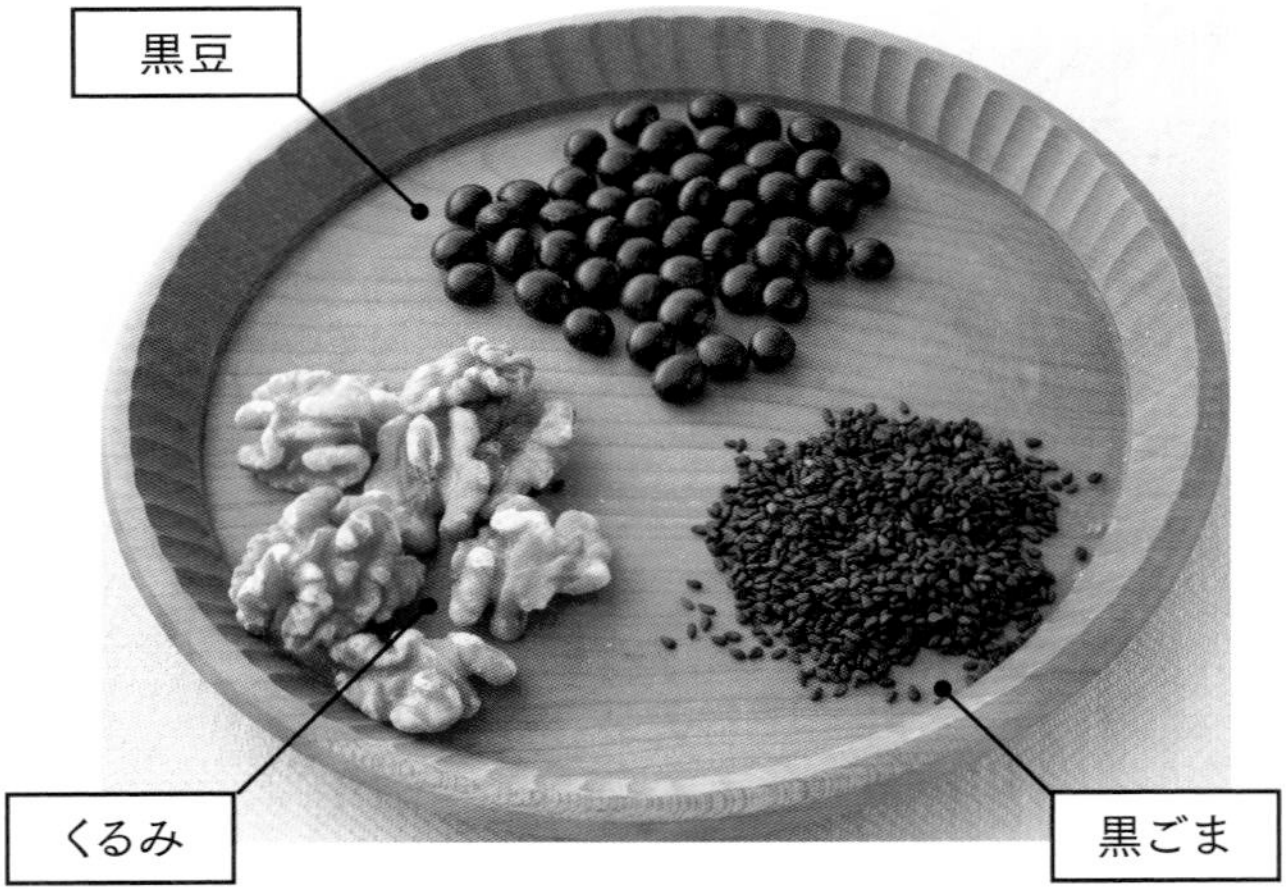

腎精増強に役立つ豆・種実類

＊いずれも塩・砂糖不使用を選びましょう

- 豆類：黒豆、なた豆、ささげ
- 種実類：黒ごま、くるみ、カシューナッツ、栗、松の実、けしの実、はすの実
- 皮のまま丸ごと干したドライフルーツ：レーズン、カシス、ブルーベリー、桑の実、くこの実、プルーン

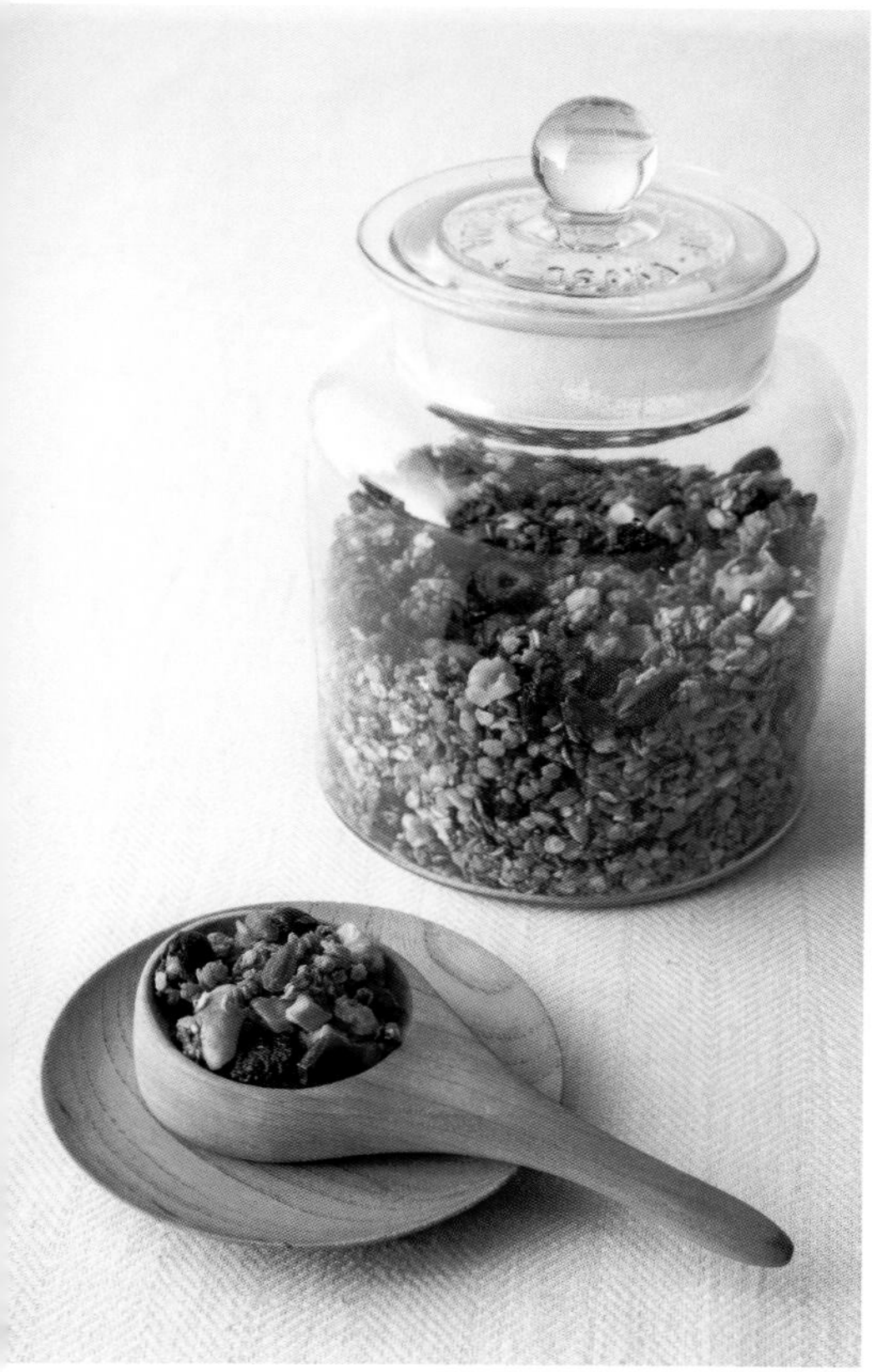

フライパンで作る腎精増強グラノーラ

コレが効く!

消化機能をととのえるオートミールと、体を内側から温める、黒糖、シナモンの組み合わせは**気血を動かす力**になります。濃過ぎる甘みは滞りを生むので、五臓を補うはちみつと合わせ、甘さ控えめでも満足する工夫をしました。ここで使った種実類、ドライフルーツはすべて**腎精増強に働きます**。好みの味を選んでおいしく作ってください。

材料(でき上がり約500mℓ)

オートミール……150g
好みの種実類*1……合わせて約80g
好みのドライフルーツ*2
……合わせて約70g
シナモンパウダー……少量
A 黒糖(粉末)、米油……各30g
　はちみつ……20g
　塩……少量

*1 いり黒豆、くるみ、カシューナッツ、黒いりごまを使用
*2 くこの実、レーズン、ドライブルーベリー、ドライクランベリーを使用

作り方

❶ いり黒豆以外の種実類は粗いみじん切りにする。

❷ フライパンにオートミールを入れて中火で熱し、弱めの中火にして10分ほど、カラカラと音が軽くなり、うっすら色づくまでからいりする。種実類(いり黒豆以外)を加えてさらに3分からいりし、取り出してシナモンをふる。

❸ フライパンをきれいにしてAを入れ、混ぜながら中火で煮立てる。黒糖が溶けて泡立ったら②といり黒豆を加えて火を止め、全体にからめるように混ぜる、取り出して冷まし、細かくほぐす。ドライフルーツを加えて混ぜる。

memo

乾燥剤とともに密閉容器に入れ、冷暗所で2週間ほど保存できます。直射日光、高温多湿の場所は避けて。そのままおやつに、ヨーグルトや牛乳といっしょに。

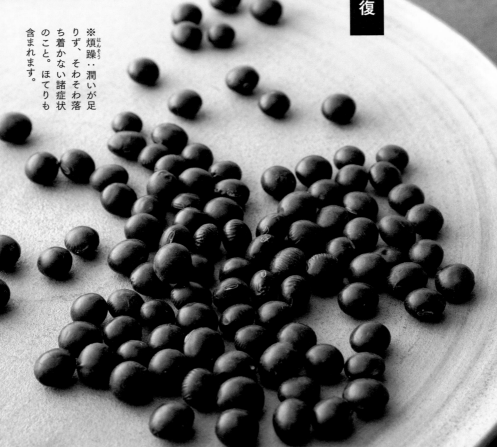

黒豆

命の源&疲労回復&巡り回復

大豆と黒豆の大きな違いは皮の色。黒豆皮は、中国の薬学書、『本《ほん》草綱目《ぞうこうもく》』にも記載の生薬のひとつで、血を補い、煩躁※を抑え、水の流れをととのえます。黒豆もその働きを受け継ぎ、活血利水し、滞りを解消します。補血の働きは疲れが抜けない、元気が出ないときの支えになります。

ただし、消化しにくいという欠点もあります。大量に食べるのは滞りを生じるので逆効果。消化能力が落ちているときは黒豆茶を活用しましょう。

※煩躁《はんそう》：潤いが足りず、そわそわ落ち着かない諸症状のこと。ほてりも含まれます。

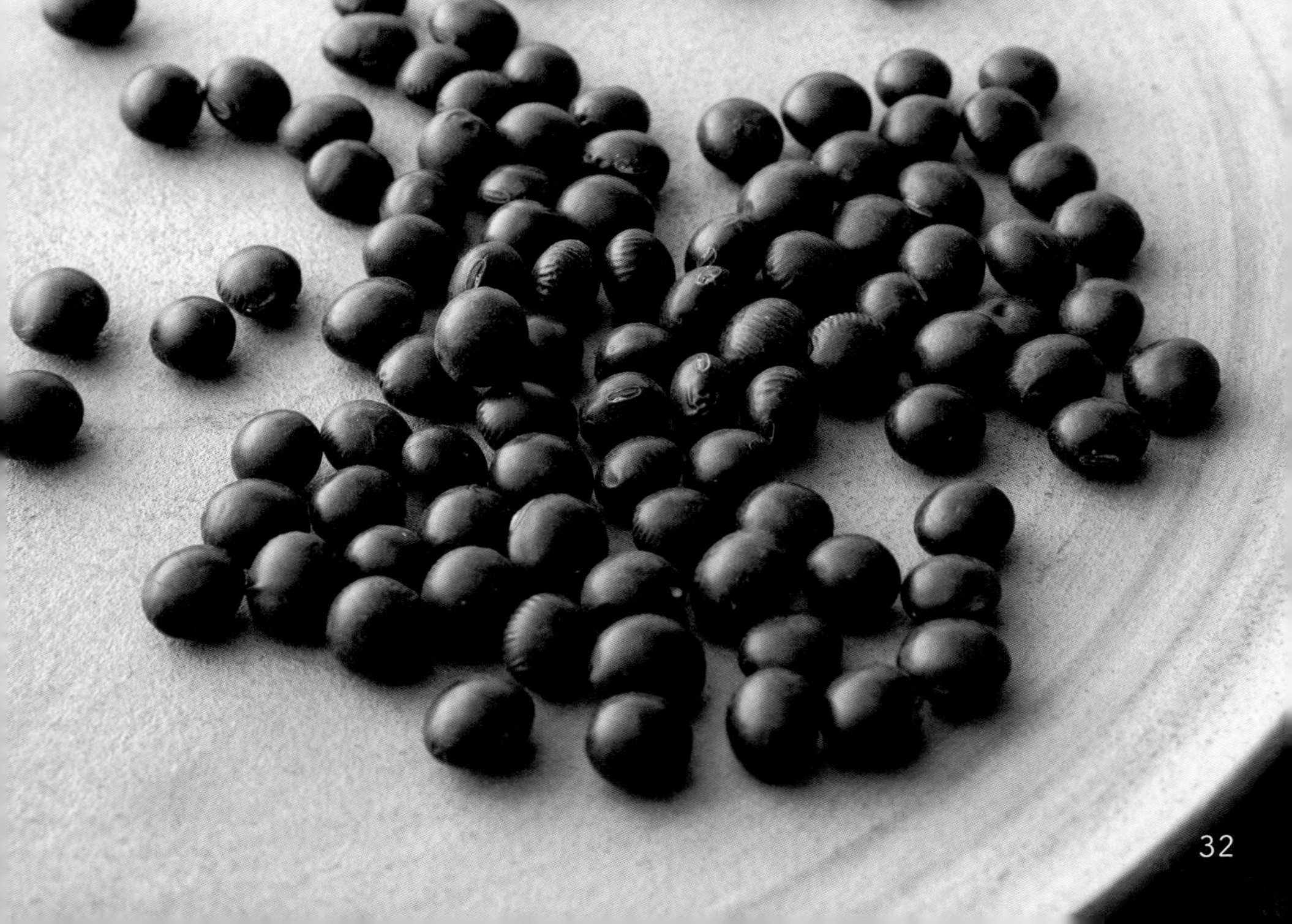

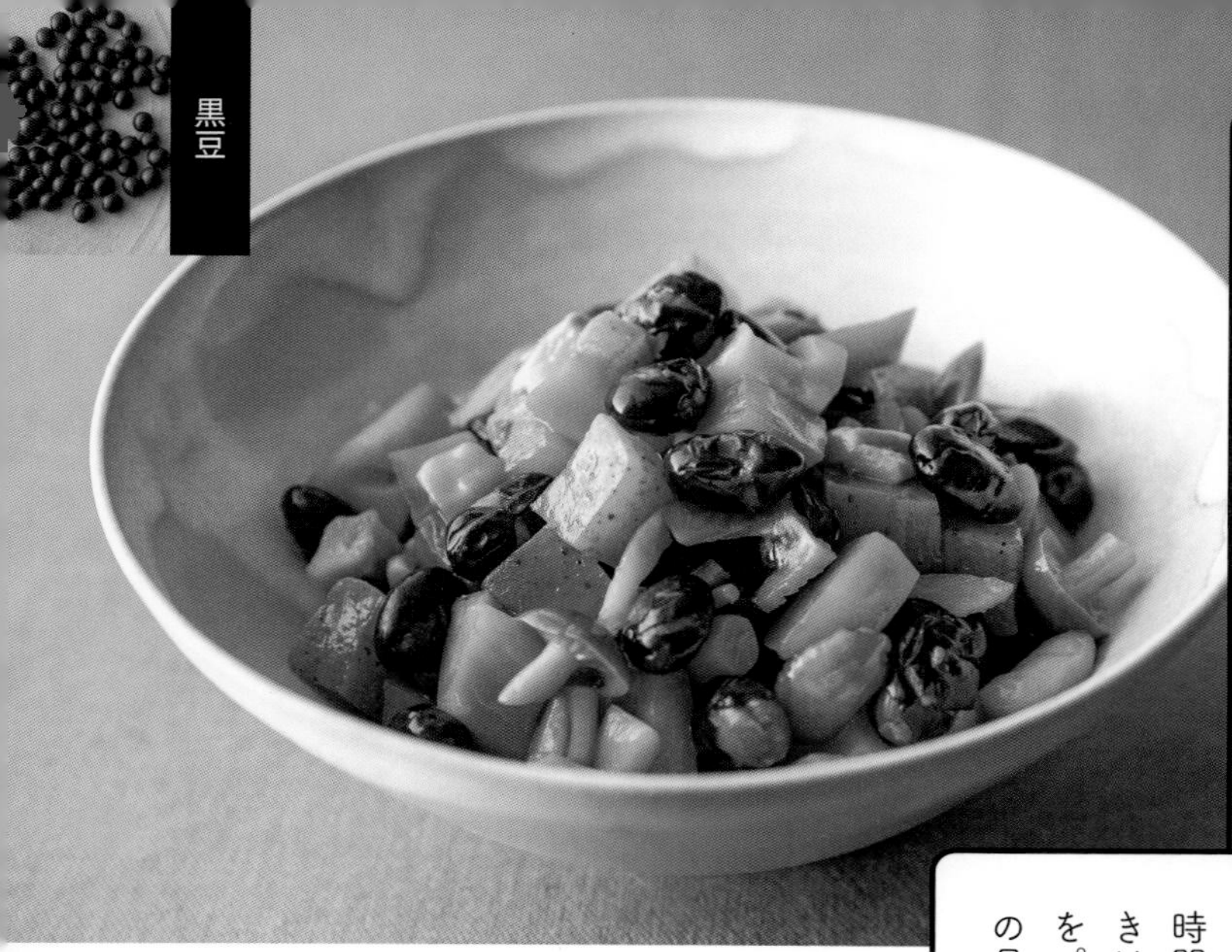

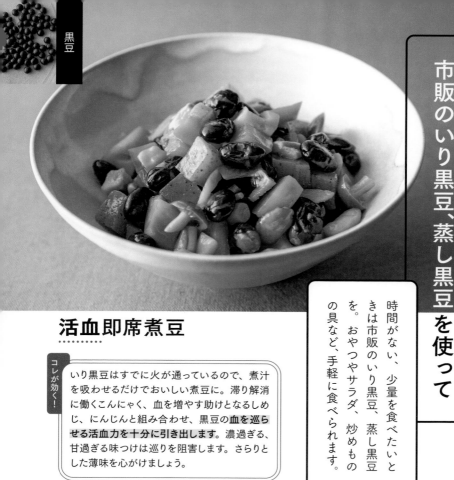

市販のいり黒豆、蒸し黒豆を使って

時間がない、少量を食べたいときは市販のいり黒豆、蒸し黒豆を。おやつやサラダ、炒めものの具など、手軽に食べられます。

活血即席煮豆

コレが効く！

いり黒豆はすでに火が通っているので、煮汁を吸わせるだけでおいしい煮豆に。滞り解消に働くこんにゃく、血を増やす助けとなるしめじ、にんじんと組み合わせ、黒豆の**血を巡らせる活血力を十分に引き出します**。濃過ぎる、甘過ぎる味つけは巡りを阻害します。さらりとした薄味を心がけましょう。

材料（作りやすい分量）

いり黒豆 …… **60g**
こんにゃく …… 100g
れんこん …… 100g
しめじ …… 1パック（100g）
にんじん …… ⅓本（50g）

A
- だし汁* …… 150mℓ
- みりん …… 大さじ2
- しょうゆ …… 大さじ1
- 塩 …… 少量

*だし汁はP124の「補腎だし」を使っても。

作り方

❶ こんにゃく、れんこん、しめじ、にんじんは1㎝角に切る。こんにゃくは下ゆでする。
❷ 鍋にAを煮立てて①を入れ、中火で10分ほど煮る。
❸ 野菜がやわらかくなったらいり黒豆を加えてひと混ぜし、火を止める。そのまま10分ほどおく。

memo

いり黒豆はさらに煮るとこげ臭くなります。火を止めてからしばらくおいて、汁けを吸わせて。混ぜてすぐはカリカリしていますが、10分ほどおくとやわらかくなります。

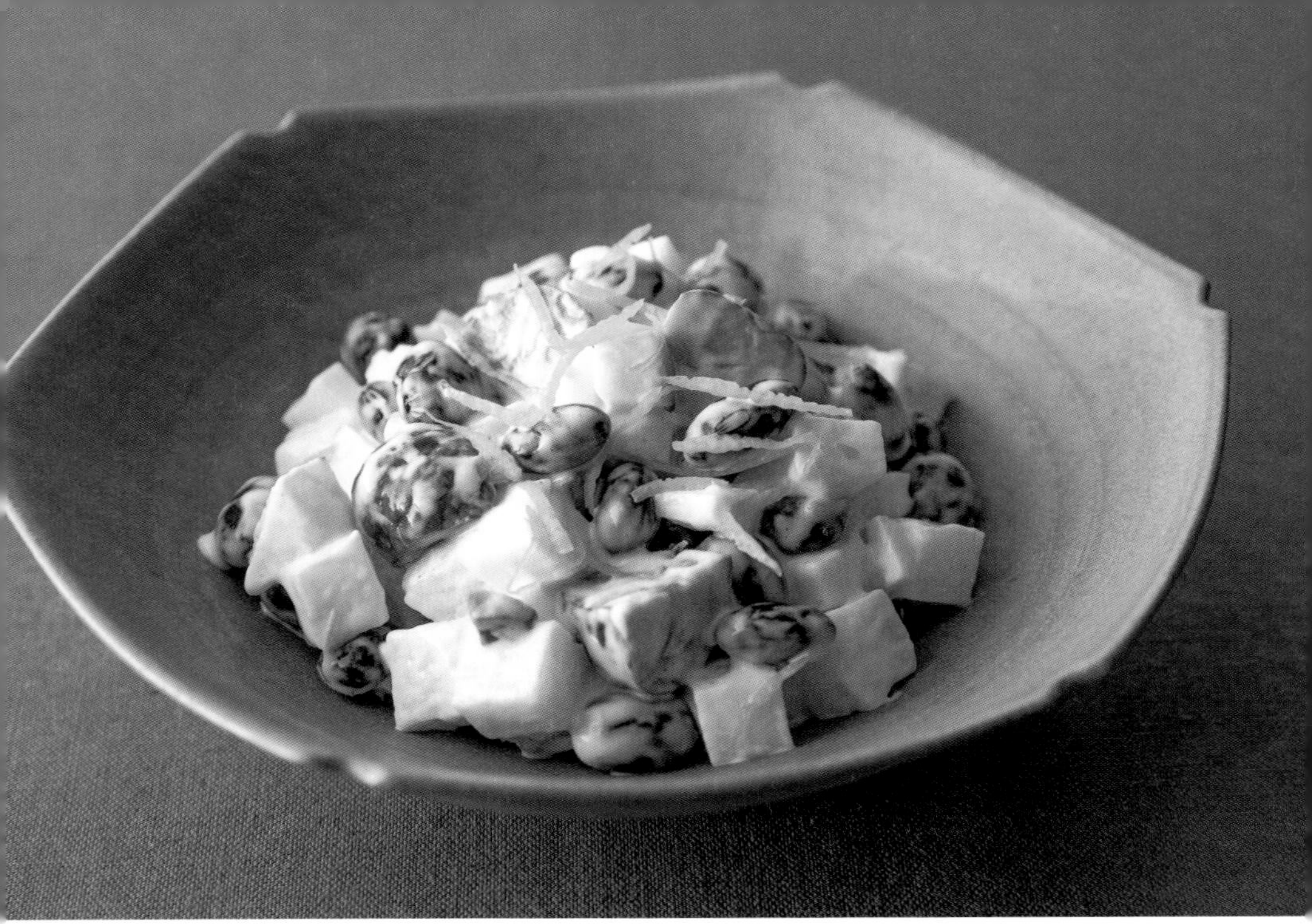

蒸し黒豆と長いもの強筋サラダ

コレが効く!

栗は消化を担う脾を助け、腎精を補い、**筋肉機能の強化、特に足腰、ひざなど下半身に働く強筋健骨の食材**としても、古くから重用されてきました。それは長いも、黒豆も同様。おなかが冷えているときは電子レンジで少し温めてからどうぞ。ゆずの皮の香りは**滞った気を巡らせ、疲労回復にも**役立ちます。

材料(2人分)

蒸し黒豆 …… **65g**
長いも …… 100g
むき甘栗 …… 3粒(50g)
ゆずの皮のせん切り …… 少量
A ┌ ゆずのしぼり汁(または酢) …… 小さじ1
│ マヨネーズ …… 大さじ2
│ オリーブ油 …… 大さじ1
└ 塩 …… 少量

作り方

❶ 長いもは皮をむき、1㎝角に切る。甘栗は4〜6等分に切る。
❷ ボウルにAを合わせ、①、蒸し黒豆を加えてあえる。器に盛り、ゆずの皮をちらす。

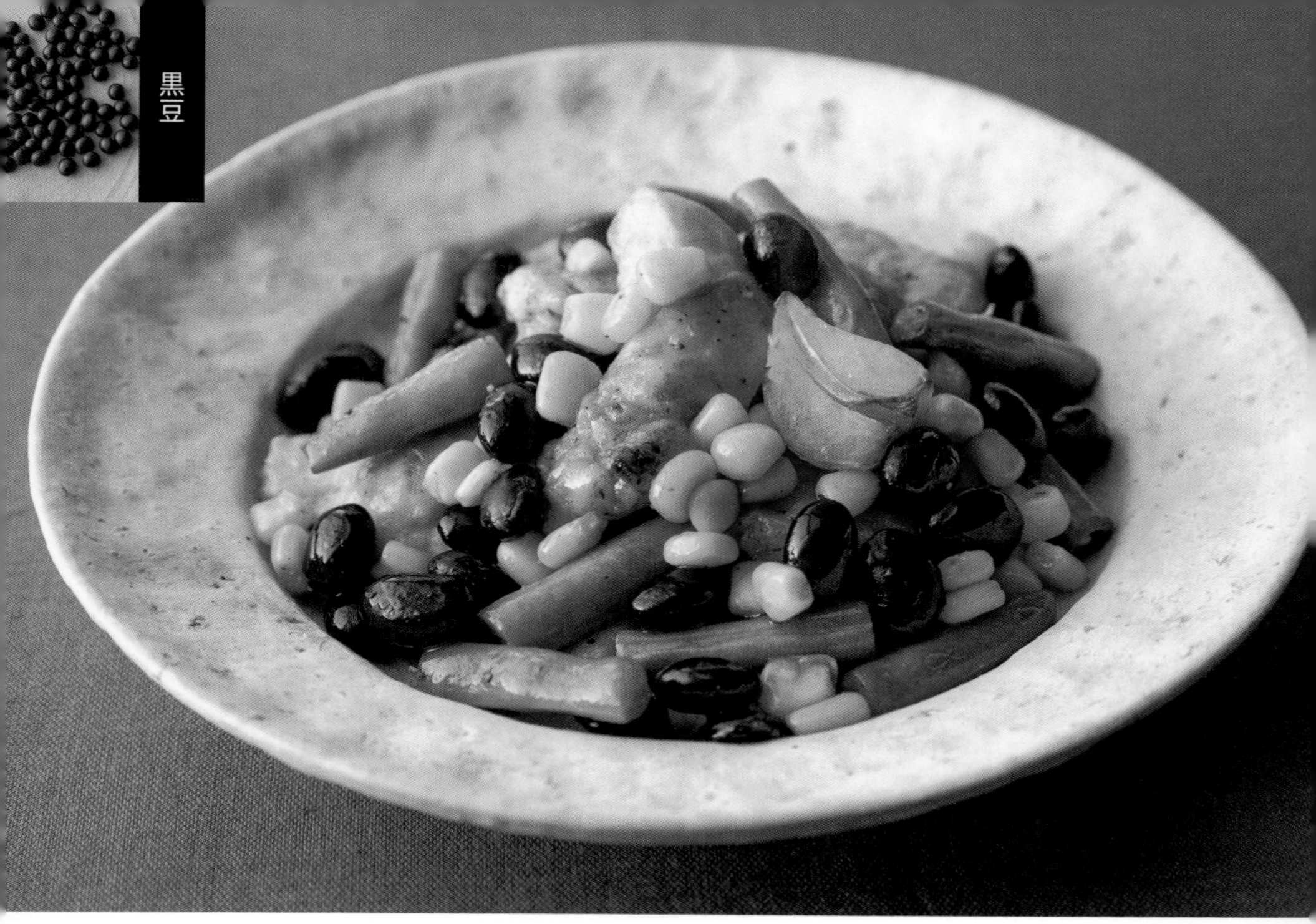

蒸し黒豆と鶏肉の むくみ改善 にんにく炒め

コレが効く！

むくみは体内の水の滞りです。黒豆は水を流す力が強く、組み合わせたさやいんげんは上半身、とうもろこしは下半身の**水の動きに働きかけます**。冷えてむくんでいる場合は、仕上げにカレー粉を小さじ１ふるなど、温めるためのひと工夫をすると効果的です。

材料（２人分）

蒸し黒豆 …… **65g**
鶏もも肉 …… 小１枚（200g）
さやいんげん …… ８本
ホールコーン …… 50g
にんにく …… １かけ
A ┌ 塩、こしょう …… 各少量
　 └ 米粉（または小麦粉） …… 大さじ½
オリーブ油、白ワイン …… 各大さじ１
塩、こしょう …… 各少量

作り方

❶　鶏肉はひと口大のそぎ切りにし、Aを順にまぶす。さやいんげんは長さを３等分に切り、にんにくは半分に切ってつぶす。

❷　フライパンにオリーブ油とにんにくを入れて弱火で熱し、香りが立ったら鶏肉を入れて両面を焼く。さやいんげんをちらしてざっと混ぜ、白ワインをふってふたをし、30 秒ほど蒸し焼きにする。

❸　コーンと蒸し黒豆を加えて混ぜ、塩、こしょうで味をととのえる。

オーブントースターで焼き黒豆

乾燥の黒豆をそのままトースターで10分程度焼けば、少量の焼き黒豆が手軽に作れます。そのままではかたいので、漬け込んだり、ご飯や黒豆茶にしてどうぞ。

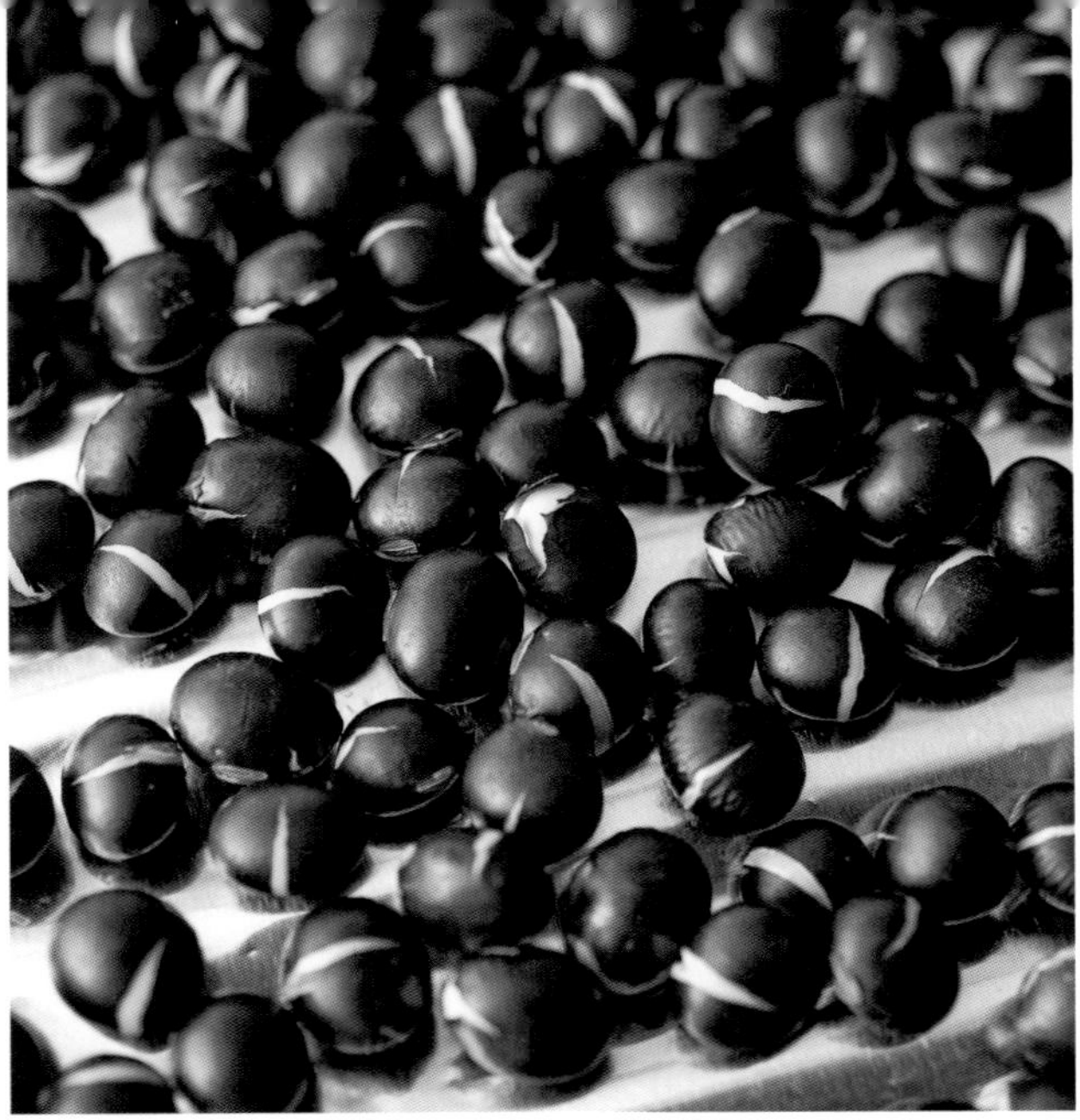

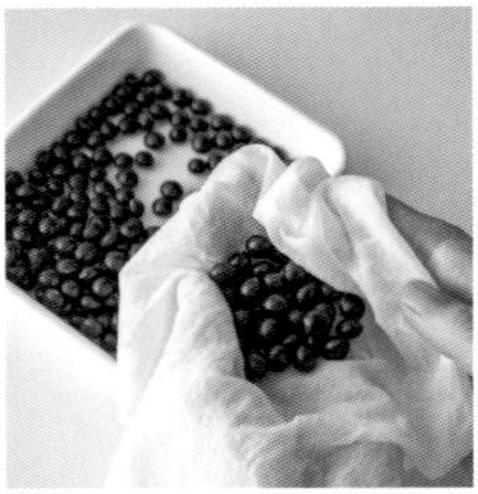

焼き黒豆

黒豆の力を
お茶やヨーグルト漬け、酢漬けで
毎日少しずついただきます。

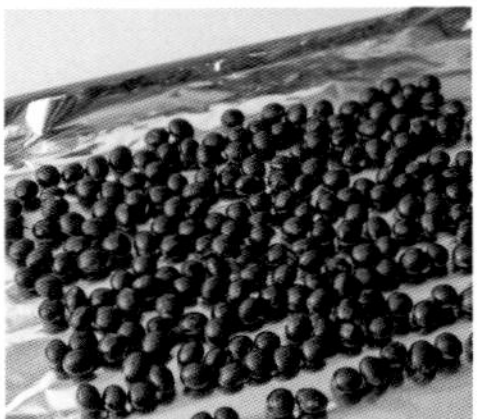

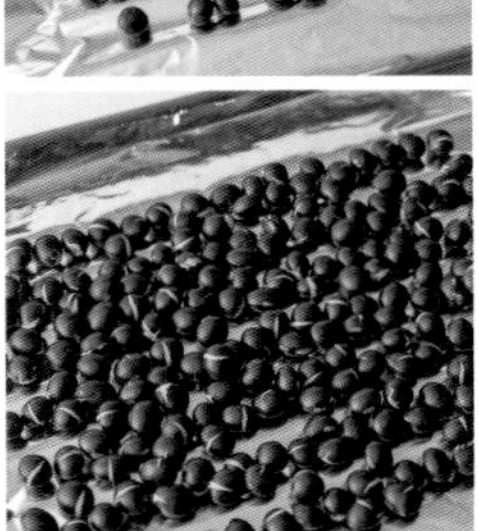

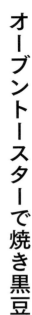

❶ 黒豆はぬらしたキッチンペーパーでふく。
❷ オーブントースターの天板にアルミホイルを敷いて①を広げ、トースターの弱（350W）で 15 分ほど焼く。
❸ 皮がはじけ、中が薄いきつね色になり、香ばしい香りが立ったら焼き上がり。温かいうちならかめる程度のかたさが目安。

memo

オーブントースターがなければフライパンで 15 分ほどからいりするか、100℃のオーブンで 20 分ほど焼いてください。

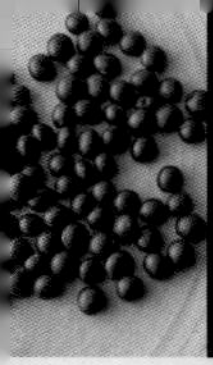

活血利水黒豆茶

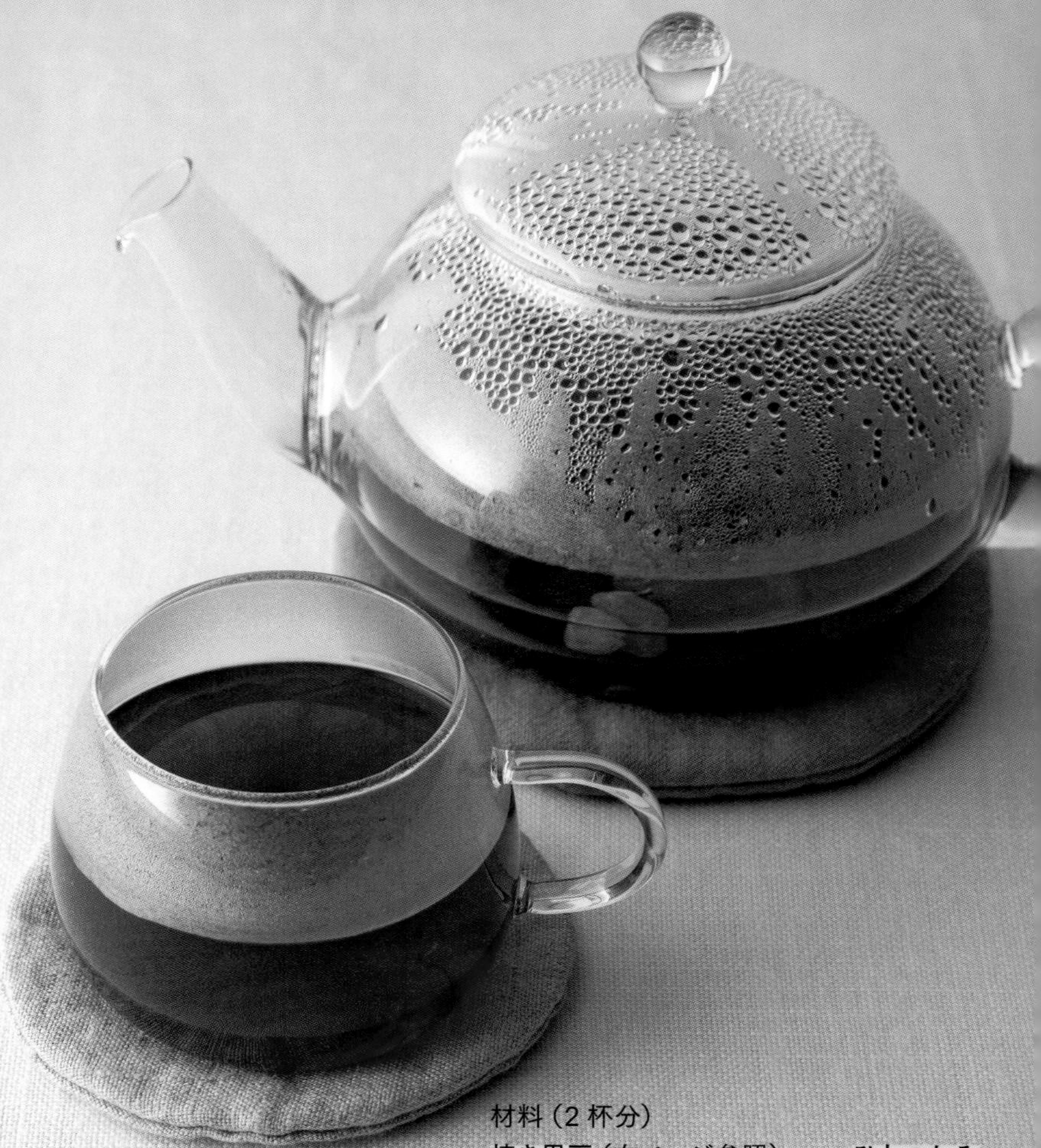

材料（2 杯分）
焼き黒豆（右ページ参照） ………… **ひとつかみ**
くこの実（あれば） ………… 4 〜 5 粒
熱湯 ………… 300㎖

作り方
耐熱ポットに黒豆とくこの実を入れ、熱湯を注ぐ。5 分以上蒸らす。

memo

市販の黒豆茶のように焙煎していないので、やわらかな味わい。黒豆を少し長めに、きつね色が目立つまで焼くと香ばしくなります。少ししっかりした味が欲しいときはプーアール茶か紅茶葉小さじ 1 を足してどうぞ。

コレが効く！

市販の黒豆茶は焙煎した香ばしさがありますが、焼いただけの黒豆茶はくせのないやさしい味わいで、**利水の力が強い**のが特徴です。くこの実は体を滋養するばかりか、**生命機能のバランスをととのえる**要薬ともいわれ、毎日取り入れたいもののひとつです。黒豆と合わせると、**腰やひざの重だるさの排出**にひと役買ってくれます。

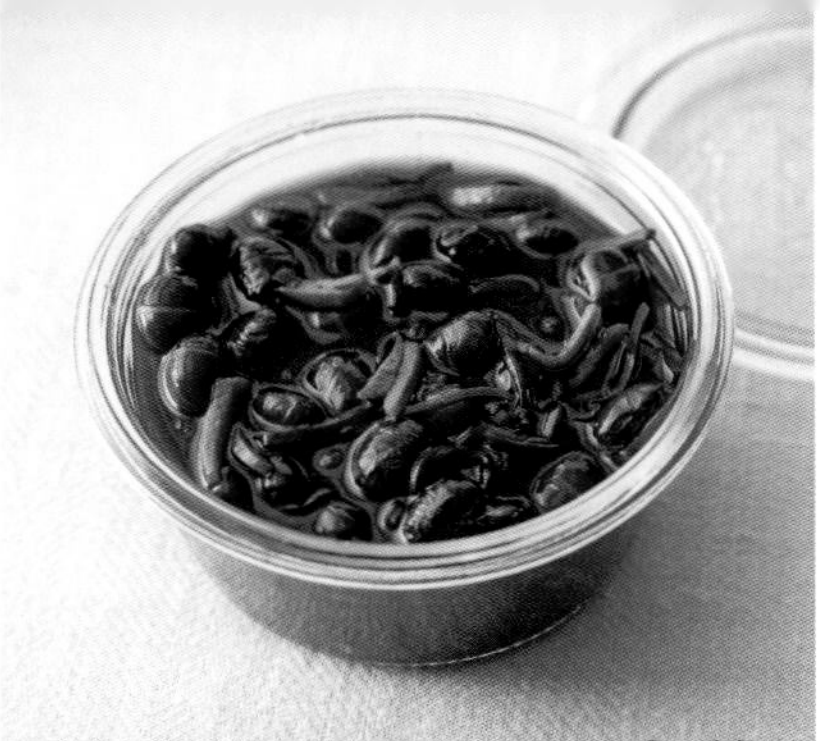

焼き黒豆の巡り改善 バルサミコ酢漬け

コレが効く!

酢は**消化をととのえ、血の巡りを改善**することから、疲労回復、肌質改善などに用いられます。しょうがや赤ワインが巡りをさらに後押し。昆布は水の排出を促し、**下肢の疲労回復**に働きます。

材料（でき上がり約 500mℓ）

焼き黒豆（P.36 参照）……… **黒豆 100g分**
刻み昆布……… 10g
しょうがのせん切り……… 20g
A ┌ 水……… 200mℓ
　│ バルサミコ酢（または黒酢）、
　│ 　酢、赤ワイン……… 各 50mℓ
　│ 黒糖（粉末）……… 10g
　└ 塩……… 少量

作り方

❶ 刻み昆布はさっと洗って水けをきる。
❷ 鍋に A の赤ワインを煮立て、30 秒ほど煮てアルコールを飛ばす。残りのAを加えてひと煮立ちさせ、保存容器に移す。
❸ ①としょうが、焼き黒豆を熱いうちに加えてひと混ぜし、5 時間以上おく。

memo

黒豆がふっくらともどったら食べごろです。漬け汁も活血利水温めの作用があるので、捨てずに飲んで。冷蔵で約 1 か月保存可。

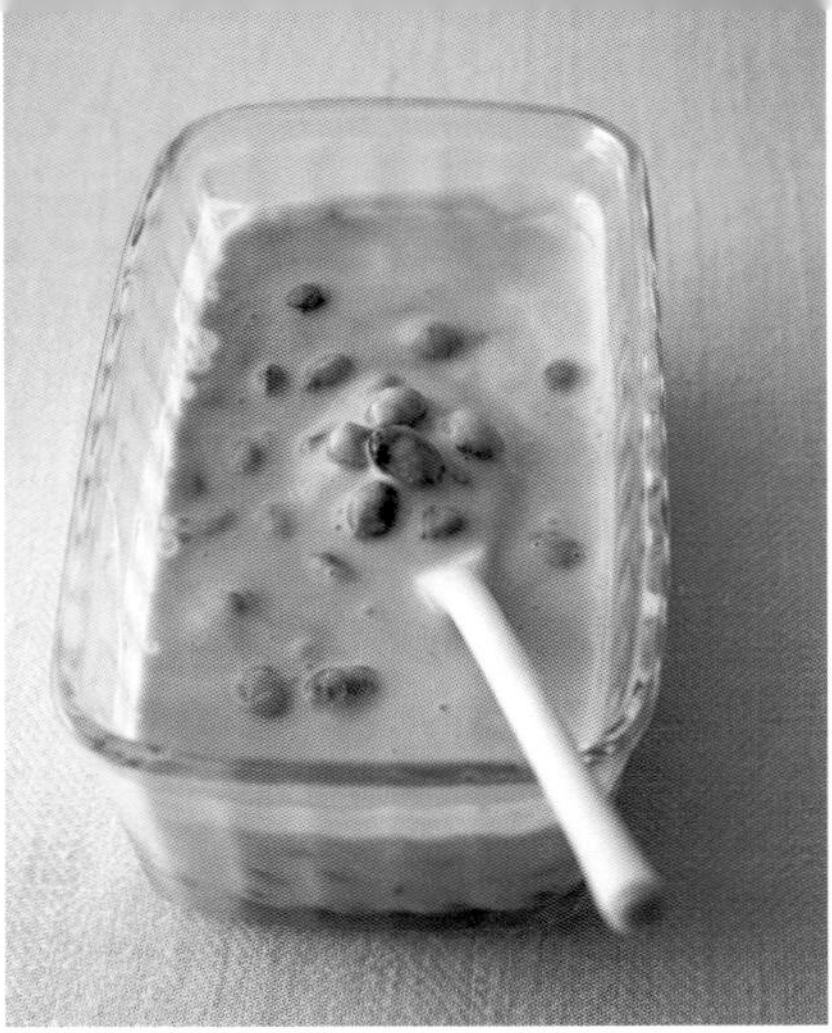

焼き黒豆の 滋潤ヨーグルト漬け

コレが効く!

ヨーグルト、牛乳は体に潤いを与え、乾きを癒す食材。その**潤いを全身に届ける力を持つのが黒豆**です。ただ黒豆は消化が悪く、一度にたくさん食べると逆効果になる場合も。毎日大さじ2〜3をおやつ代わりに食べるのがよい方法です。冷え症ならはちみつを黒糖に替え、シナモンパウダーをひとふりして。

材料（でき上がり約 500mℓ）

焼き黒豆（P.36 参照）……… **黒豆 100g分**
A ┌ プレーンヨーグルト、牛乳
　│ ……… 各 150mℓ
　└ はちみつ……… 大さじ 1

作り方

保存容器に A を入れて混ぜ、焼き黒豆が熱いうちに混ぜる。冷蔵庫でひと晩おく。

memo

そのままおやつにしたり、朝食のヨーグルトにのせたりして食べてください。ポテトサラダやグリーンサラダにトッピングしてもおいしいです。冷蔵で約 1 週間保存可。

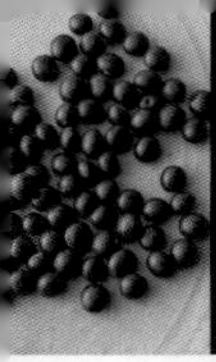

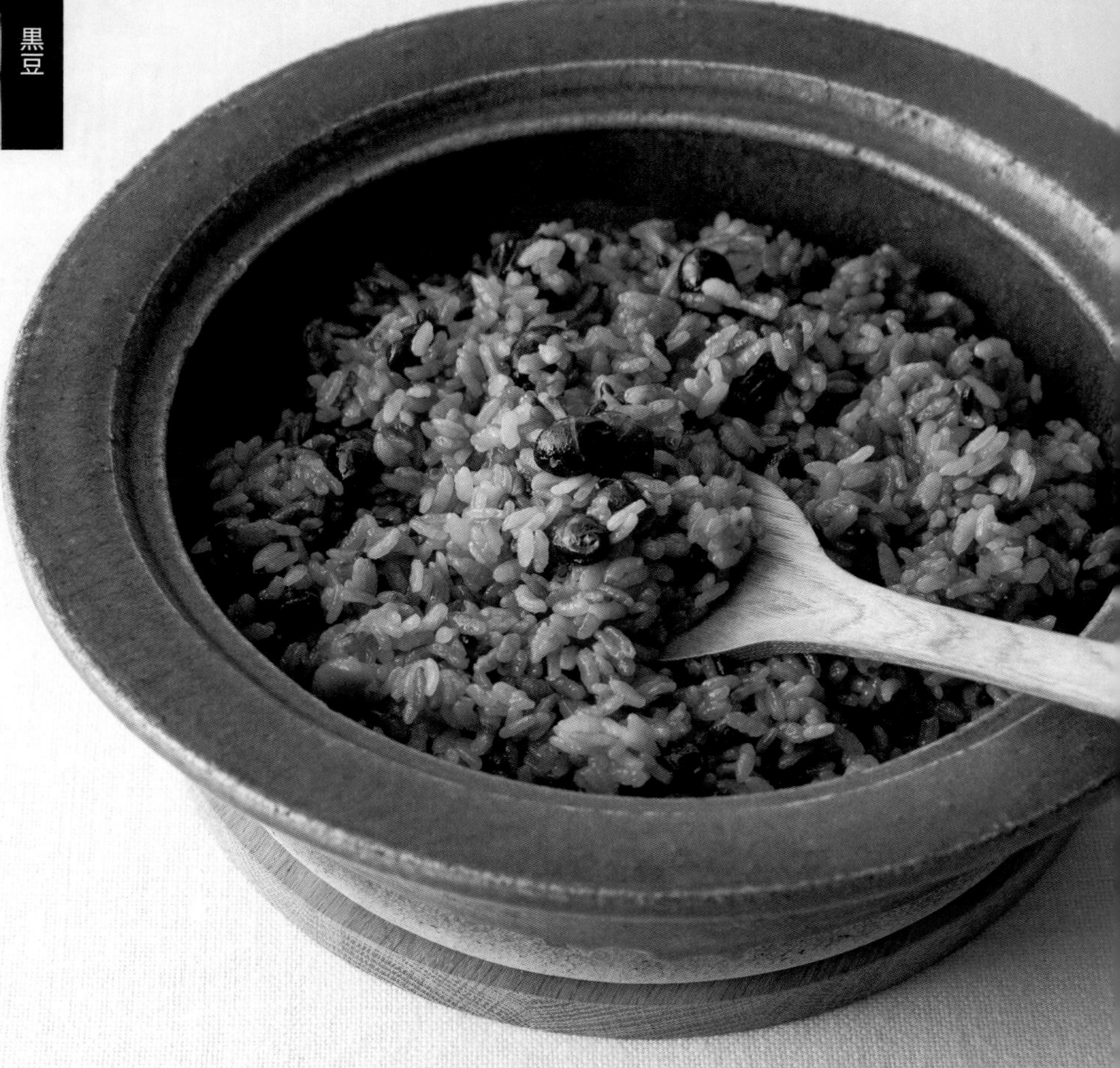

焼き黒豆の滋養ご飯

コレが効く!

60歳からの健康の要である**脾と腎を養う**組み合わせです。黒米は活血を助けますが、玄米状態なので、消化しにくい体質の方は使わずに。さらに元気が欲しいなら、まいたけ100gをみじん切りにして加えて炊くと、**五臓を補い、免疫力の源**となります。便秘がちな方はバターをひとかけのせてどうぞ。

材料（作りやすい分量）

焼き黒豆（P.36参照）…… **黒豆50g分**
米 …… 2合
黒米（あれば）…… 大さじ2

作り方

❶ 米は洗い、さっと洗った黒米を加えて炊飯器の内釜に入れ、2合の目盛りまで水を加える。焼き黒豆の分として、水50㎖を足す。

❷ 焼き黒豆を熱いうちに加え、普通に炊く。

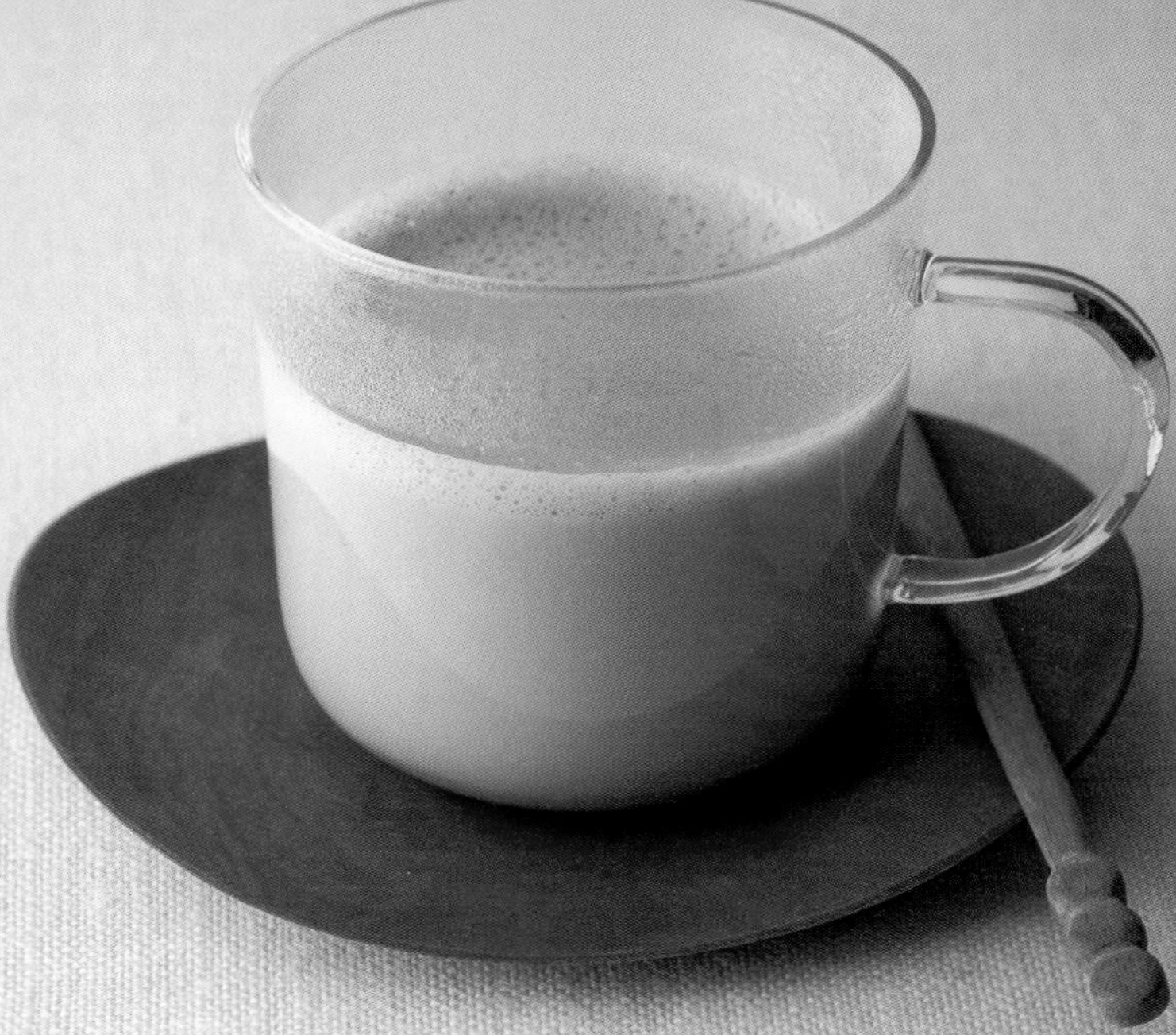

黒豆きな粉の潤いホットミルク

コレが効く!

60 代になるとさまざまな乾きの症状を感じるようになりますが、それらの解消にぴったりなのが牛乳です。やや寒性なので真夏以外は温めて飲みたいもの。きな粉のざらつきが気になるときは、バター大さじ1を加え、泡立て器で混ぜながらふわふわに煮立てます。**特に肌の乾燥におすすめ**の１杯になります。

材料（2 人分）

黒豆きな粉（市販品） ………… **大さじ 2**

黒糖（粉末）………… 小さじ 2

牛乳 ………… 350mℓ

作り方

小鍋に黒豆きな粉と黒糖を入れて牛乳を注ぐ。混ぜながら温める。

黒豆きな粉で手軽に

いって丸ごと粉にした黒豆きな粉は、そのまま食べられる便利な黒豆です。飲みものやたれだけでなく、ご飯にふりかけてもおいしいですよ。

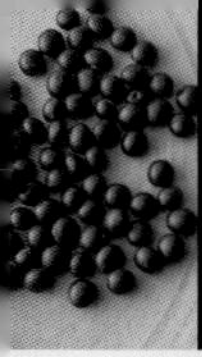

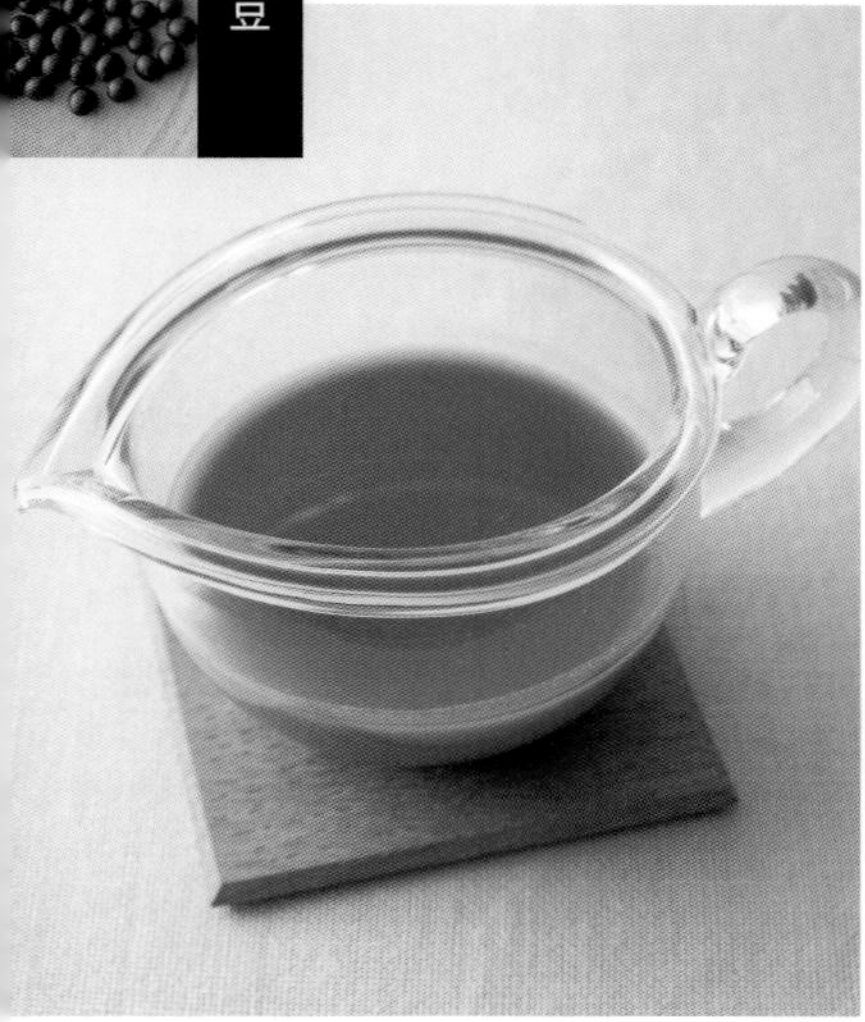

乾き改善黒豆きな粉めんつゆ

コレが効く！

もそっとしがちなきな粉ですが、めんつゆと合わせると香ばしいごまだれのようになります。冷たい食事が増える夏は、無意識のうちにおなかが冷え、**水の代謝が乱れがち。そんなときにも黒豆はぴったりです**。冷えが強いなら薬味にねぎや青じそを。毎日汗をかいて夏バテが激しくなったら、とろろを加えてどうぞ。

材料（2人分）
黒豆きな粉（市販品）…… **大さじ3**
だし汁 …… 150mℓ
しょうゆ …… 大さじ1
みりん …… 大さじ1½
塩 …… 少量

作り方
すべての材料を混ぜる。

memo
市販のめんつゆ（ストレートタイプ）にきな粉を混ぜてもOK。

↓

＼ 「黒豆きな粉めんつゆ」を使って ／

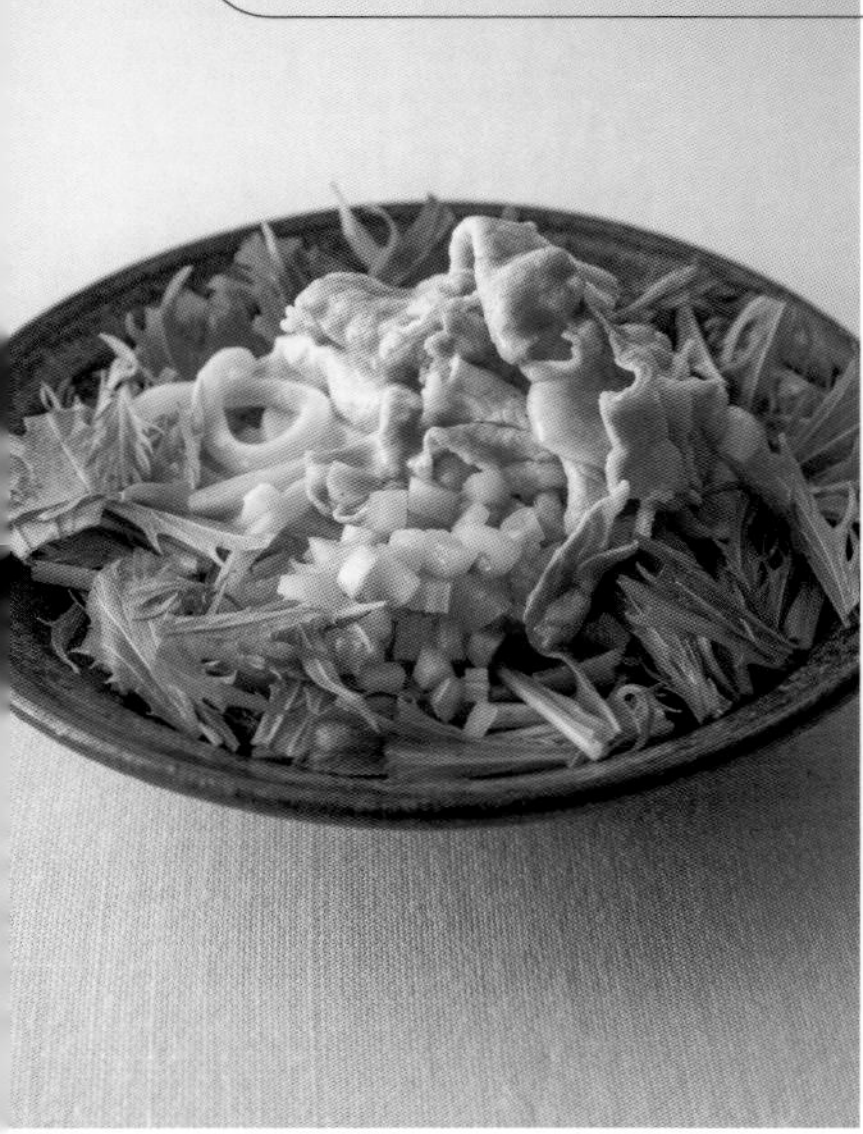

豚しゃぶ冷やしうどん

材料（2人分）
黒豆きな粉めんつゆ（上記参照）…… **全量**
冷凍うどん …… 2袋
豚しゃぶしゃぶ用肉 …… 150g
水菜 …… ½束
らっきょう漬け …… 6粒
ごま油 …… 小さじ2

作り方
❶ 水菜はざく切りに、らっきょうは粗いみじん切りにする。うどんを表示通りにゆでてざるに上げ、水洗いしてごま油をまぶし、器に盛る。
❷ ①の湯で豚肉をさっとゆでて取り出して冷まし、水菜、らっきょうとともにうどんにのせる。黒豆きな粉めんつゆをかける。

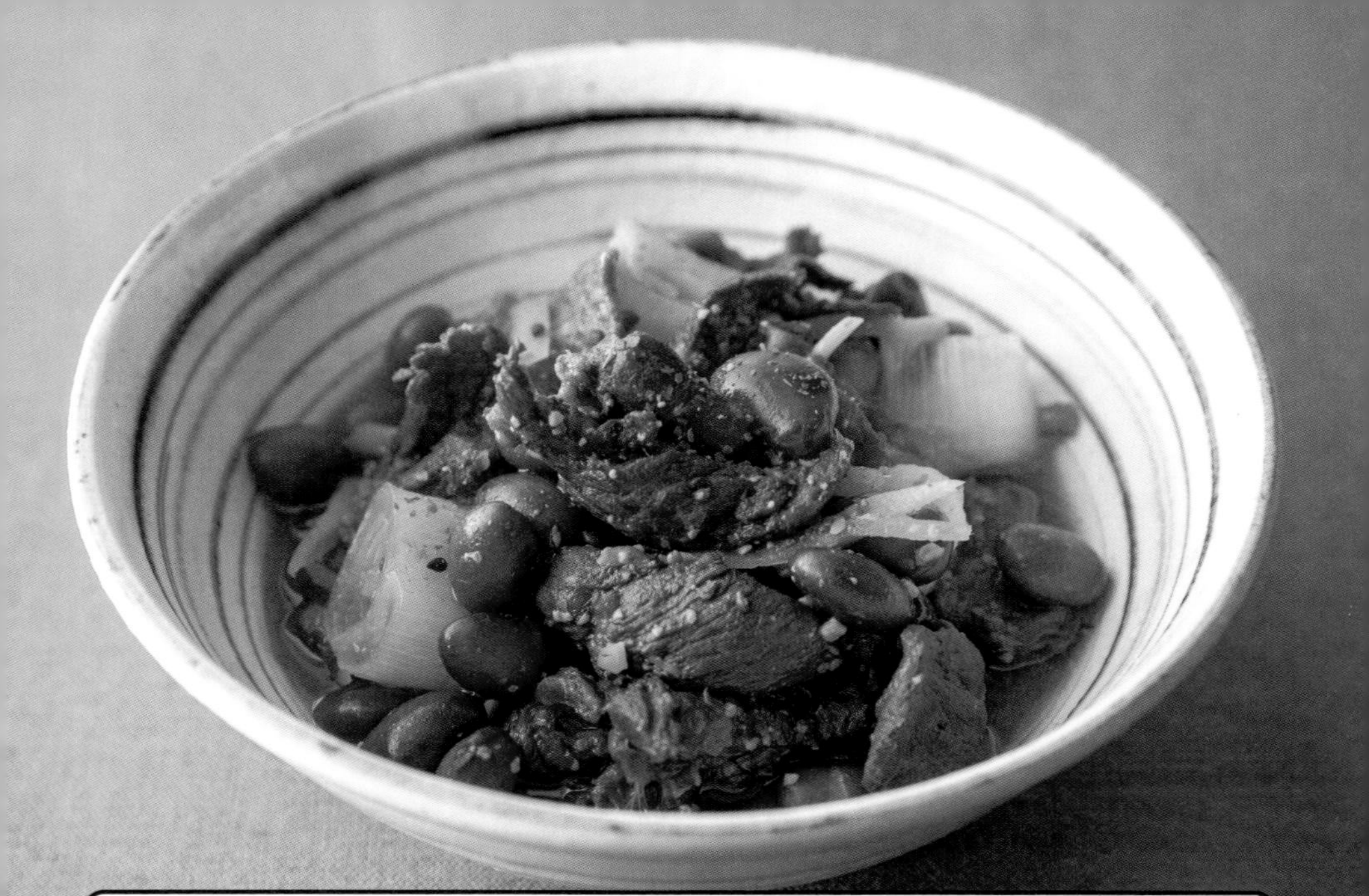

黒豆で あつあつ煮込み

時間はかかっても、しみじみおいしい煮もの。補腎力アップには薄い塩味ですが、肉類のうまみでごくわずかでも満足できます。甘みはくれぐれも控えめに。

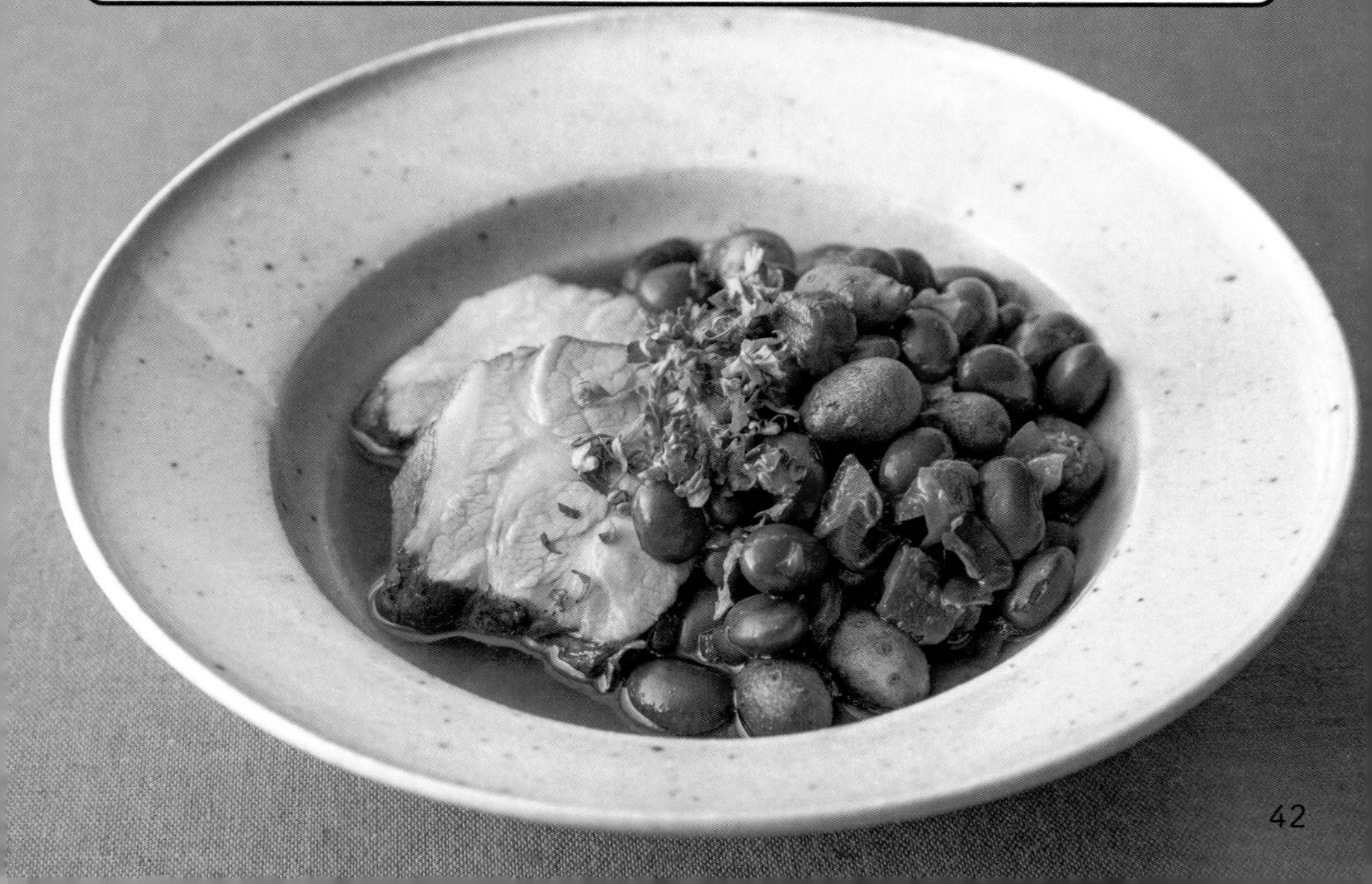

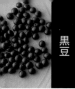

黒豆と牛すじの足腰元気しょうが煮

コレが効く!

不調な個所と同じ部位を食べて補う、以臓補臓。足腰など筋の不調には牛すじ肉を。黒豆の巡らせ力を合わせ、温めるみそや酒、八角で元気をいきわたらせます。

材料(4～6人分)

黒豆……**150g**
牛すじ肉……500g
長ねぎ……1本
しょうがの細切り……30g
A ┌ だし汁*……400mℓ
　└ 酒……50mℓ
B ┌ みそ、みりん……各大さじ3
　│ しょうゆ……大さじ1
　└ 八角(あれば)……1個
七味唐辛子……少量

作り方

❶　黒豆はさっと洗って水600mℓにひと晩ひたしてもどす(夏場は冷蔵庫でもどす)。

❷　鍋に牛すじとたっぷりの水を入れて煮立て、アクを取りながら中火で15分ほどゆで、ざるに上げる。流水で洗い、水けをしぼって鍋に戻し、Aを注いで煮立てる。弱火で20分煮る。

❸　しょうがと、黒豆を漬け汁ごと加え、再び煮立ったらアクを取る。ふたを1cmほどずらしてのせ、弱火で40分ほど煮る。豆がやわらかくなったらBで調味し、長ねぎを1cm幅に切って加え、さらに10分煮る。器に盛り、七味唐辛子をふる。

＊だし汁はP124の「補腎だし」を使っても。

黒豆と豚肉の活血煮

コレが効く!

乾燥には血を滞りなく巡らせ、滋養することが大切。滋養する食材の豚肉、黒豆に、巡らせる力の源、干ししいたけ、玉ねぎを合わせて煮込み、バランスよく働くひと皿に。

材料(4～6人分)

黒豆……**150g**
豚肩ロースかたまり肉(好みの部位でOK)……400～500g
干ししいたけ……4枚
昆布……10cm
むかご(あれば)……50g
玉ねぎ……½個(100g)
にんにく……1かけ
パセリのみじん切り……適量
A ┌ 薄口しょうゆ……大さじ1½
　│ みりん……小さじ1
　└ 塩……小さじ½

作り方

❶　黒豆と干ししいたけはさっと洗い、昆布とともに鍋に入れ、水900mℓを加えてひと晩ひたしてもどす(夏場は冷蔵庫でもどす)。

❷　干ししいたけと昆布を取り出し、豚肉を入れて煮立てる。アクを取り、落としぶたをのせ、ふたを1cmほどずらしてのせ、弱火で40分ほど煮る。

❸　干ししいたけは1cm角、昆布は2cm四方に切る。玉ねぎとにんにくはみじん切りにする。むかごとともに②に加え、Aで調味し、15分ほど煮る。豚肉を取り出して食べやすく切り、器に盛り合わせ、パセリをちらす。

黒ごま

命の源&脳の活性化&乾き解消

古くは白ごまは食用、黒ごまは長寿効果のある薬用品として扱われていました。血を補い、体内外に潤いを生むので、乾燥症状が気になるならぜひ。ご飯やおひたし、みそ汁など、いつものおかずにふりかけるのが手軽な方法です。かたい外皮に包まれているので、料理には必ずするかつぶしてから使ってください。指でひねるだけでも大丈夫です。

補血は脳にも働きかけます。健忘や精神不安にはくるみと合わせて取り入れるのがおすすめです。

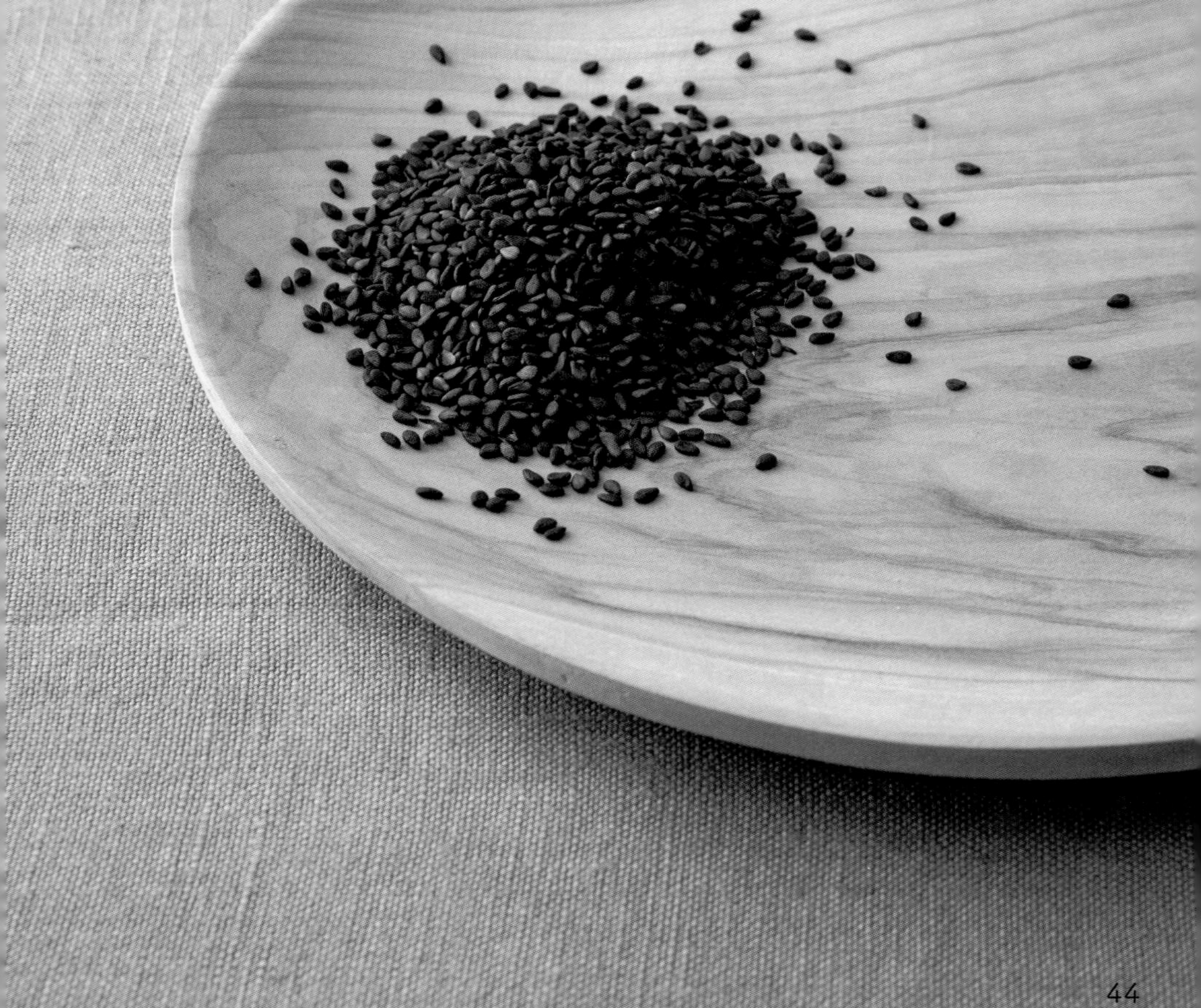

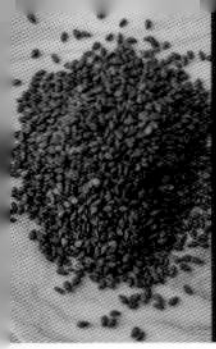

便通改善

便通改善に役立つのが腸をなめらかにする黒ごまなどの油脂。潤わせ、温め、ゆるめることを意識して。

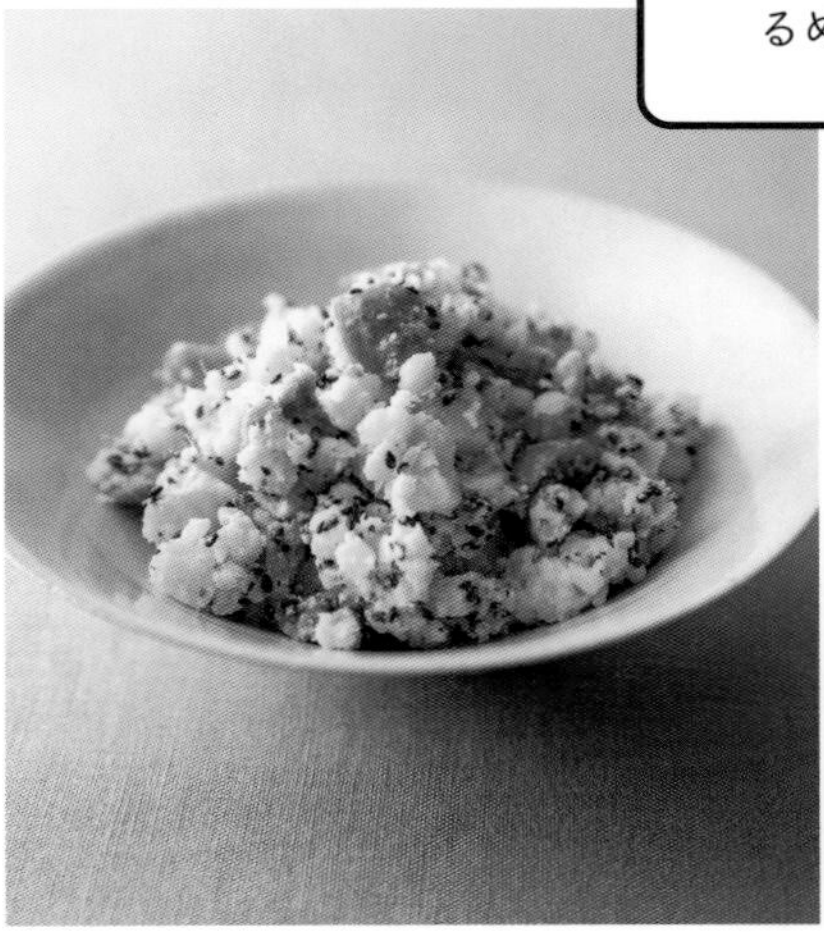

さつまいもの便通改善ごまサラダ

コレが効く！

さつまいもは**消化を助け、腸を柔軟にして便通改善に働きます**。いちじくは腸にうるおいを与えて排出を促す助けに。

材料と作り方（2 人分）

❶　ボウルに黒すりごま、マヨネーズ各大さじ 1½、プレーンヨーグルト大さじ 1、塩少量を合わせる。

❷　鍋に 2㎝厚さのいちょう切りにしたさつまいも 200g とかぶるくらいの水を入れて煮立て、弱めの中火で 10 分ゆでる。ゆで汁を捨て、5㎜角に切ったドライいちじく 30g を加えて余分な水けを飛ばす。薄切りにして塩もみした玉ねぎ⅙個（30g）とともに①に加えてあえる。

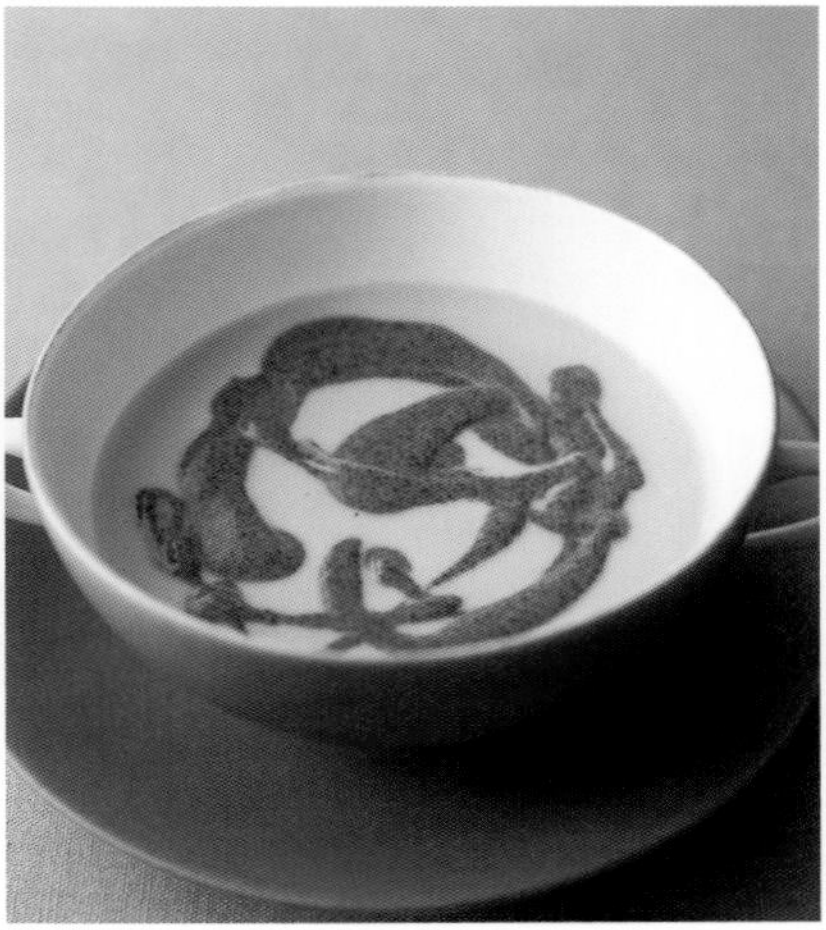

アボカドの詰まり解消ポタージュ

コレが効く！

アボカドは**消化を助け、豊富な油脂が便のすべりをよくします**。涼性なので温かな料理がおすすめ。麹甘酒は食の滞りをスムーズに流す助けとなります。

材料と作り方（2 ～ 3 人分）

アボカド½個、麹甘酒大さじ 2、豆乳（無調整）200 ～ 300㎖、だし汁 50㎖、薄口しょうゆ小さじ 1、塩少量をミキサーでなめらかにかくはんする。¾量を取り分けて温め、器に盛る。残りに黒練りごま大さじ 1 を混ぜてかける。

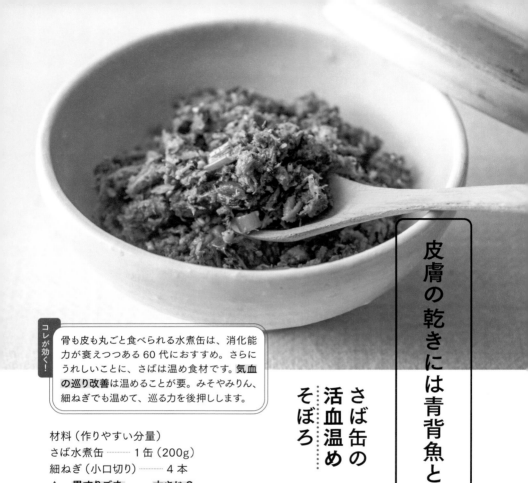

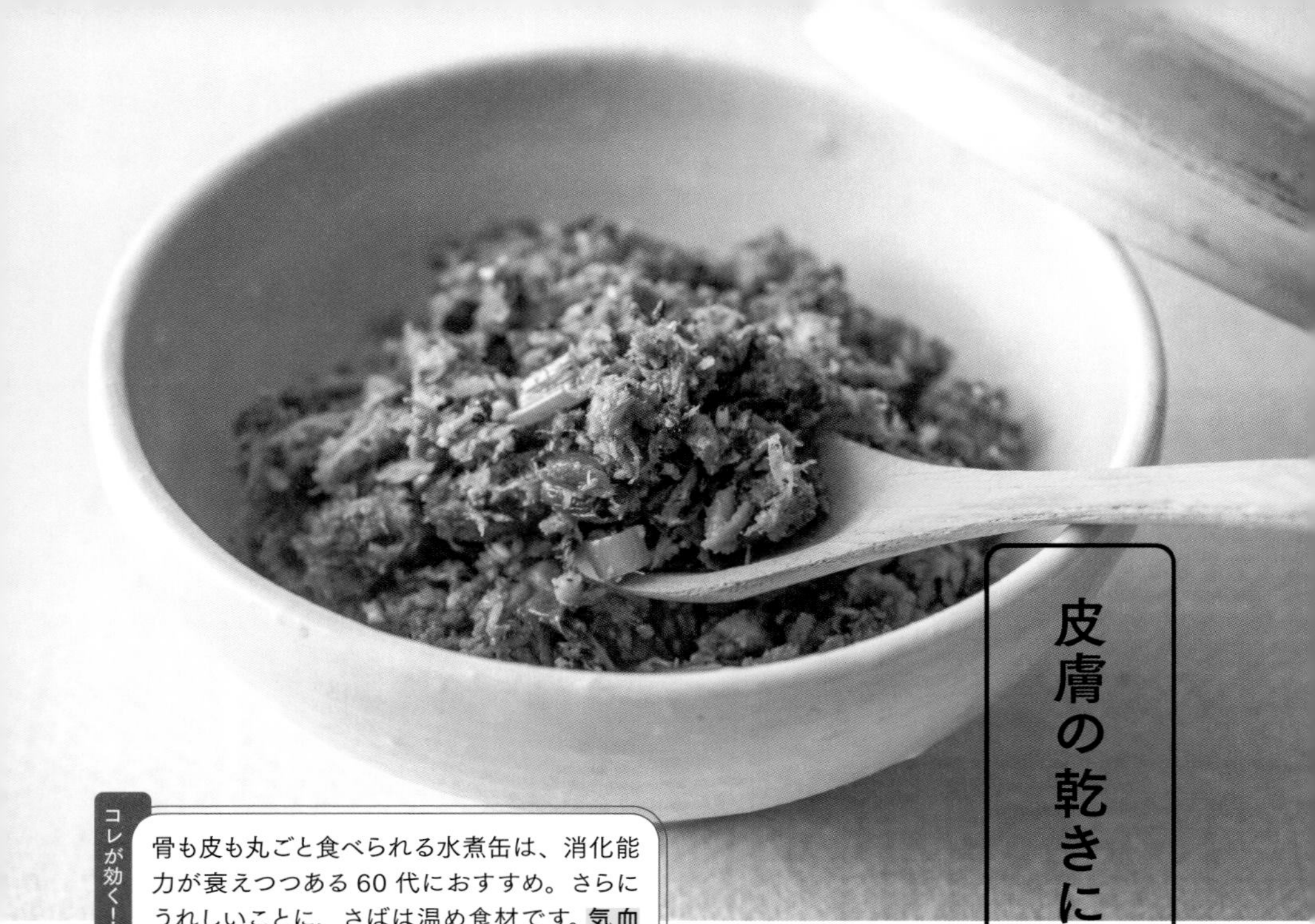

皮膚の乾きには青背魚と

さば缶の活血温めそぼろ

皮膚の乾きが気になるなら、補血活血にすぐれた青背魚との組み合わせが一番。温め食材と合わせて巡りをもうひと押しし、皮膚へと栄養を届けましょう。

コレが効く!

骨も皮も丸ごと食べられる水煮缶は、消化能力が衰えつつある60代におすすめ。さらにうれしいことに、さばは温め食材です。**気血の巡り改善**は温めることが要。みそやみりん、細ねぎでも温めて、巡る力を後押しします。

材料（作りやすい分量）

さば水煮缶……1缶（200g）
細ねぎ（小口切り）……4本
A
- **黒すりごま……大さじ2**
- みそ、みりん……各大さじ1
- おろししょうが……小さじ2

作り方

❶　鍋にさばを缶汁ごと入れてほぐし、Aを加えてみそがまんべんなくいきわたるまで混ぜる。
❷　弱めの中火にかけ、菜箸でほぐしながら汁けがなくなるまで炒める。細ねぎを加えてひと混ぜする。

memo

保存容器に入れ、冷蔵で1週間ほど保存できます。ご飯のおともなどに。

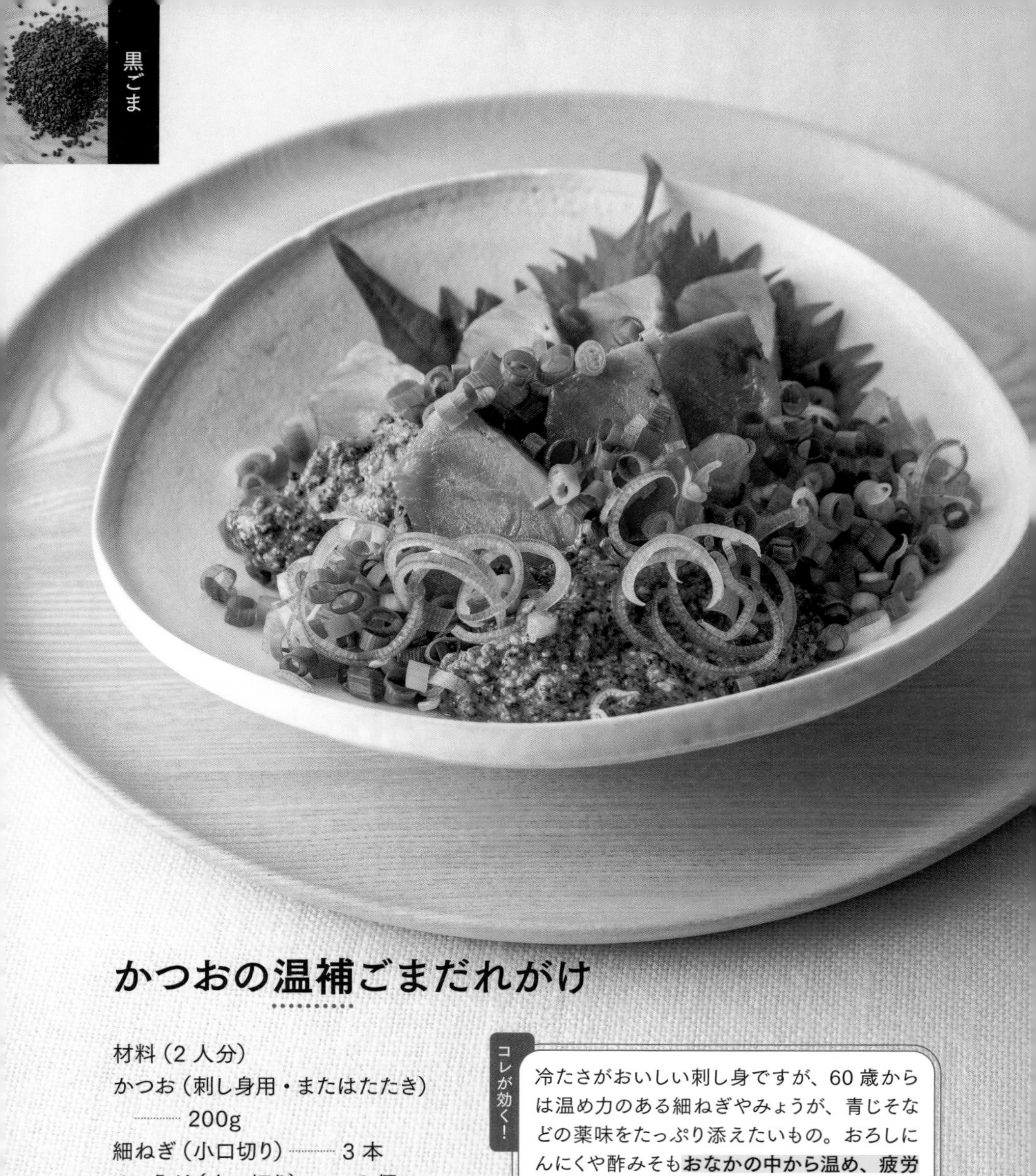

黒ごま

かつおの温補ごまだれがけ

材料（2人分）
かつお（刺し身用・またはたたき）…… 200g
細ねぎ（小口切り）…… 3本
みょうが（小口切り）…… 2個
青じそ …… 適量
[ごまだれ]
- **黒すりごま**、みそ、酢 …… **各大さじ2**
- おろしにんにく、薄口しょうゆ …… 各小さじ1
- 黒糖（粉末）…… 小さじ½

コレが効く！

冷たさがおいしい刺し身ですが、60歳からは温め力のある細ねぎやみょうが、青じそなどの薬味をたっぷり添えたいもの。おろしにんにくや酢みそも**おなかの中から温め、疲労回復**にひと役買ってくれます。

作り方

❶ かつおは食べやすく切り、青じそとともに器に盛る。

❷ ごまだれの材料を混ぜて①にかけ、細ねぎ、みょうがをちらす。青じそで包んで食べる。

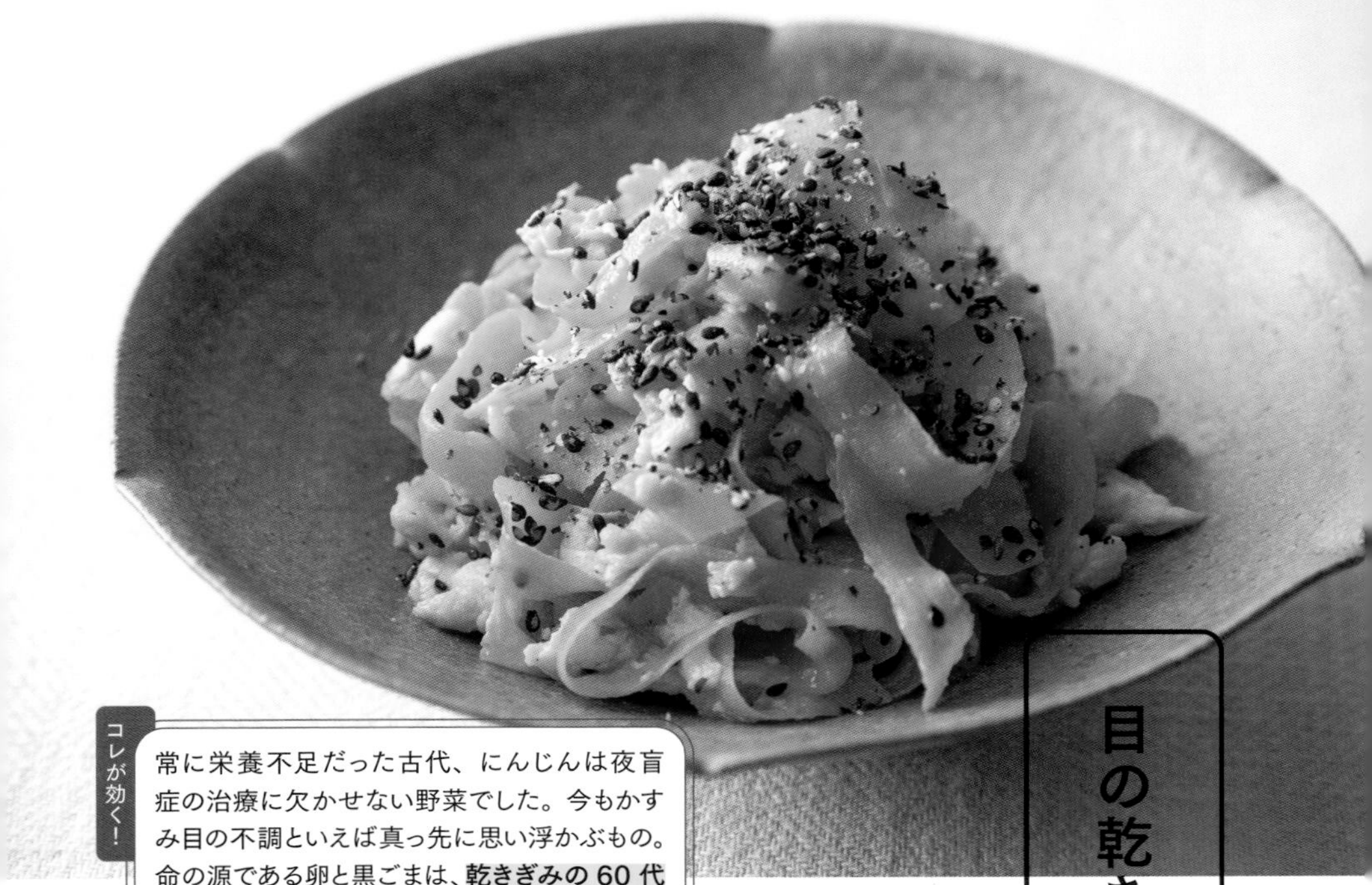

目の乾きを癒やす

にんじんと卵の潤目炒めナムル

年齢を重ねた目の乾きは、体の根本の潤いが不足し、頭部への滋養が届かないことによります。十分に補血して巡らせることが大切です。

コレが効く!

常に栄養不足だった古代、にんじんは夜盲症の治療に欠かせない野菜でした。今もかすみ目の不調といえば真っ先に思い浮かぶもの。命の源である卵と黒ごまは、**乾きぎみの60代の体を滋養する**のに最適な組み合わせです。

材料（2人分）

にんじん……1本（150g）

卵……1個

ごま油……小さじ2

A
- **黒すりごま……大さじ1**
- ごま油……小さじ1
- 薄口しょうゆ……小さじ½
- 塩……少量

作り方

❶　にんじんはピーラーで薄く削る。卵は溶きほぐす。

❷　フライパンにごま油を中火で熱し、にんじんをしんなりするまで炒める。溶き卵を加え、混ぜながら半熟になるまで炒めたら火を止め、余熱でほろほろになるまで混ぜる。

❸　Aを加えてあえる。

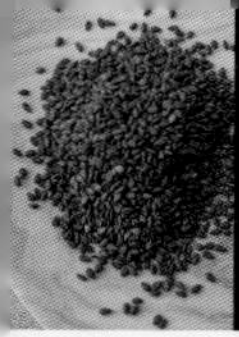

さけの明目ムニエル

コレが効く!

目の不調は全身状態の現れです。明目とは**視野をはっきりさせる**こと。温めながら補気補血するさけが体の不足を補い、ししとうは血を巡らせ、黄菊は目へ働きかけます。黒ごまと合わせて**目の乾燥、しょぼしょぼをやわらげます**。

材料(2人分)

生ざけ……2切れ

ししとう……4本

黄菊……2個

塩、こしょう……各少量

A ┌ **黒すりごま……大さじ1**
  │ 米粉(または小麦粉)
  └ ……大さじ½

バター、レモン汁……各大さじ1

白ワイン……大さじ2

作り方

❶ さけは4等分に切り、両面に塩、こしょうをふり、Aをまぶす。ししとうは包丁で切り目を入れ、黄菊は花びらを摘む。

❷ フライパンにバターを中火で熱し、さけを並べ入れる。あいているところでししとうをさっと炒めて取り出す。さけの両面に焼き色をつけたら白ワインの半量をまわしかけ、ふたをして1分ほど蒸し焼きにして取り出し、器に盛る。

❸ ②のフライパンに黄菊、レモン汁、残りの白ワインを入れてしんなりするまで中火で炒め、さけにかける。ししとうを添える。

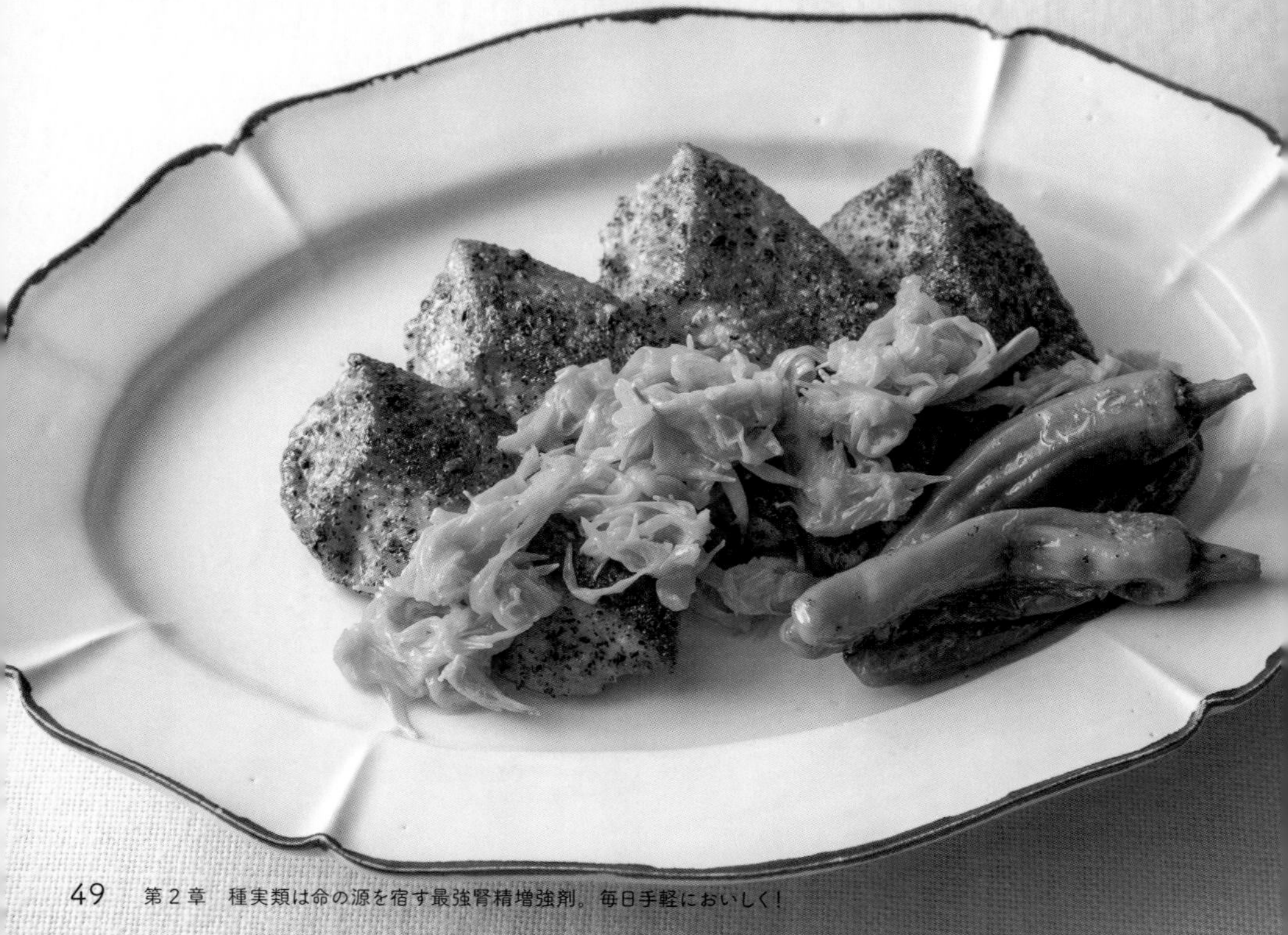

鶏とアスパラの疲労回復ごまだれがけ

コレが効く!

芽吹く力のかたまりであるアスパラガスは、東西を問わず古くから強壮野菜として重用されてきました。潤いを生み、水の流れをととのえる働きもあり、鶏肉の補気力、黒ごまの補血力と合わせ、**筋肉疲労の回復を早めます。**

材料（2 人分）

鶏むね肉 …… 1 枚（200g）
グリーンアスパラガス …… 4 ～ 5 本
香菜 …… 適量
A ┌ 酒 …… 大さじ 1
　└ 塩 …… 少量

［ごまだれ］

┌ 鶏肉の蒸し汁、**黒すりごま**
│ …… **各大さじ 2**
└ しょうゆ、ごま油 …… 各大さじ 1

作り方

❶　アスパラガスは 3 等分に切る。香菜は葉をつみ、かたい茎はみじん切りにする。

❷　鶏肉は耐熱皿にのせて A をふり、ふんわりとラップをかけて電子レンジで 3 分加熱する。取り出して耐熱皿のあいているところにアスパラガスを入れ、さらに 1 分 30 秒加熱し、そのまま粗熱を取る。

❸　鶏肉を細く裂き、器にアスパラガスと盛り合わせ、ごまだれの材料と香菜の茎を混ぜてかける。香菜の葉をのせ、混ぜながら食べる。

砂糖を使わないごまあえ・ごまだれ

砂糖は乾きを止める大切な味ですが、現代人は常にとりすぎで滞りの大きな原因です。砂糖を使わずに元気を巡らせるごまあえを作りましょう。

さけ缶と菜花の活《かっ》血《けつ》化《か》瘀《お》ごまあえ

コレが効く!

熊が春の芽吹きを食べて冬眠中の滞りを流すように、冬の終わりに咲く菜花は**血の滞りを流し、体を目覚めさせます**。らっきょうは薤白（ガイハク）という名の生薬で、**温め、滞りをほぐして通じさせる**通陽散結の作用を持ちます。

材料（2 人分）

さけ水煮缶 …… 1 缶（190g）
菜花 …… 1 束（150g）
らっきょう漬け …… 30g
塩 …… 少量
A ┌ **黒すりごま**、オリーブ油
　│ …… **各大さじ 1½**
　│ 薄口しょうゆ …… 大さじ 1
　└ 塩 …… 少量

作り方

❶　菜花はざく切りにして小さめのフライパンに広げ、水大さじ 3 と塩をふってふたをし、中火にかける。煮立ったら 30 秒ほど蒸し煮にし、汁けをきる。

❷　らっきょうはみじん切りにして A と混ぜる。

❸　さけ水煮は身をほぐし、缶汁、②と混ぜる。①とともに器に盛る。

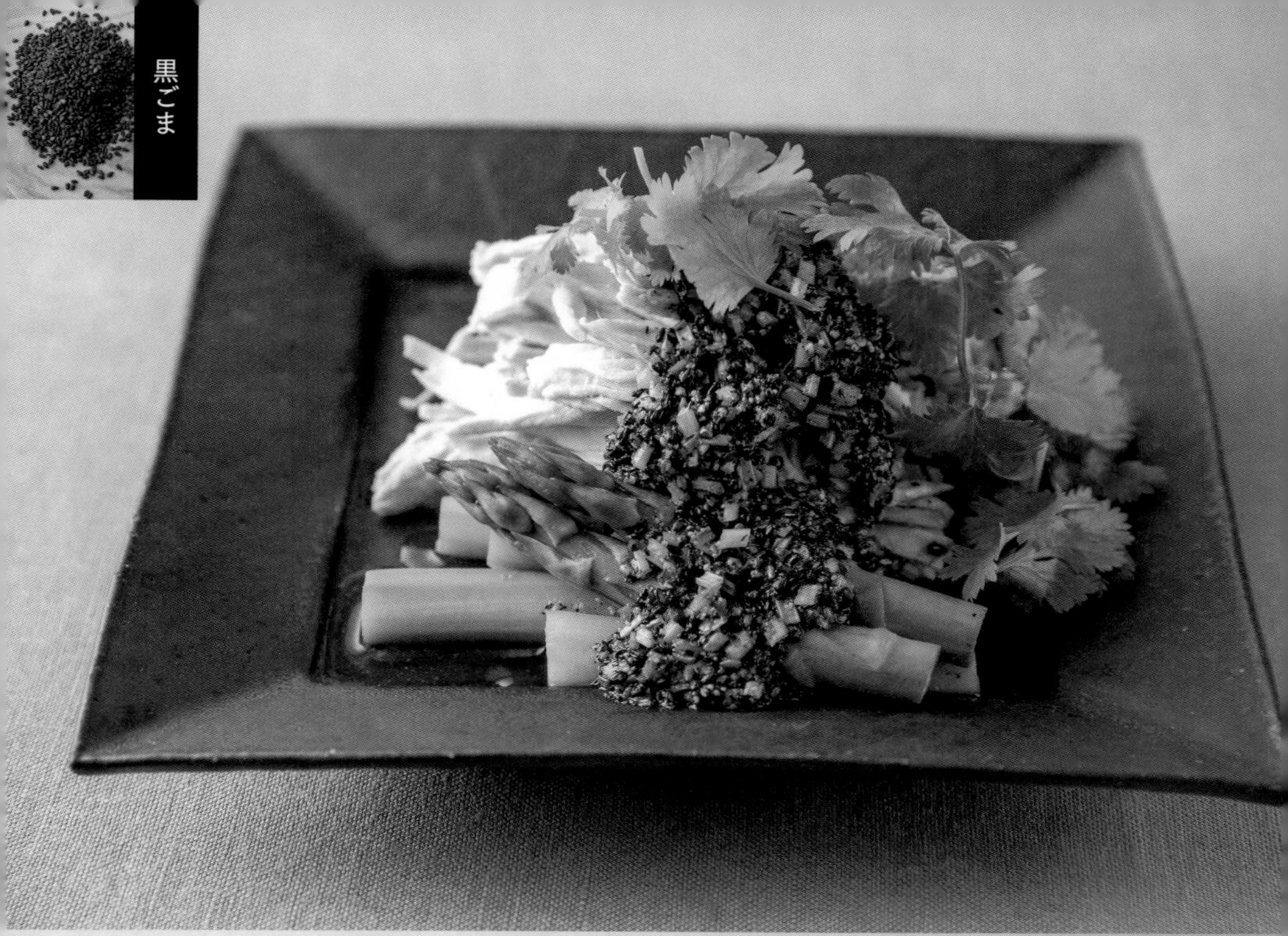

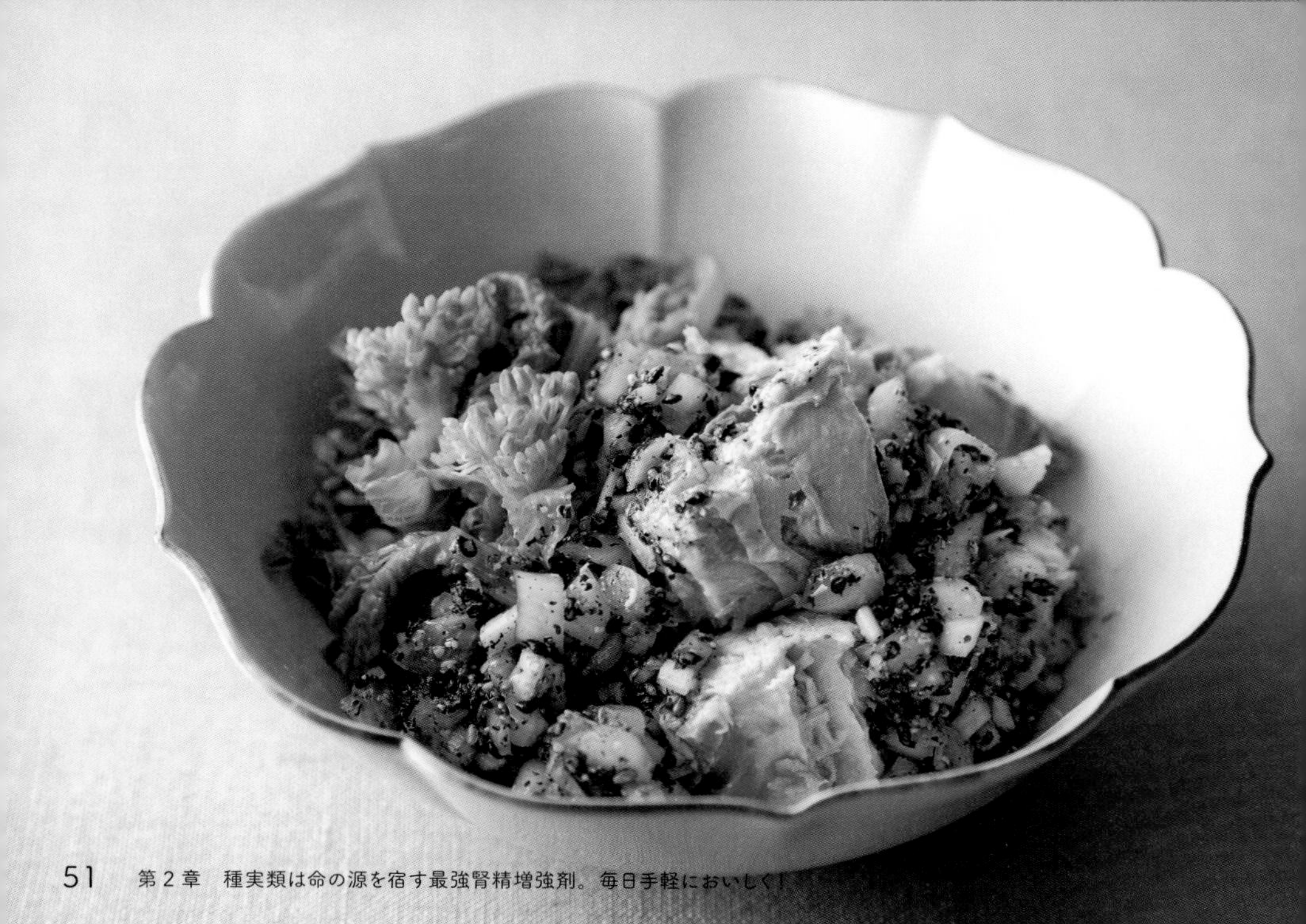

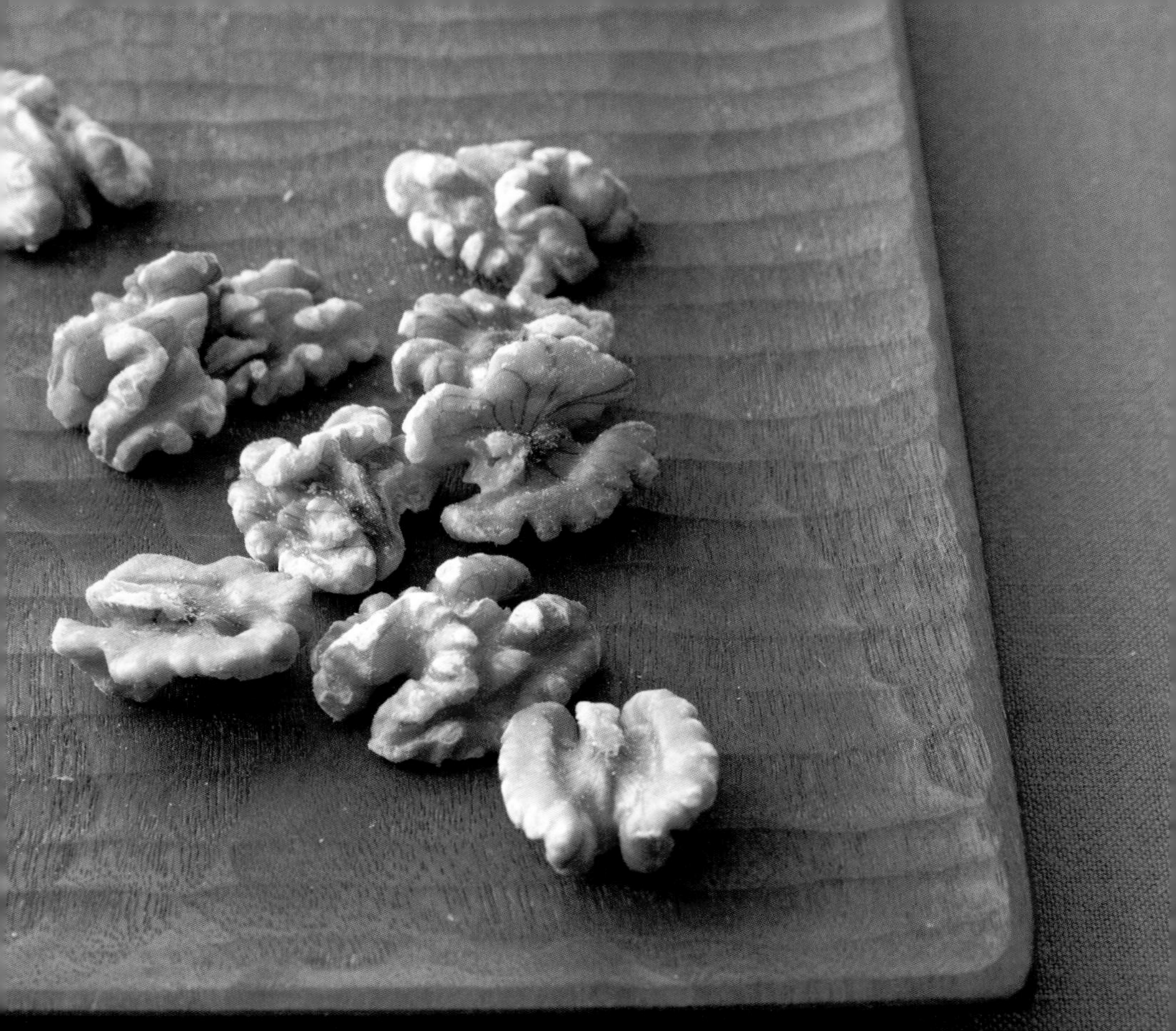

くるみ

命の源&脳の活性化&温め

胡桃仁《コトウニン》と呼ばれるくるみは、腎を助け、精を補填し、血を養い、乾きを潤すとして、『本草綱目』にも記されています。

温めながら気血の不足を補い、滞りを流し、健忘、耳鳴り、腰痛など、病気ではない、もやっとした加齢による不調の改善の助けになります。

また、くるみは陽を、黒ごまは陰を補い、合わせて使えば百人力。ただし食べ過ぎは禁物。朝晩に分け、1日に3個程度が適量です。

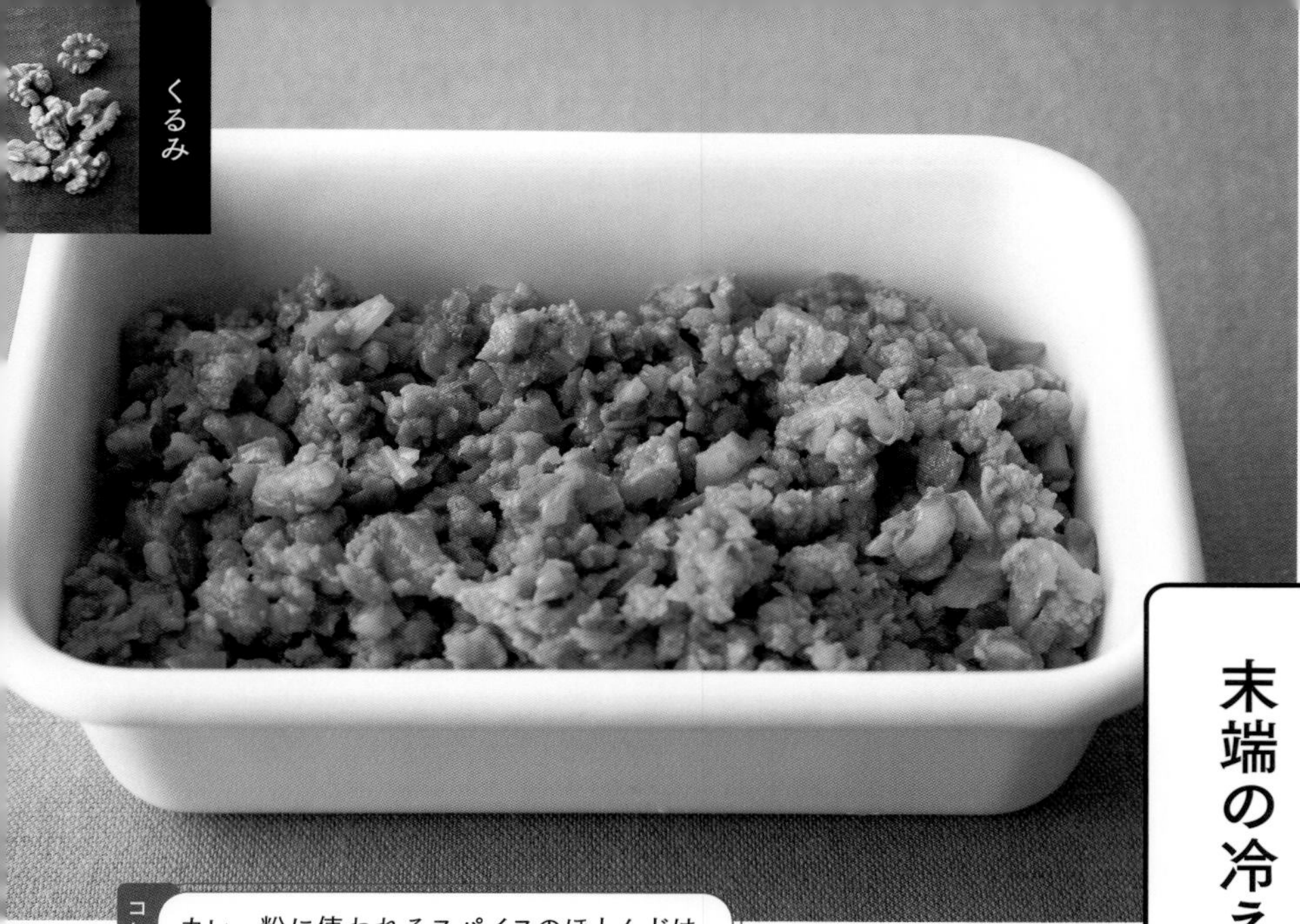

末端の冷えには

くるみの末端温めカレー肉みそ

カレーの色、ターメリックは姜黄《キョウオウ》（日本ではウコン）といい、血の滞りを破ってでも通すほどの巡らせ力を持つ生薬。カレー粉は末端まで温め、巡らせるのに最適です。

コレが効く！

カレー粉に使われるスパイスのほとんどは、**温める、消化促進、いずれかの働きを持つ**生薬です。末端の温めに必要なものもこの2つ。ただし辛過ぎるのは乾燥を生むので、スパイシーさを感じる程度が常備菜の適量です。

材料（作りやすい分量）

鶏ひき肉……250g
くるみ……40g
長ねぎ……1本
米油……少量
A
- みそ……大さじ1½
- カレー粉、トマトケチャップ、みりん……各大さじ1

作り方

❶　くるみは粗みじん切りに、長ねぎはみじん切りにする。

❷　フライパンに米油を中火で熱し、ひき肉を炒める。ぽろぽろになったらキッチンペーパーで余分な脂を吸い取る。

❸　①を加えてさっと炒める。Aを加えてもったりとするまで1分ほど炒める。

memo

保存容器に入れ、冷蔵で10日ほど保存できます。

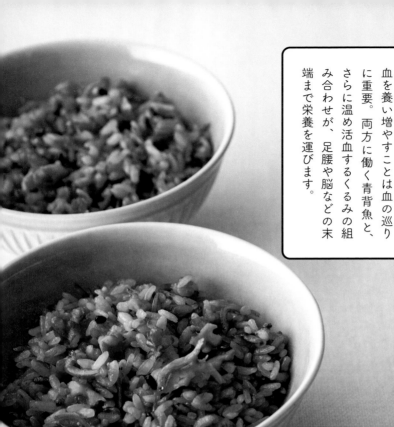

血流アップでパワーチャージ

血を養い増やすことは血の巡りに重要。両方に働く青背魚と、さらに温め活血するくるみの組み合わせが、足腰や脳などの末端まで栄養を運びます。

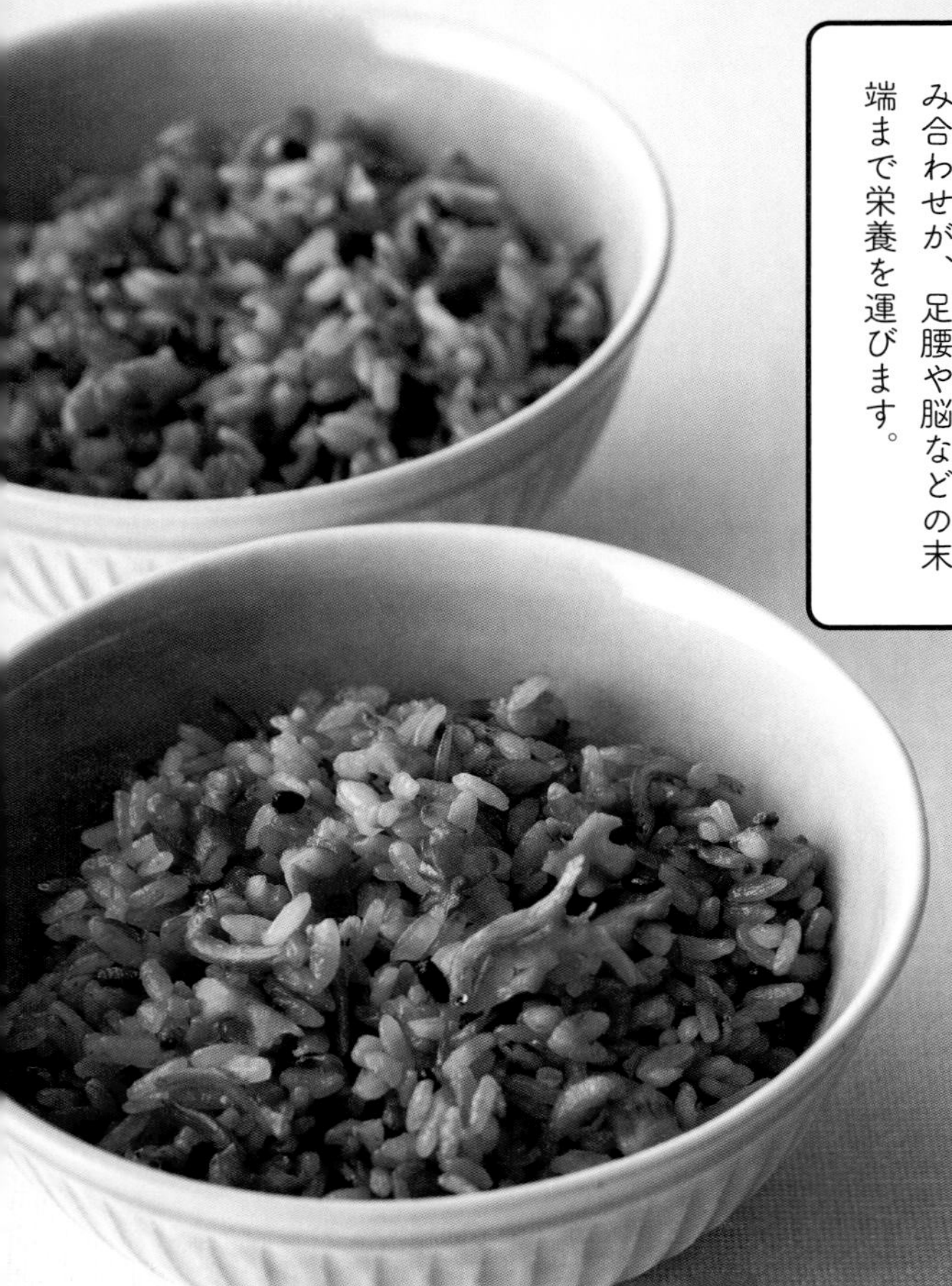

血流改善
くるみじゃこごはん

コレが効く!

ちりめんじゃこはいわしの稚魚。丸ごと食べられるうえ、小さいながらも補気補血の力にあふれ、**全身に気血を巡らせ**、元気をもたらしてくれます。黒米は消化が悪いので、不調を感じるときははずします。

材料（作りやすい分量）

米……2合
黒米（あれば）……大さじ2
くるみ……40g
ちりめんじゃこ……20g
しょうが（みじん切り）……小さじ1
A
- 酒……大さじ1
- 薄口しょうゆ……大さじ½
- 塩……小さじ½

作り方

❶　米は洗い、さっと洗った黒米を加えて炊飯器の内釜に入れ、2合の目盛りまで水を加える。Aを加えてひと混ぜし、30分以上浸水させる。

❷　くるみは粗みじん切りにする。①にじゃこ、しょうがとともに加えて普通に炊く。

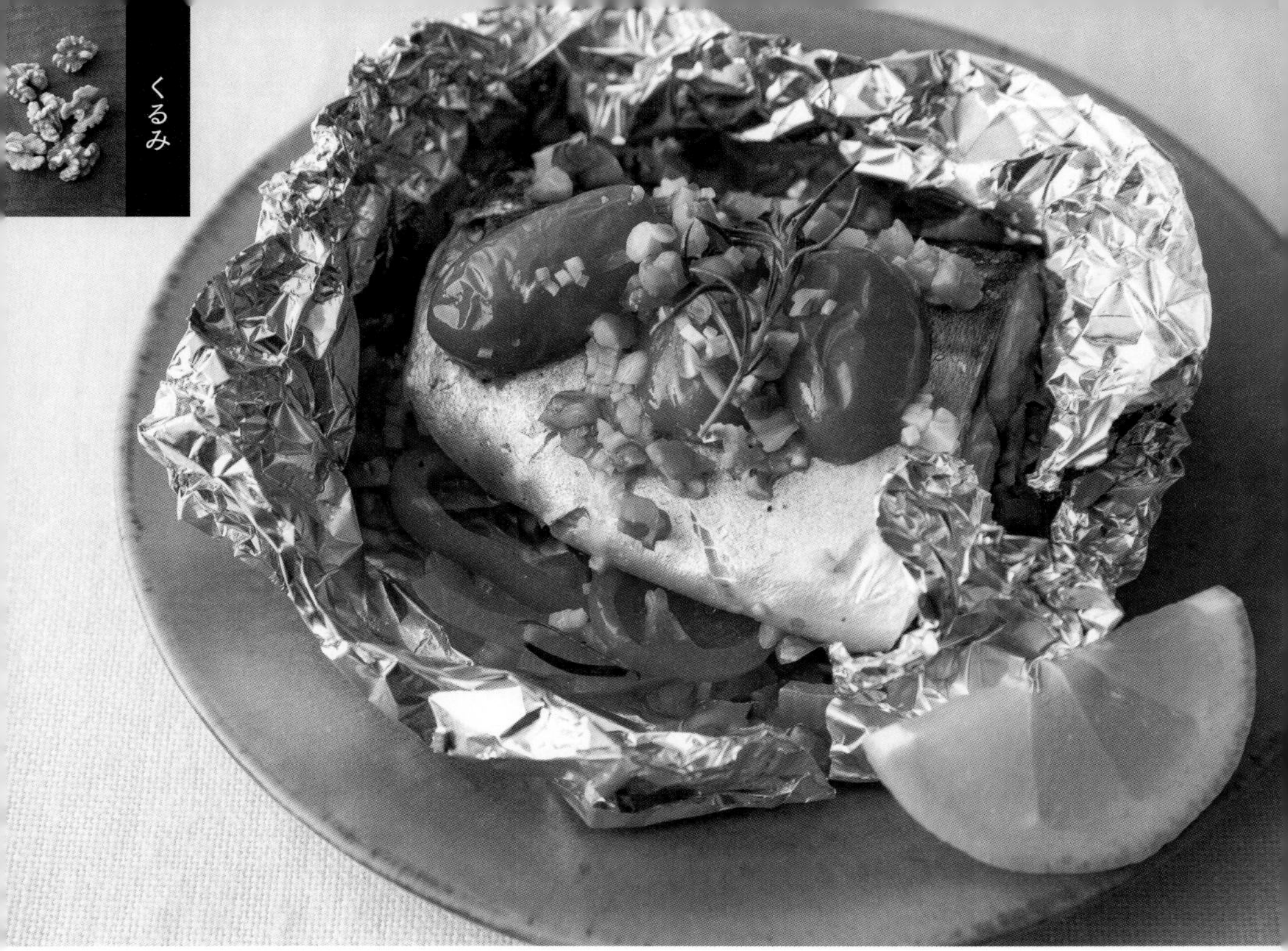

さばとくるみの温巡ホイル焼き

コレが効く!

さばは温性食材で活血力も十分。くるみとの組み合わせは**巡り力がいっそうアップ**します。ローズマリーは温めながら心をおだやかにする香りを持ち、**消化をととのえ、血の巡りを助けてくれます**。

材料(2人分)

- さば……2切れ
- **くるみ……20g**
- 玉ねぎ……½個(100g)
- 赤ピーマン……½個
- ミニトマト……3個
- にんにく(粗いみじん切り)……1かけ
- ローズマリー……1枝
- レモンのくし形切り……2切れ
- 塩、こしょう……各少量
- オリーブ油……小さじ2

作り方

❶　さばは塩、こしょうをふる。くるみは粗いみじん切りにし、玉ねぎは半月切りに、赤ピーマンは輪切りにする。ミニトマトは半分に切る。

❷　耐熱ボウルににんにくを入れ、オリーブ油を加えてあえる。電子レンジで30秒加熱する。

❸　アルミホイル2枚に玉ねぎ、赤ピーマン、さば、ミニトマト、くるみの順に等分にのせ、②を油ごとまわしかけ、ローズマリーを半分に切って1本ずつのせて口を閉じる。オーブントースターで15分ほど焼き、レモンを添える。

鶏肉とキャベツの疲労回復炒め

コレが効く！

疲労回復には**足りないものを補い、不要物を排出する**のが基本。補気に長けた鶏肉で補い、補腎もするキャベツが通す力になります。さらに大切なのが、地味ながら消化をととのえ、補血活血に働くパセリです。

材料（2人分）

鶏むね肉……200g
くるみ……30g
キャベツ……200g
長ねぎ……½本
パセリ（みじん切り）……大さじ2
A ┌ 塩、こしょう……各少量
　 └ 米粉（または小麦粉）……大さじ½
米油……大さじ1
B ┌ トマトケチャップ、白ワイン
　 └ ……各大さじ1
チリパウダー……少量

作り方

❶　くるみは粗いみじん切りに、キャベツはざく切り、長ねぎは斜め薄切りにする。鶏肉はひと口大に切り、Aを順にまぶす。

❷　フライパンに米油を中火で熱し、鶏肉を入れて両面を焼く。Bを混ぜてかけてふたをし、30秒ほど蒸し焼きにする。

❸　くるみ、キャベツ、長ねぎを加えて大きく混ぜながら野菜がしんなりするまで炒め、器に盛る。パセリ、チリパウダーをふる。

疲労回復&肌あれ回避

肉は肉体を補填し、疲労回復、エネルギー増強に最適です。キャベツ、れんこんは五臓の機能をととのえ、くるみの活血と合わせて、疲労回復、肌の潤いにも効果的。

牛肉とれんこんの潤膚きんぴら

コレが効く！

肌をととのえるには**体の中からの補気補血が近道**。パワーあふれる牛肉に補気補血を助けるれんこん、しいたけ、にんじんなど野菜をたっぷり合わせましょう。**山椒は腹部を温め、消化を助けてくれます。**

材料（2人分）

牛こま切れ肉……200g
くるみ……30g
れんこん……100g
しいたけ……2枚
にんじん……30g
ごま油……大さじ1
A ┌ しょうゆ、みりん……各大さじ1½
　 │ 黒糖（粉末）……小さじ1
　 └ 粉山椒……少量

作り方

❶　くるみは粗く刻み、れんこんは薄いいちょう切り、しいたけは薄切り、にんじんは細切りにする。

❷　フライパンにごま油を中火で熱し、牛肉を炒め、ほぼ色が変わったら①を加えて炒め合わせる。Aで調味し、1分ほど炒め合わせる。

くるみ

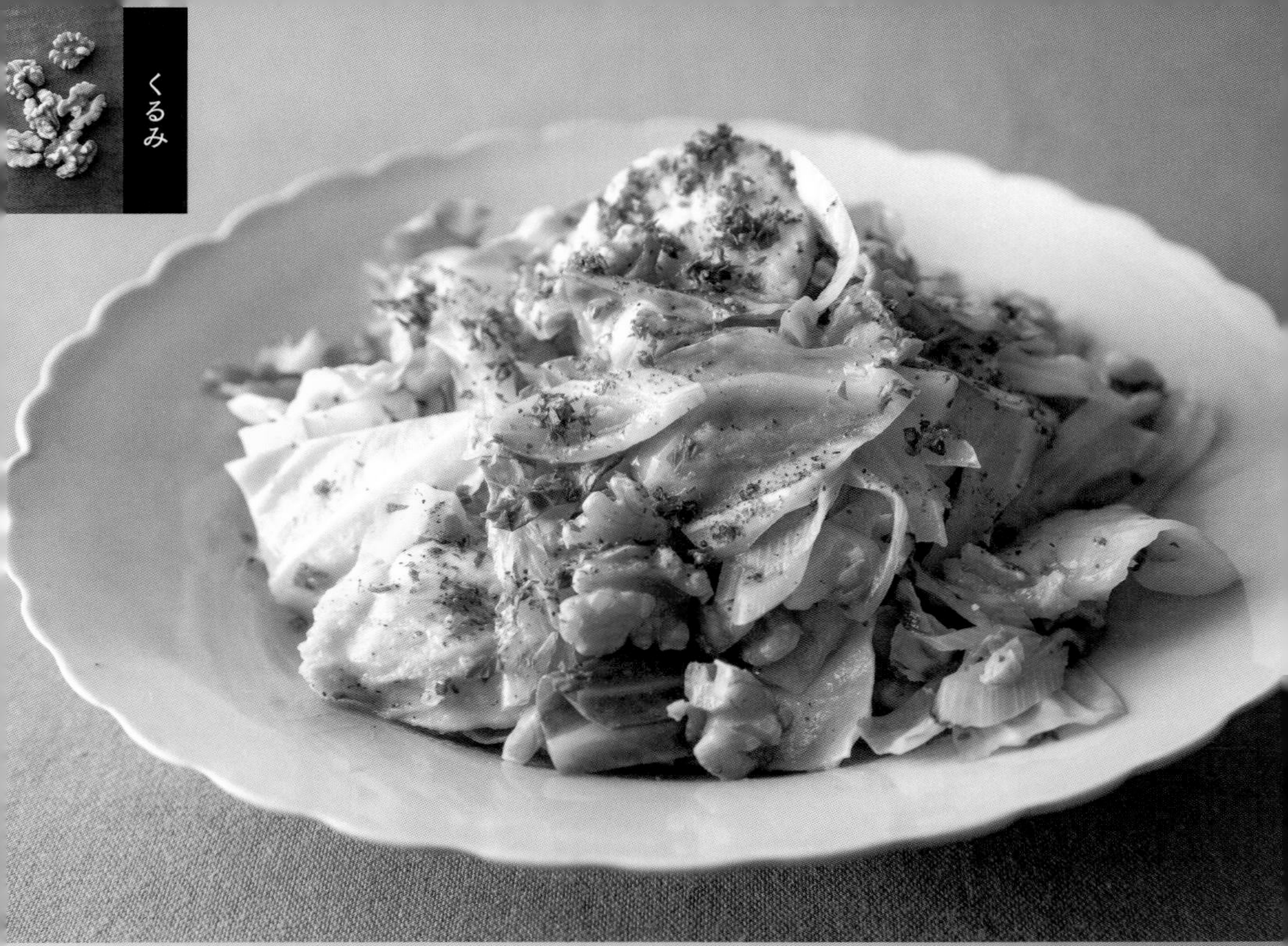

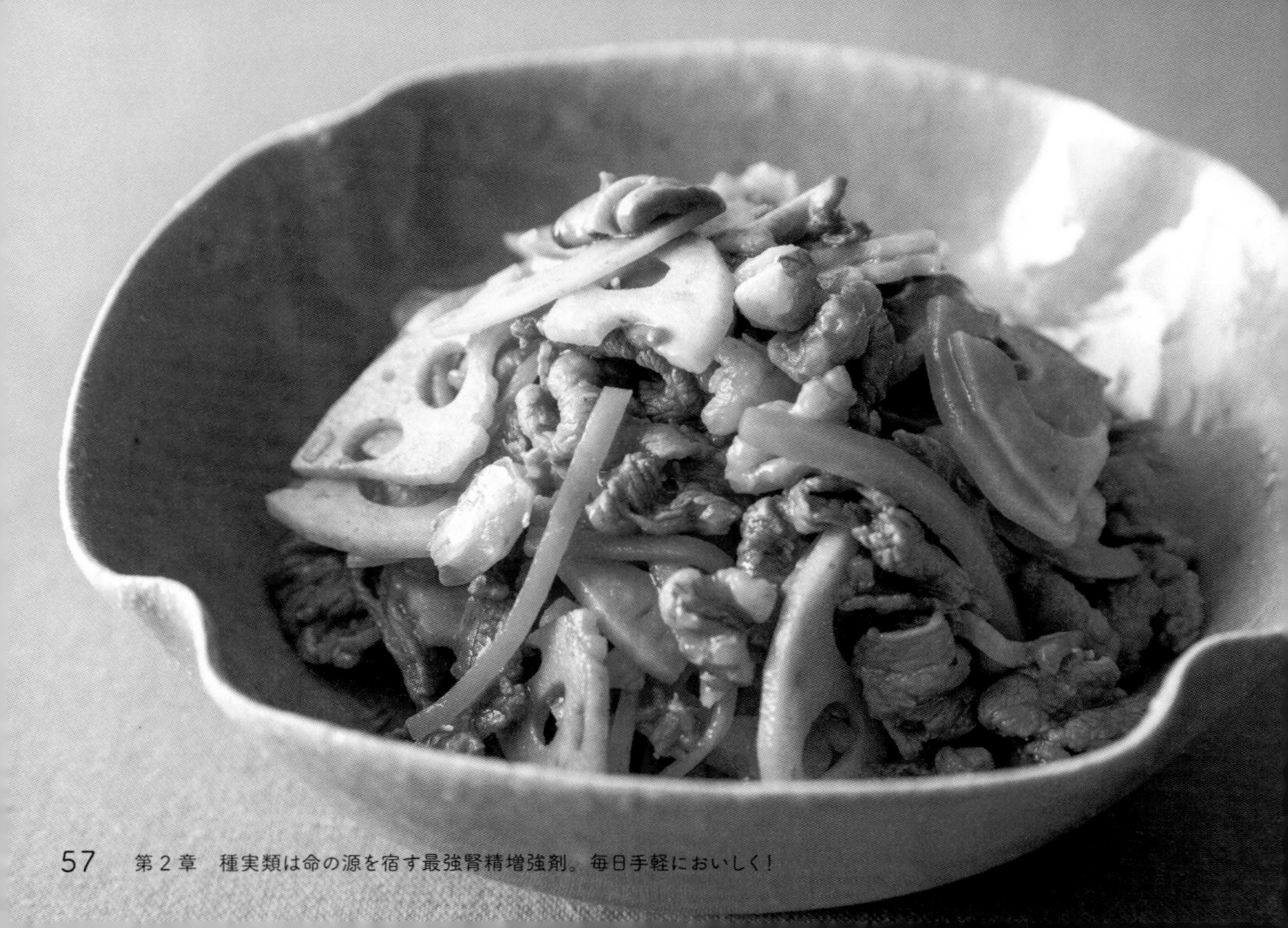

チンゲン菜の
安寧《あんねい》くるみあえ

コレが効く！

安寧とは心おだやかなこと。理由もなく浮ついて心おだやかでいられないとき、**チンゲン菜はそわそわイライラをしずめる、安神の働きをします**。くるみとともに活血にも働き、心が落ち着かず眠りに入りにくい方にもおすすめ。

材料（2人分）

チンゲン菜……小2株（200g）
くるみ……20g
しょうゆ……大さじ½

作り方

❶　チンゲン菜はざく切りにし、耐熱皿に広げてふんわりとラップをかけ、電子レンジで2分加熱する。粗熱が取れたら、水けをしぼる。

❷　すり鉢でくるみを粗くすり、しょうゆを加えて混ぜ、①を加えてあえる。

眠りにくいときには

潤いが足りずにそわそわ、気が巡らずにくよくよ。精神が落ち着かずに眠れないなら、気血をつかさどる肝を手当てするチンゲン菜やほたてがおすすめ。

ほたての
不安解消蒸し焼き

コレが効く！

腎が弱ってくると心がよりどころをなくし、「**なんとなく不安**」を感じるようになります。また**体内が乾いていても落ち着かなくなります**。それらにおすすめなのがほたて。ふっくら火を通し、温かくしてめし上がれ。

材料（2人分）

蒸しほたて……180g
ミニトマト……8個
豆苗……½袋
くるみ……20g
酒……大さじ1
A ┌ ごま油、しょうゆ……各小さじ1
　 └ 塩……少量

作り方

❶　ミニトマトは半分に切り、豆苗は長さを半分に切る。くるみは粗く刻む。

❷　フライパンにほたて、ミニトマト、豆苗を入れて酒をふって中火にかけ、ふたをして30秒ほど蒸し焼きにする。火を止めてくるみを加え、Aを加えてあえる。

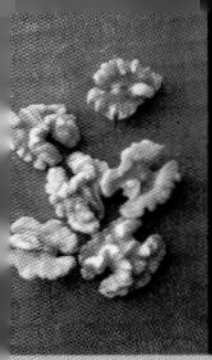

くるみ

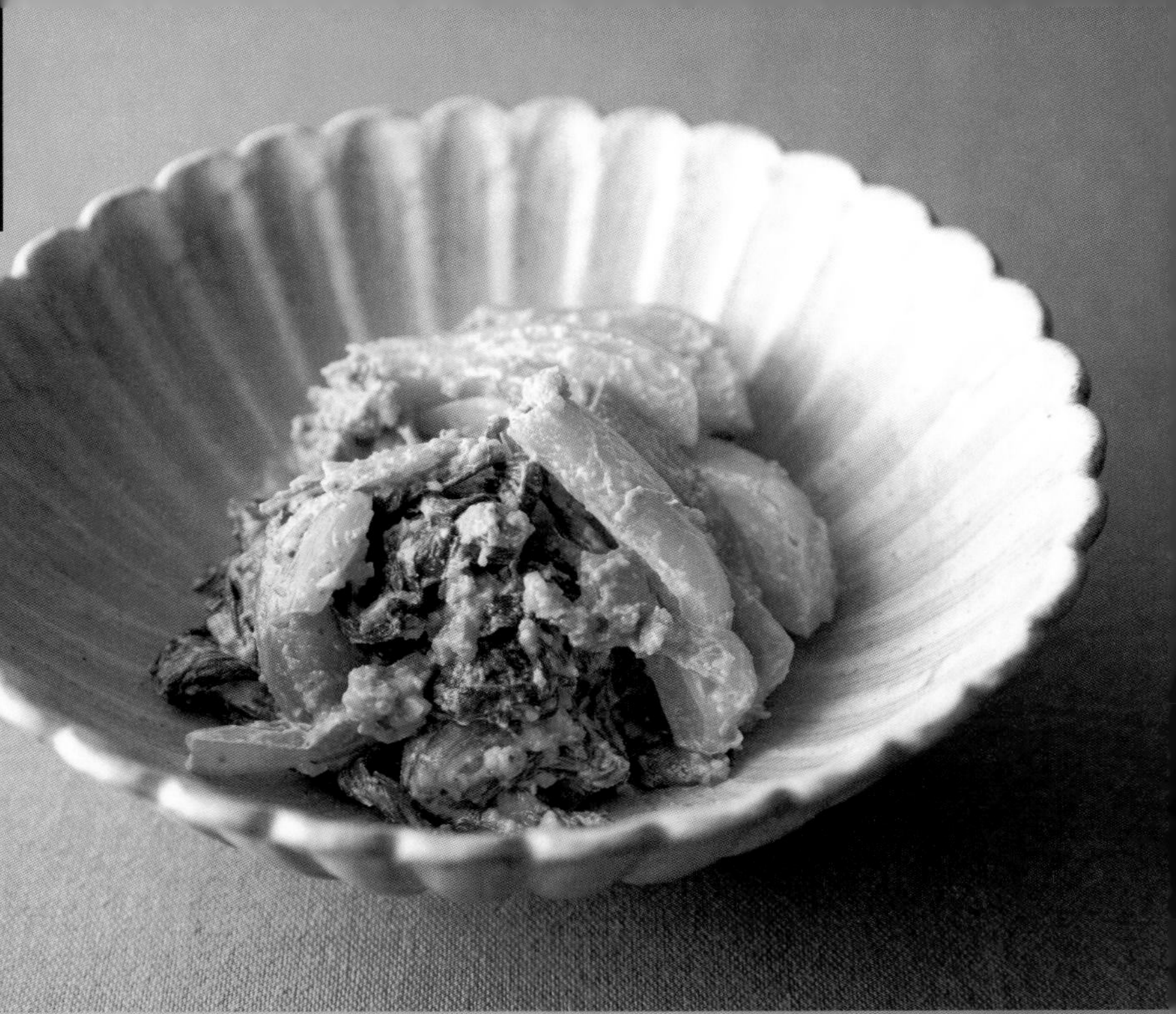

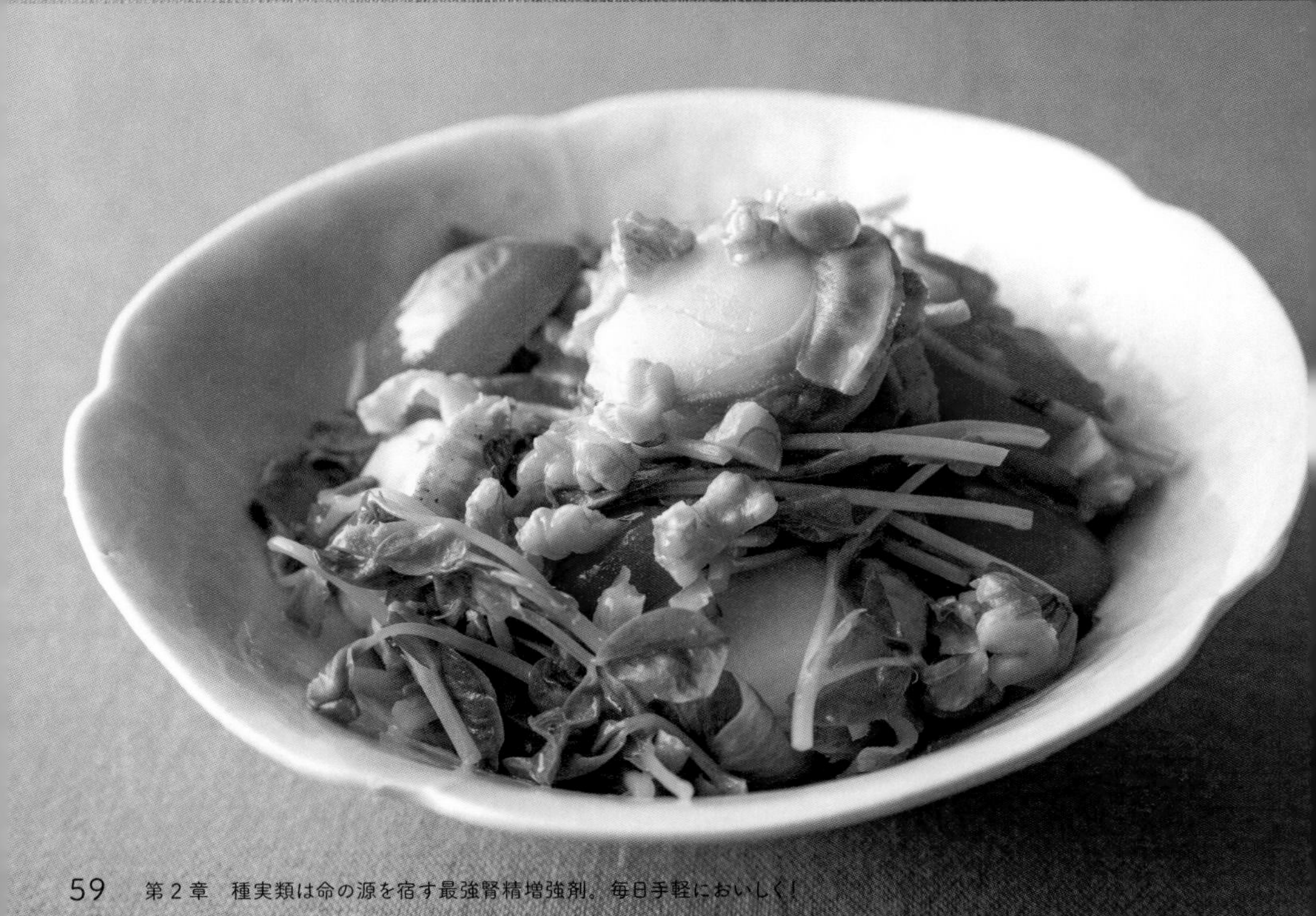

毎日少しずつのための作りおき

くるみもナッツも、一度にたくさん食べるのは逆効果。毎日少しずつ取り入れられる、おいしい作りおきがおすすめです。

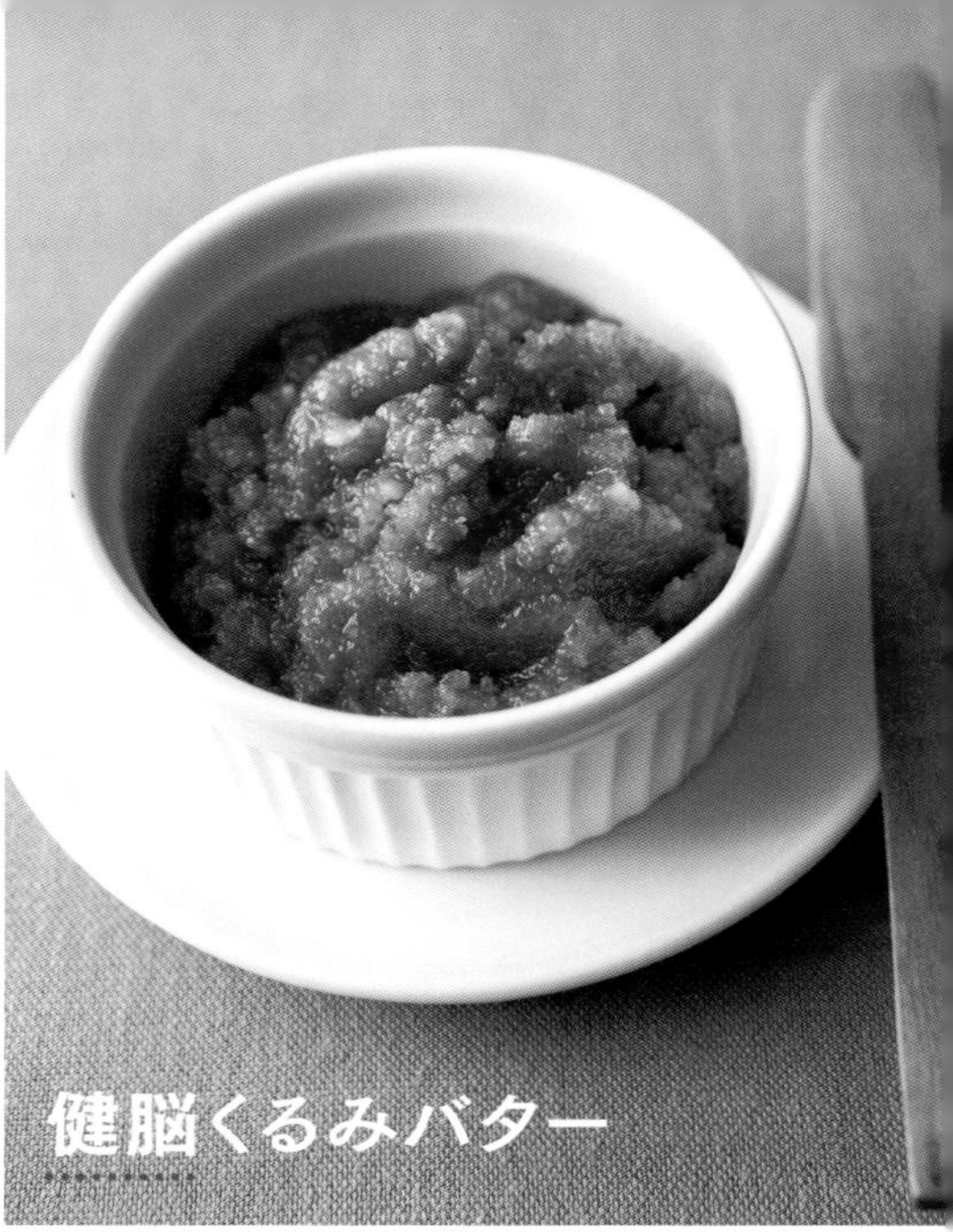

健脳くるみバター

コレが効く！

血流を改善して脳まで栄養を届ける力を持つといわれるのがくるみです。大量の砂糖は流れを滞らせるので、控えめに。温める黒糖、潤わせるはちみつの2種類の甘味、少量の塩を使うことで少ない甘みでも満足感を得られます。

材料（でき上がり約 250mℓ）

くるみ……**100g**
米油（または大豆油）……大さじ 3
黒糖（粉末）……25g
はちみつ……10g
レモン汁……小さじ 1
塩……少量

作り方

すべての材料をフードプロセッサーに入れ、なめらかにかくはんする。

memo　清潔な保存容器に入れ、冷蔵で1か月ほど保存できます。

＼「くるみバター」を使って／

食パンをトーストし、くるみバター適量と好みのドライフルーツをのせる。

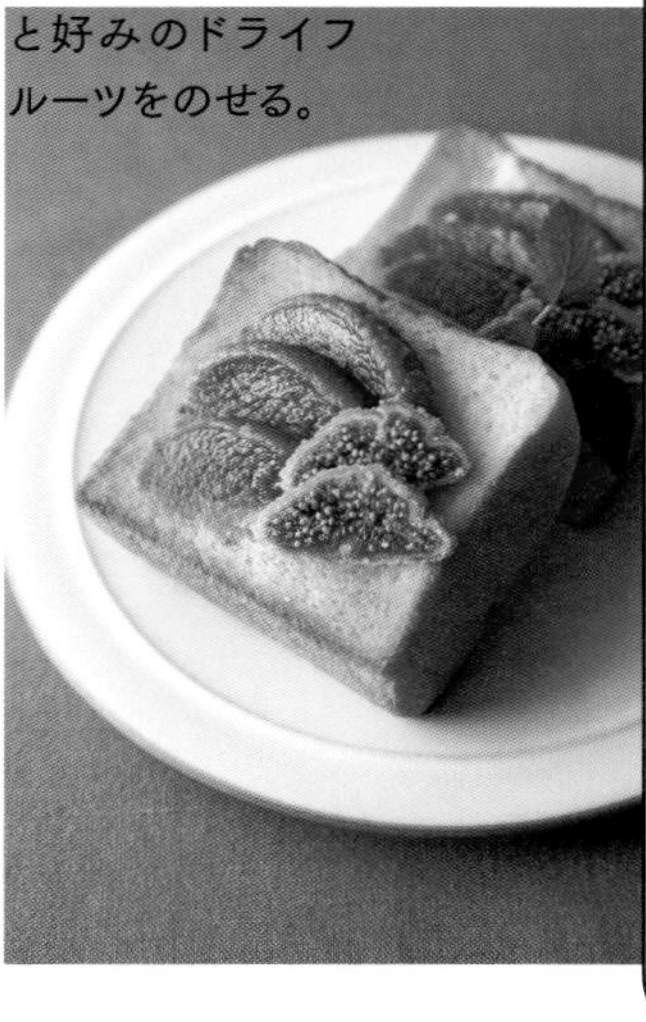

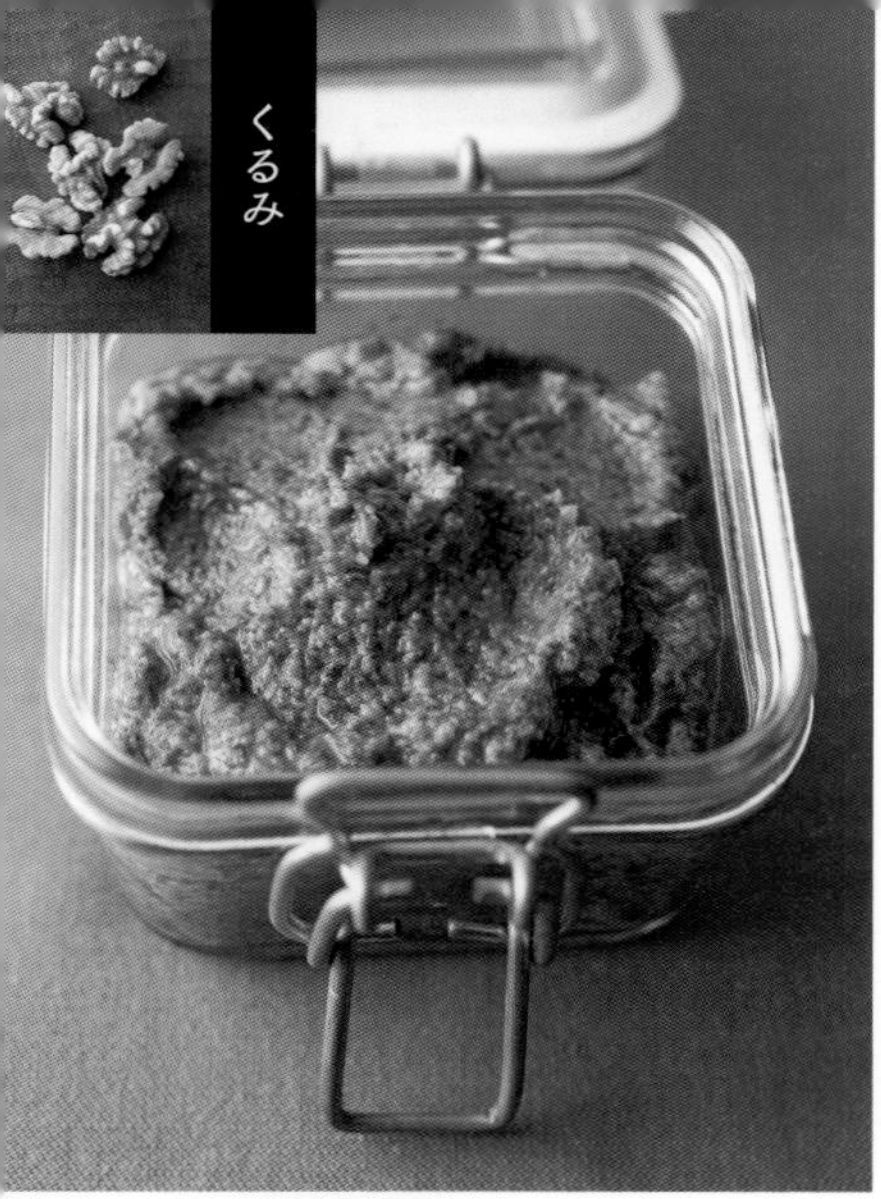

快眠和風ジェノベーゼ

コレが効く！

温めながら消化をととのえる青じそとパセリは、くるみとともに気血を巡らせます。潤いを生む白ごまも循環をととのえ、心を落ち着かせます。元気がほしいならゆで鶏、風邪予防にはカリフラワー、美肌にはゆでだこと あえてどうぞ。

材料（でき上がり約 250mℓ）

くるみ …… **50g**
青じそ …… 50g
パセリ …… 10g
にんにく …… 1 かけ
オリーブ油 …… 大さじ 4
みそ …… 50g
白練りごま …… 30g

作り方

すべての材料をフードプロセッサーに入れ、なめらかにかくはんする。

memo

清潔な保存容器に入れ、冷蔵で 2 週間ほど保存できます。表面をオリーブ油でおおっておくと変色を防げ、保存性も高まります。

↓

＼ 「和風ジェノベーゼ」を使って ／

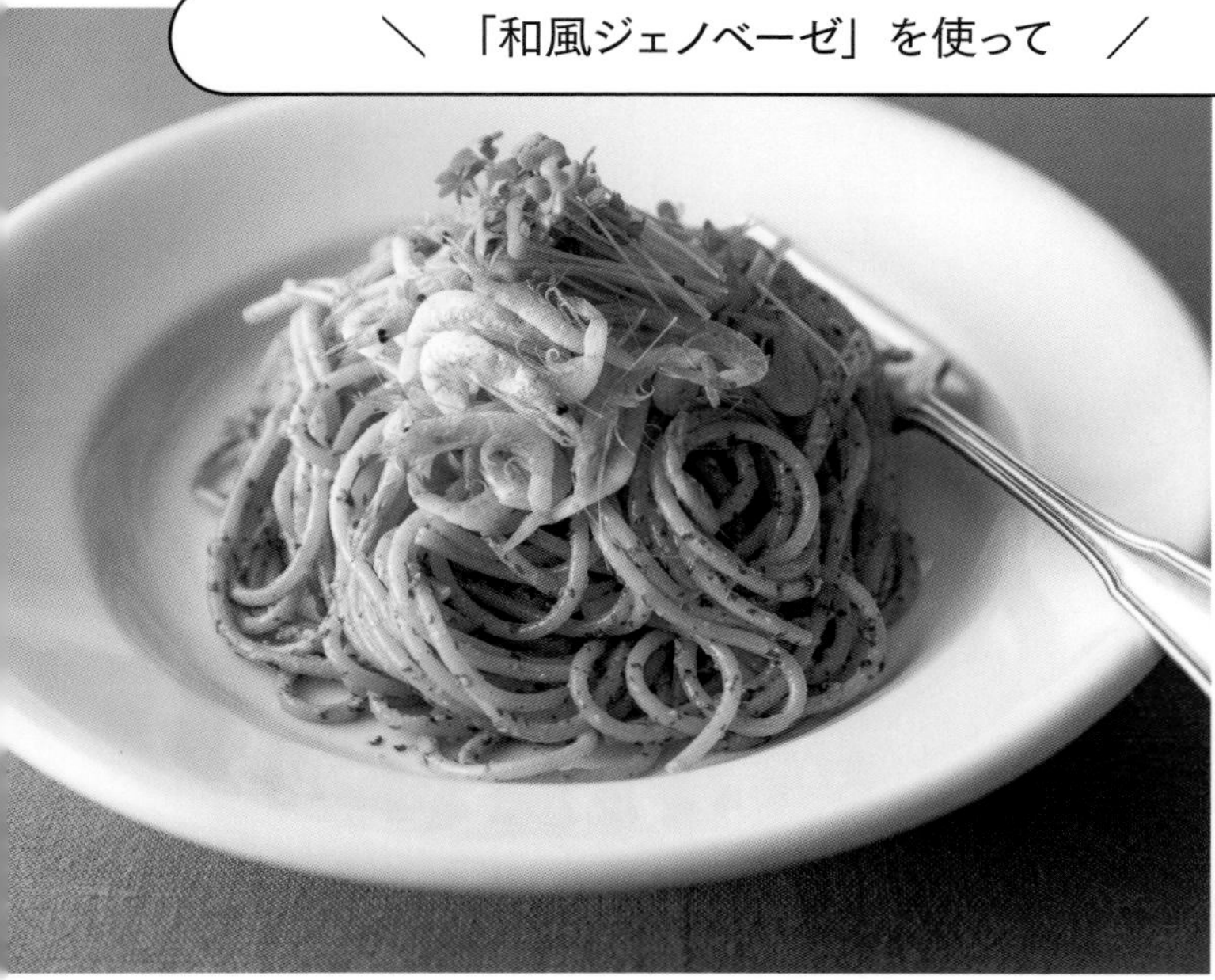

スパゲティ（乾）100g に対して和風ジェノベーゼ大さじ 1 ～ 2 の割合であえる。釜揚げ桜えびとスプラウトをトッピング。

冷やさないためには

スパイスを取り入れて

生薬として用いられるスパイスやハーブはたくさんあります。冷えやすい60歳からの体に常備しておきたいのは、体の中から温め、巡らせる助けになるもの。それはシナモン＝桂枝《ケイシ》とクローブ＝丁子《チョウジ》です。桂枝は五臓すべてにいきわたり、温め、体のすみずみまでそれを届けます。丁子は温裏薬といって体の奥底から温める働きをします。

個性的な香り、辛みを持つので、合わせて少量を使ったり、黒糖と合わせることでくせがまろやかになり、取り入れやすくなります。

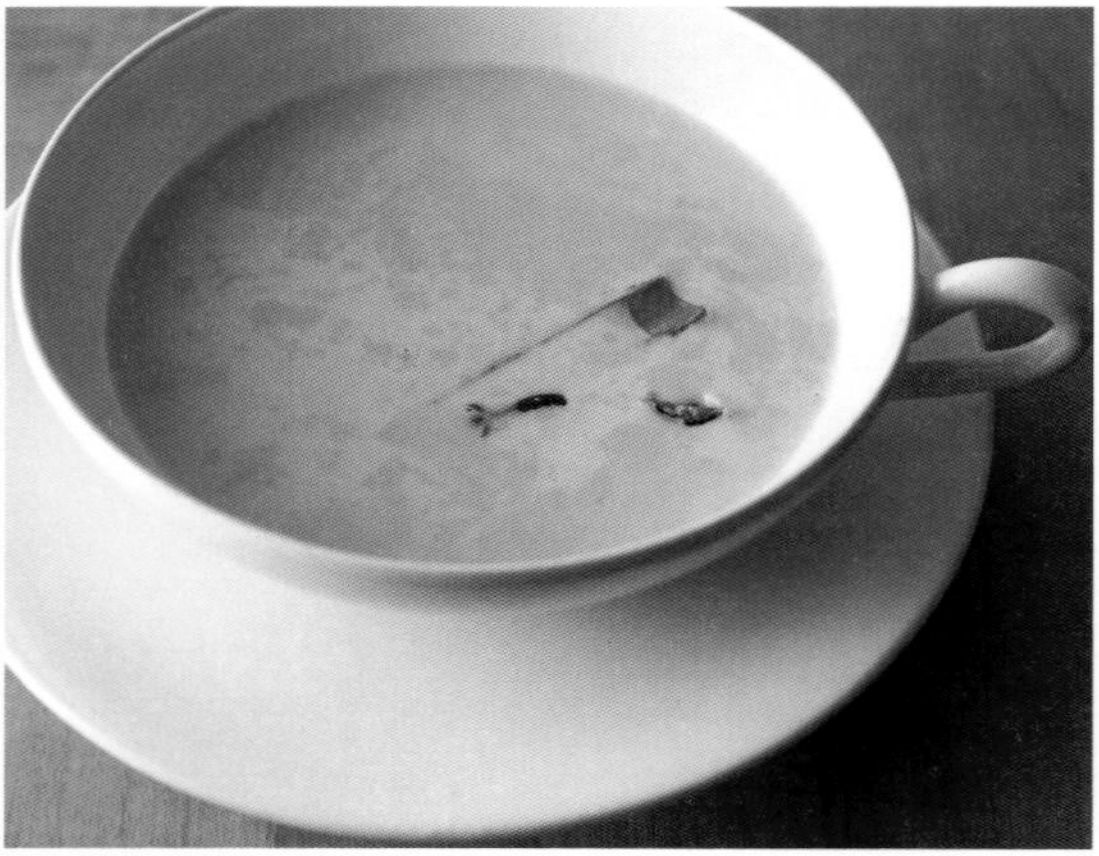

しっとり温め ミルクティー

材料（2人分）

紅茶葉……大さじ1

牛乳……300mℓ

A
- **シナモンスティック……5cm**
- **クローブ**（ホール）……**4個**
- **カルダモン**（ホール・あれば）……**1粒**

黒糖（粉末・好みで）……小さじ2

作り方

❶ 小鍋に茶葉を入れ、熱湯大さじ2を注いでふたをし、3分蒸らす。

❷ A、牛乳を注ぎ、弱火にかけてゆっくり温める。茶こしでこし、黒糖を加える。

コレが効く！

スパイスと牛乳で煮出したチャイに欠かせないのがカルダモン。小荳蔲（ショウズク）と呼ばれる生薬で、**すがすがしい香りの芳香健胃薬（消化薬）**です。手に入らなければドライジンジャー少量で。

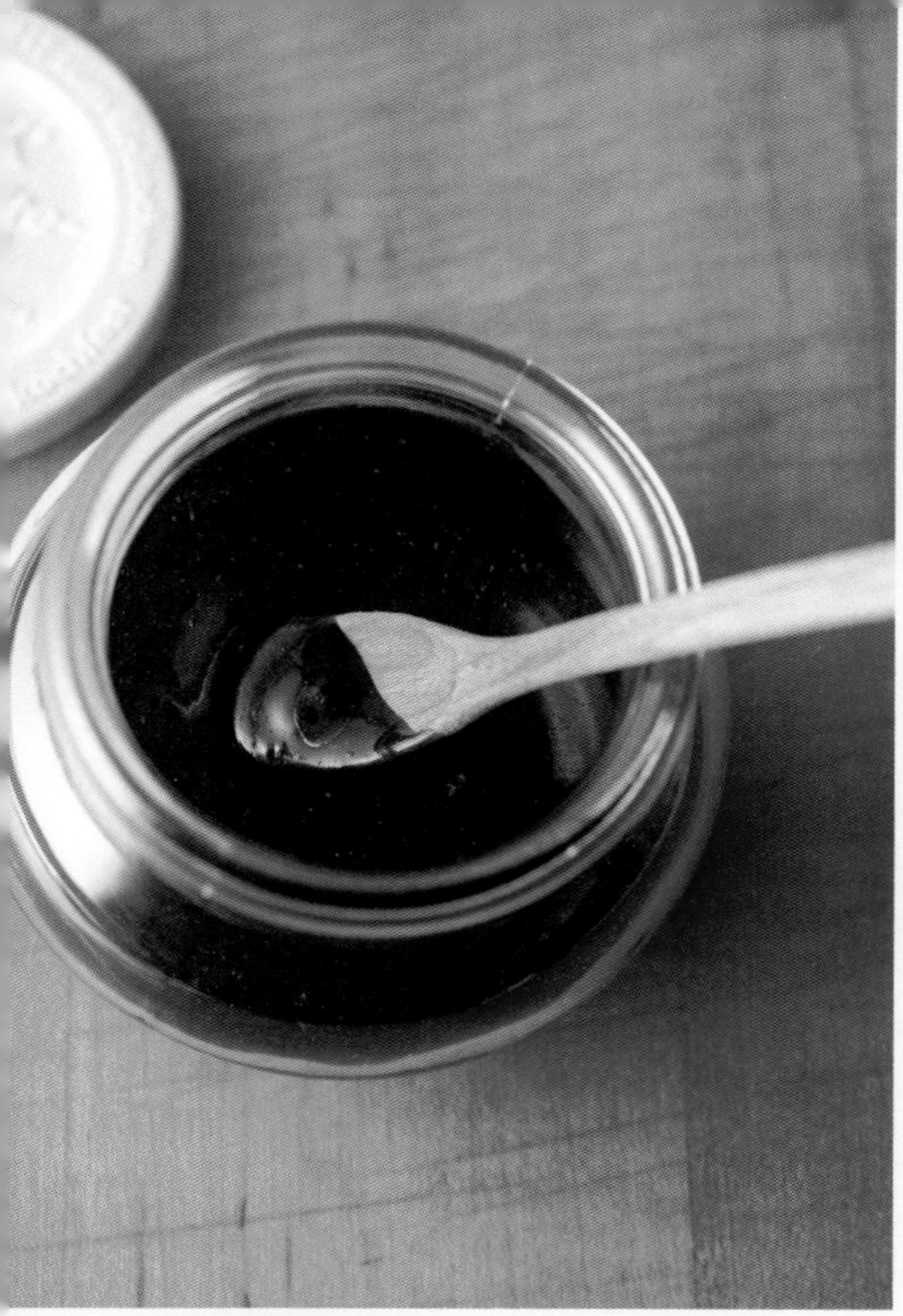

手足温め スパイスシロップ

コレが効く！

市販の黒みつは白砂糖が使われていることが多いので、黒糖を煮溶かして作ります。スパイシーさが苦手なら、スパイスは半量ほどに減らしても。**おなかの冷えにはそのままひとさじを。パンケーキやプリンのソースにも**おすすめです。

材料（でき上がり約200mℓ）

黒糖（粉末）……100g
はちみつ……20g
A
- 黒練りごま……20g
- **シナモン、ジンジャー**（いずれもパウダー）……**各小さじ1**
- **クローブ**（パウダー）……**小さじ$\frac{1}{3}$**
- 塩……少量

memo 清潔な保存容器に入れ、冷暗所で1か月ほど保存できます。

作り方

❶　鍋に黒糖とはちみつ、水100mℓを入れて混ぜながら中火にかけ、煮立ったら弱火にし、2分ほど煮詰める。
❷　ボウルにAを入れて混ぜ、①を加えて溶きのばす。

↓

＼「スパイスシロップ」を使って／

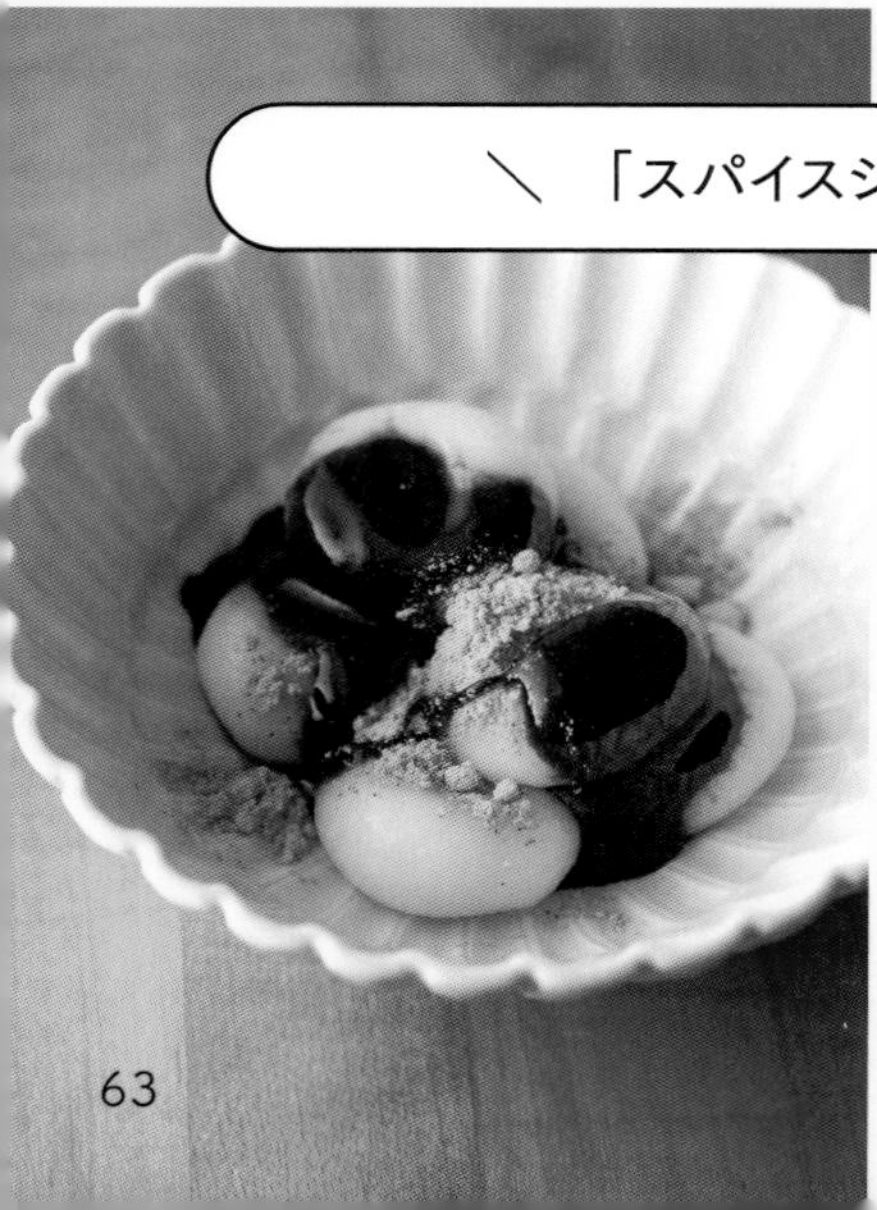

ホット白玉

材料（2人分）

❶　ボウルに白玉粉50gを入れ、水大さじ3強を加えてなめらかに練る。ひと口大に丸め、中央を少しへこませる。
❷　鍋に湯を沸かして①を入れ、浮いてくるまでゆでて水けをきる。器に盛り、黒豆きな粉、スパイスシロップを好みの量かける。

第3章

腎を養う身近な10食材で、老化に立ち向かう簡単レシピ

食べることは、薬以上に健やかな体と生活を維持するのに重要。補腎に役立つ食材で、60歳からの体の仕立て直しを。

腎を養うための10食材

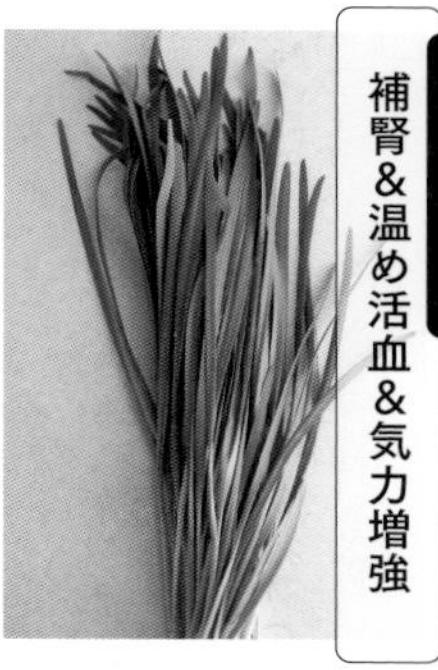

にら

補腎&温め活血&気力増強

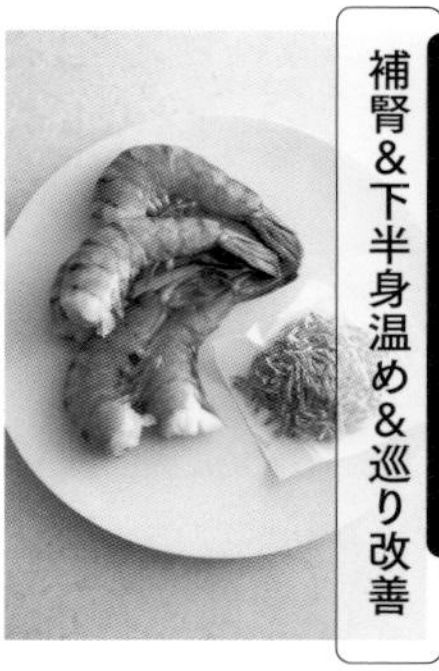

えび・干し小えび

補腎&下半身温め&巡り改善

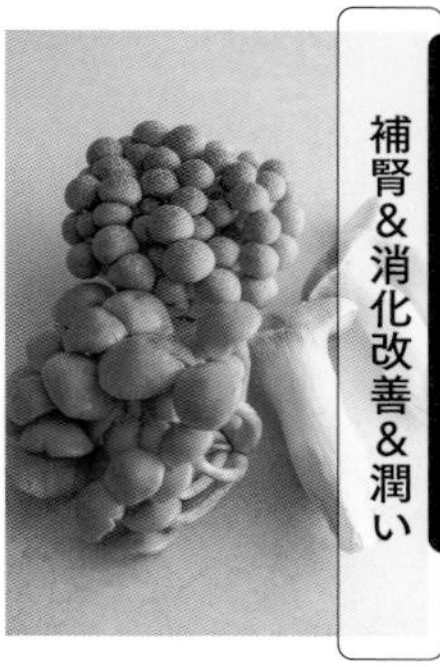

しめじ・エリンギ・なめこ

補腎&消化改善&潤い

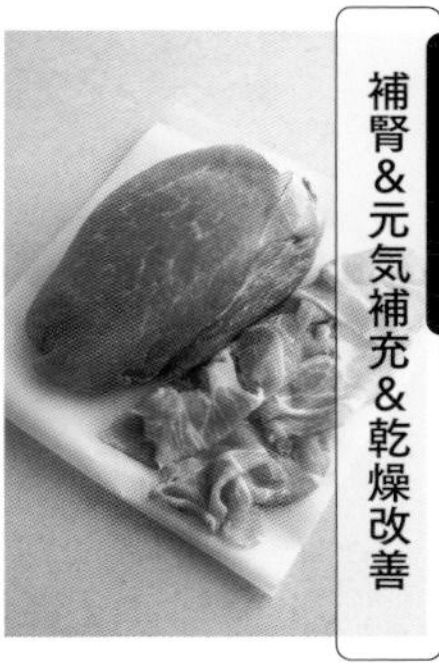

豚肉

補腎&元気補充&乾燥改善

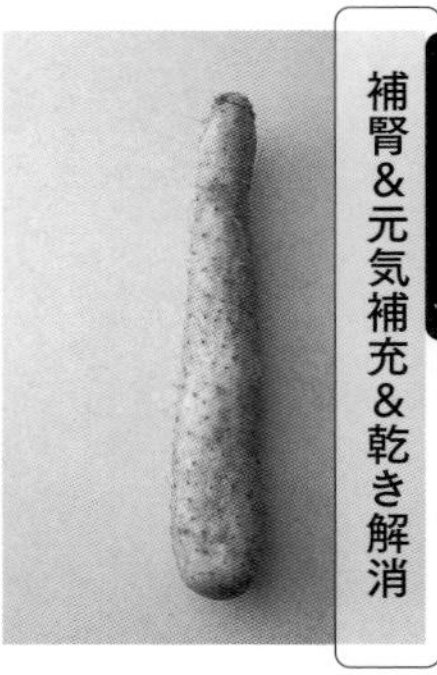

山いも

補腎&元気補充&乾き解消

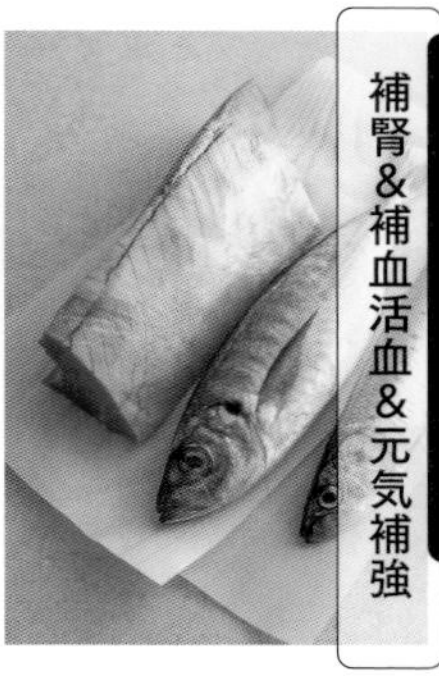

いわし・あじ・かつお

補腎&補血活血&元気補強

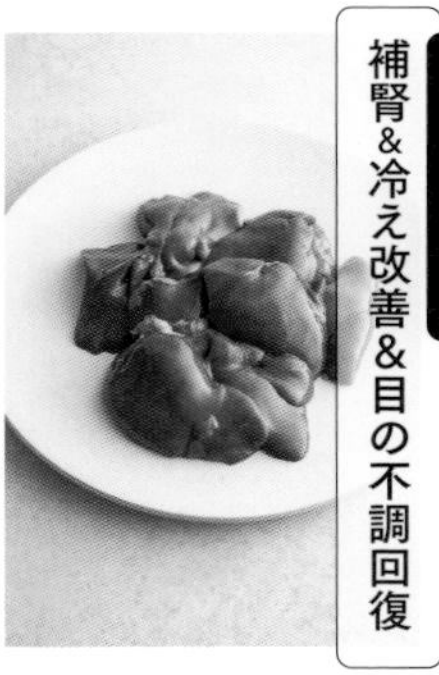

鶏レバー

補腎&冷え改善&目の不調回復

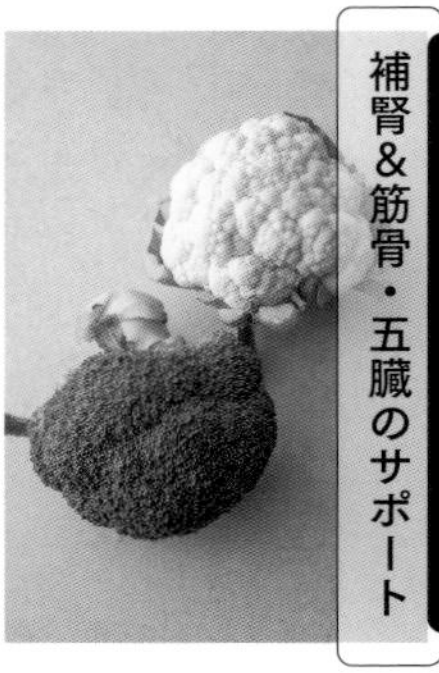

ブロッコリー・カリフラワー

補腎&筋骨・五臓のサポート

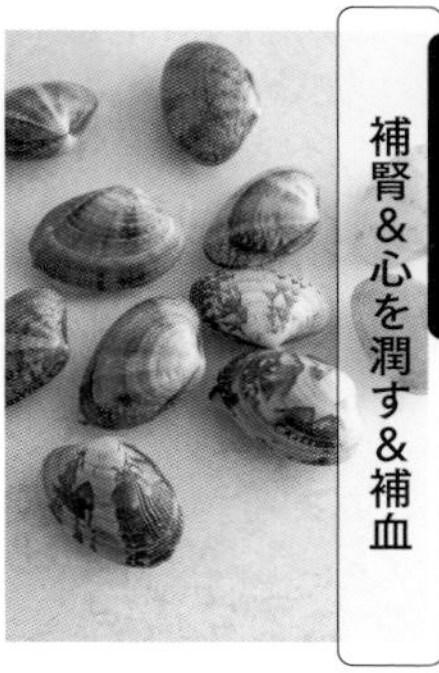

あさり

補腎&心を潤す&補血

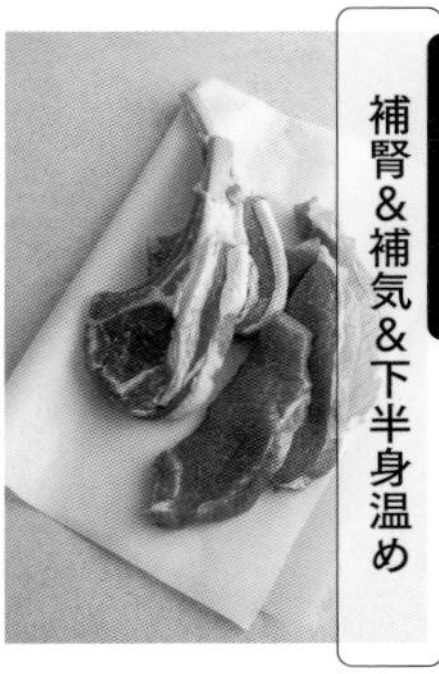

羊肉

補腎&補気&下半身温め

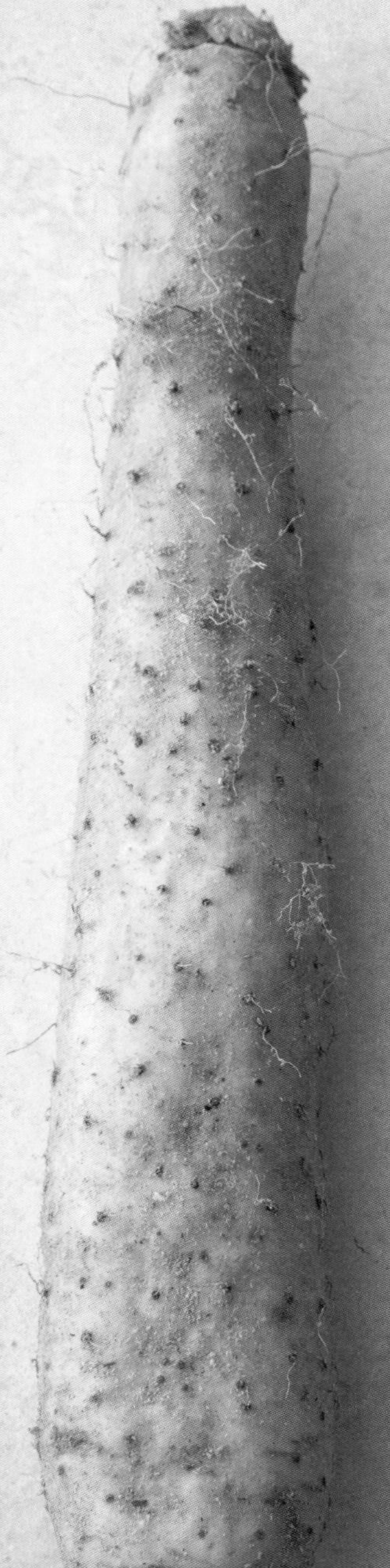

山いも

補腎&元気補充&乾き解消

精のつく強壮食材としておなじみの山いも。蒸して干したものは山薬《サンヤク》と呼ばれる生薬で、多くの漢方薬に使われます。

補気薬としてパワーを生み、疲労回復、下半身の強化など、まさに精を補う要薬です。出過ぎるものを留める作用もあり、頻尿や寝汗などに用いられます。

長いも、大和いも、自然薯などがありますが、おいしいと感じる好みのものを選んで。

汗をかきすぎて暑さバテしたときは生食、元気の補充、食欲増進には加熱調理でどうぞ。

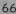

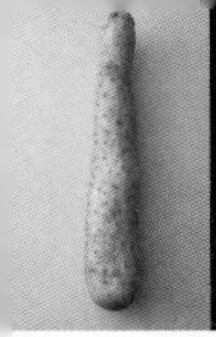

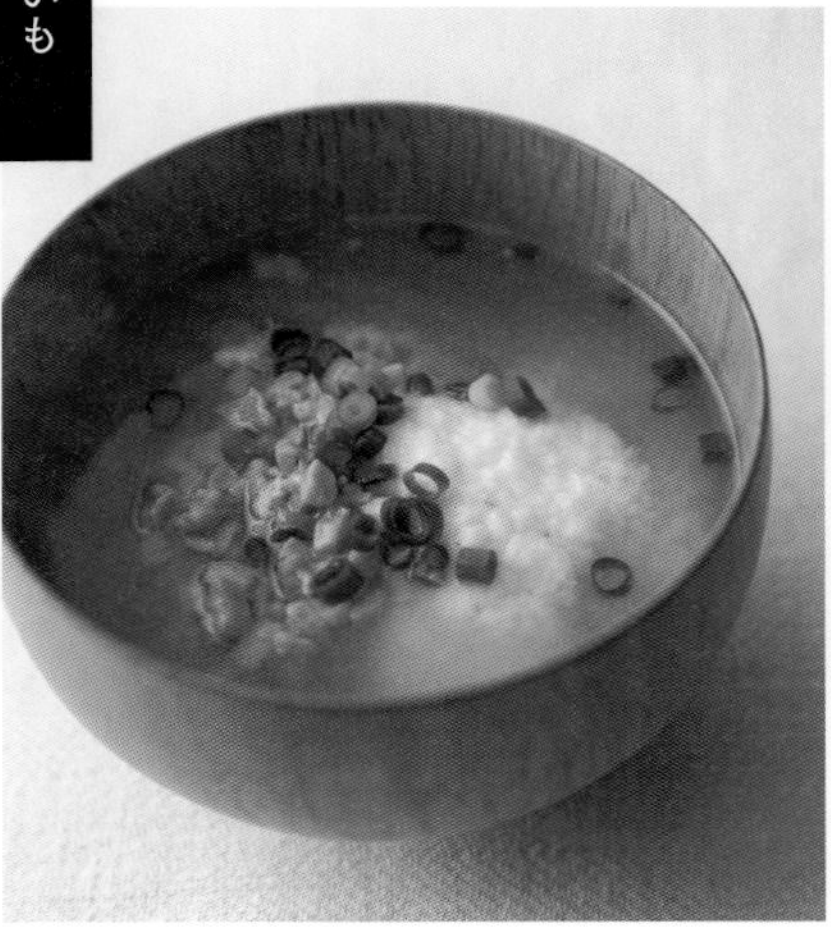

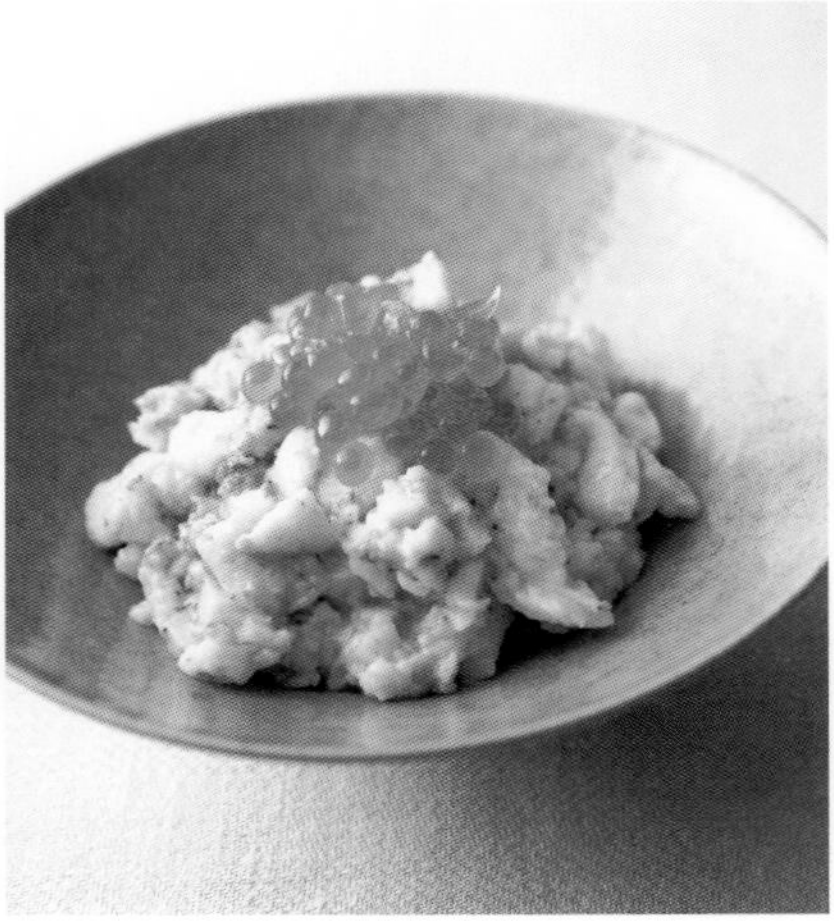

元気回復 納豆とろろ汁

コレが効く！

私の夏バテ解消の定番みそ汁です。暑い夏、汗をかき過ぎて気を消耗し、秋の気配がただよっても回復しないようなときに、だらだら**流れる汗を止め、おなかの調子をととのえます**。

材料（2人分）

長いも …… **100g**
ひきわり納豆 …… 2パック
細ねぎ（小口切り）…… 1本
A ┌ だし汁* …… 300mℓ
　 └ みそ …… 大さじ1½

＊だし汁はP124の「補腎だし」を使っても。

作り方

❶ 長いもは皮をむいてすりおろし、納豆とともに器に入れる。
❷ 鍋にAを入れてひと煮立ちさせ、①に注ぎ、細ねぎをふる。

たたき長いもの 潤い肌ナムル

コレが効く！

潤い対策には**黒ごまよりも白ごま**を。長いもの収渋（しゅうじゅう）作用*と相まって、**肌だけでなく、さまざまな乾燥症状に対応する**レシピです。いくらは命の源。温めながら補腎を助けてくれます。

材料（2人分）

長いも …… **150g**
いくら …… 大さじ1
白すりごま …… 小さじ2
A ┌ 薄口しょうゆ、ごま油
　 │ …… 各小さじ½
　 └ 塩 …… 少量

作り方

❶ 長いもは皮をむいて4つ割りにし、ポリ袋に入れてめん棒などで細かくなるまでたたく。
❷ 白すりごま、Aを加えて混ぜる。器に盛り、いくらをのせる。

＊収渋作用＝もれ出ないようにすること

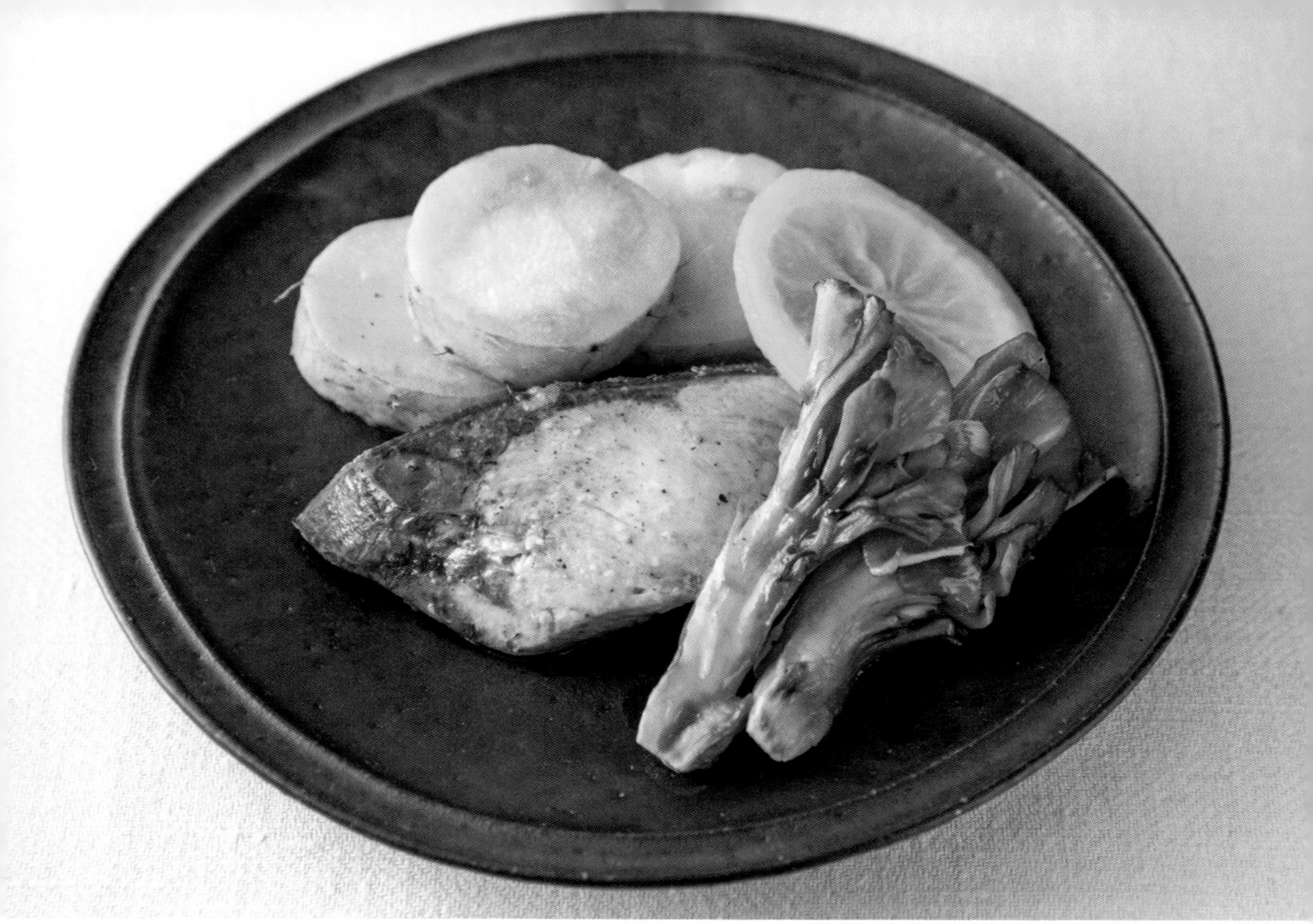

長いもとぶりの抵抗力増強ソテー

コレが効く!

抵抗力の源は気の力。気が充実するには食べたものを消化し、気血として巡らせることが大切です。ぶりは**消化に関わる脾を助け、気血を補い**、まいたけが**気を補い巡らせるサポート**をし、**眼精疲労、肉体疲労の回復にも働きます。**柑橘の香りは消化促進剤ですから、好みの香りをひとしぼりしてどうぞ。

材料（2 人分）

長いも……100g
ぶり……2 切れ
まいたけ……1 パック（100g）
ゆずの輪切り……2 枚
塩、こしょう……各適量
オリーブ油、酒……各大さじ 1

作り方

❶　ぶりは塩、こしょう各少量をふる。長いもは皮つきのまま輪切りに、まいたけはほぐす。

❷　フライパンにオリーブ油を中火で熱し、①を入れる。ぶりは両面をこんがりと焼く。長いも、まいたけに塩、こしょう各少量、酒をふり、ふたをして 30 秒ほど蒸し焼きにする。器に盛り、ゆずを添える。

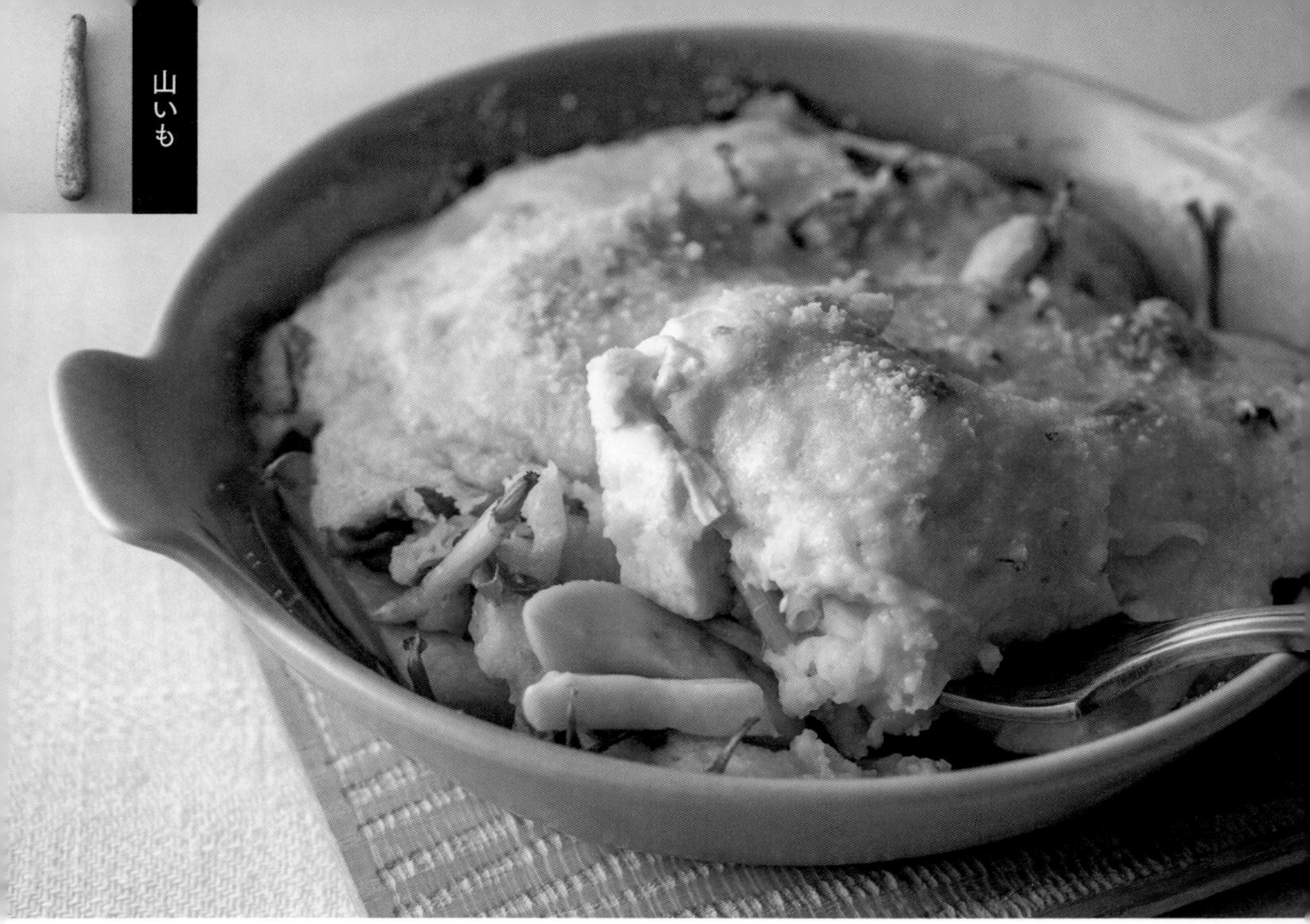

豆腐の乾き解消 とろろグラタン

コレが効く！

長いもは**潤いを閉じ込めてくれます**が、その**潤いを生み出す**のが豆腐とエリンギ。豆腐は口の乾きを癒やすなど、体内に水を生み出す性質を持つ分、寒性の性質です。冷えを感じている人は長ねぎを刻んで一緒に焼く、せりの代わりににらを使う、仕上げに七味唐辛子をふるなどして温性の力を添えてどうぞ。

材料（2 人分）

長いも …… 100g
木綿豆腐 …… 1 丁
エリンギ …… 1 パック（100g）
せり …… ½束
米油 …… 少量
A ┌ だし汁* …… 大さじ 2
　 └ みそ …… 大さじ 1
粉チーズ …… 10g

＊だし汁は P124 の「補腎だし」を使っても。

作り方

❶　豆腐はひと口大に切り、米油を薄く塗った耐熱の器に並べる。エリンギは食べやすい大きさに、せりはざく切りにし、器のあいているところに入れる。

❷　長いもは皮をむき、すりおろしてボウルに入れ、A を加えて混ぜる。①にかける。

❸　粉チーズをふり、オーブントースターで 15 分ほど焼く。

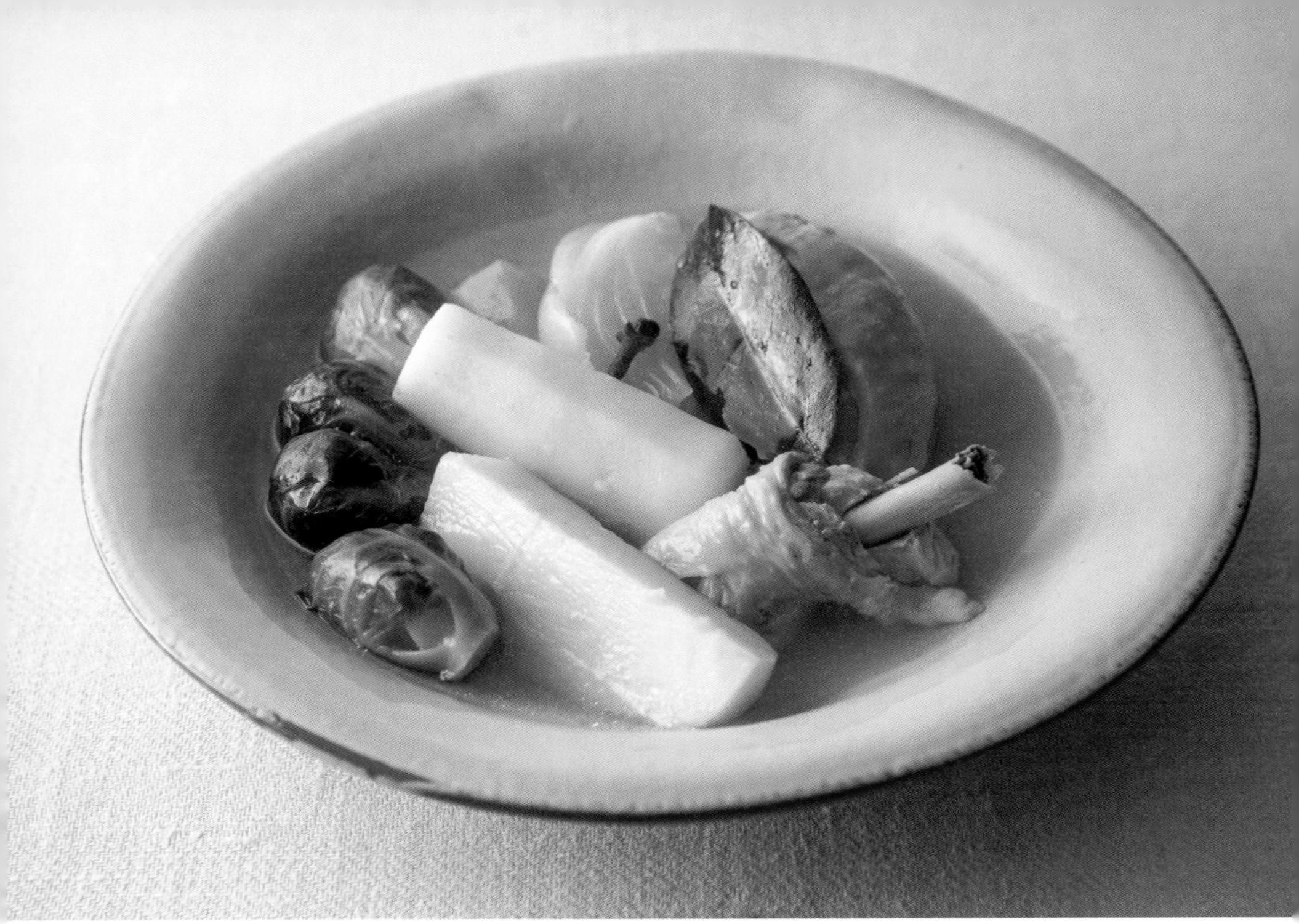

長いもと芽キャベツの強足腰ポトフ

コレが効く！

足腰のためには骨つき肉をゆっくり煮出すのが一番。髄の成分も煮出せるよう、精肉店で骨ごとぶつ切りにしてもらうとよいでしょう。しょうが、玉ねぎは**巡らせる力になり**、ローリエは**温めながら消化を促進**します。芽キャベツは**筋力をつける助けになる**として病後の回復にもすすめられる補腎の食材です。

材料（2～3人分）

- **長いも……100g**
- 鶏骨つきぶつ切り肉……300g
- 芽キャベツ……100g
- 玉ねぎ……1個（200g）
- にんじん……5㎝
- A
  - しょうが（薄切り）……2枚
  - ローリエ……1枚
  - クローブ……3個
  - 酒……大さじ2
  - 塩……小さじ½

作り方

❶　玉ねぎは芯をつけたまま4つ割りにする。鍋に鶏肉と水1ℓを入れて煮立て、アクを取る。A、玉ねぎを加え、再び煮立ったら弱火にし、ふたを5㎜ほどずらしてのせ、30分ほど煮る。

❷　にんじん、長いもは皮をむき、4～6つ割りにする。芽キャベツは根元に切り込みを入れる。①に加え、さらに10分煮る。

memo　好みでマスタードを添えて。

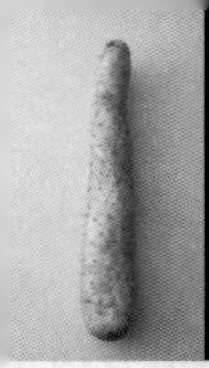

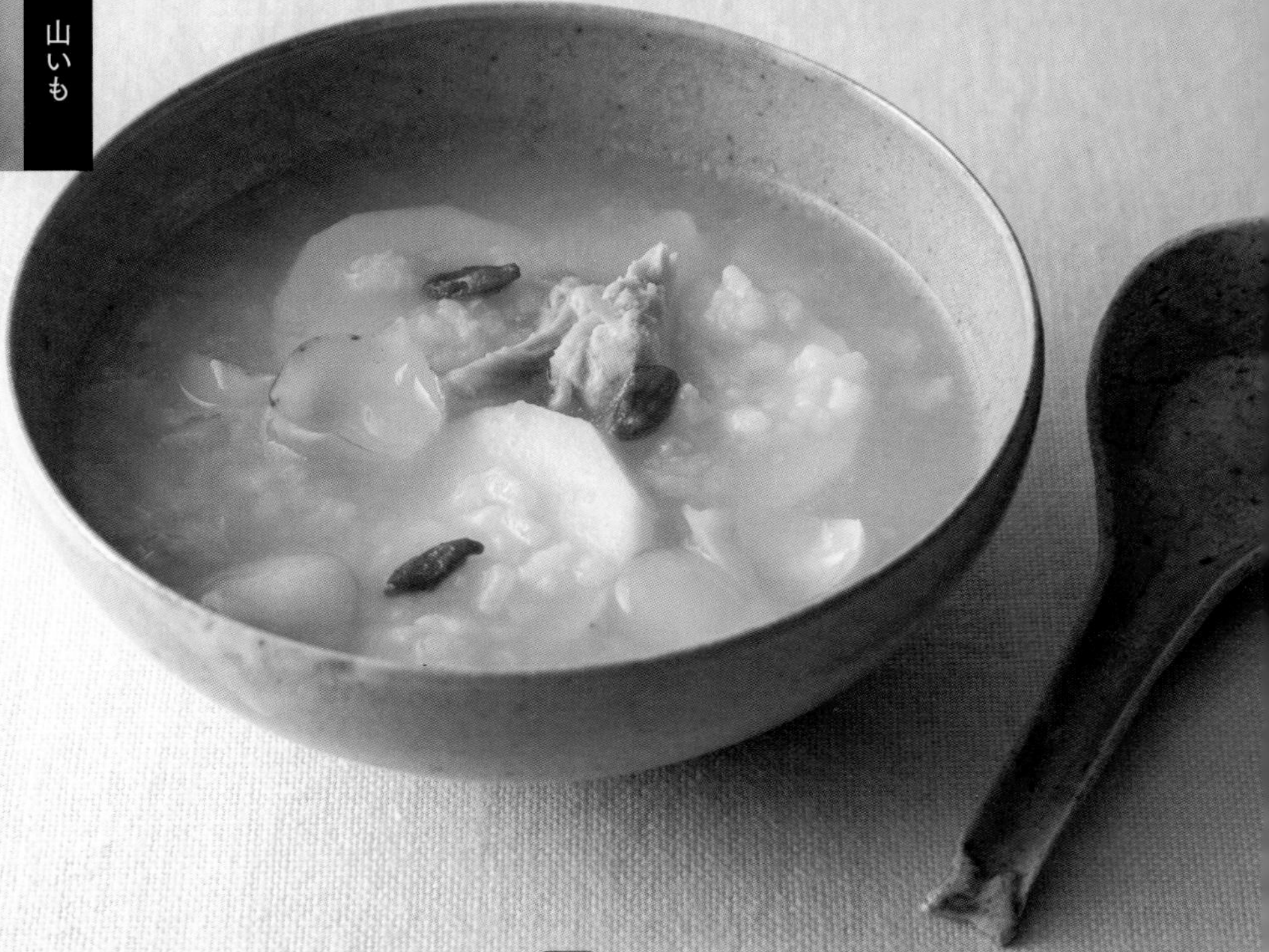

長いもの補気安眠がゆ

コレが効く!

ゆり根を乾燥させたものは百合（ヒャクゴウ）という名で、潤いを生み、心をしずめる清心安神の生薬です。長いももゆり根も**ぞわぞわ落ち着かず眠りにつけない、夢が多く目が覚めるような精神状態を落ち着かせる**目的で用いられます。どちらも、おかゆと同じくらいやわらかく煮ていただきます。おなじみのくこの実も、これらと同様の作用を持つ生薬のひとつです。

材料（2～3人分）

長いも ………… 80g
米 ………… 大さじ4
鶏もも肉 ………… 30g
しょうが（薄切り）………… 2枚
ゆり根 ………… 30g
くこの実 ………… 6～8粒
塩 ………… 小さじ½

作り方

❶ 米は洗って鍋に入れ、鶏肉、しょうが、水500mℓを加えて煮立てる。鍋底から大きく混ぜ、弱火にする。吹きこぼれないようにふたを5㎜ほどずらしてのせ、ときどき混ぜながら20分ほど煮る。

❷ 長いもは皮をむいて輪切り、ゆり根は1枚ずつはがして①に加え、さらに15分ほど煮る。塩で味をととのえ、くこの実をちらす。鶏肉を細く裂いて器に盛る。

ブロッコリー・カリフラワー

補腎&筋骨・五臓のサポート

ブロッコリー、カリフラワーはキャベツの変種で、どちらもたくさんの小さなつぼみの集まり。それぞれに花開くための精気がぎゅっと蓄えられ、五臓や筋肉、骨の強化に働きます。

ブロッコリーは天賜的藥物（天から賜った薬）、窮人的醫生（貧乏人の医者）ともいわれ、東西を問わず、強壮野菜です。

消化を助けるものの、温め作用はないので、冷えを感じるときは温かな料理で。紹介したレシピはどちらを使っても大丈夫です。

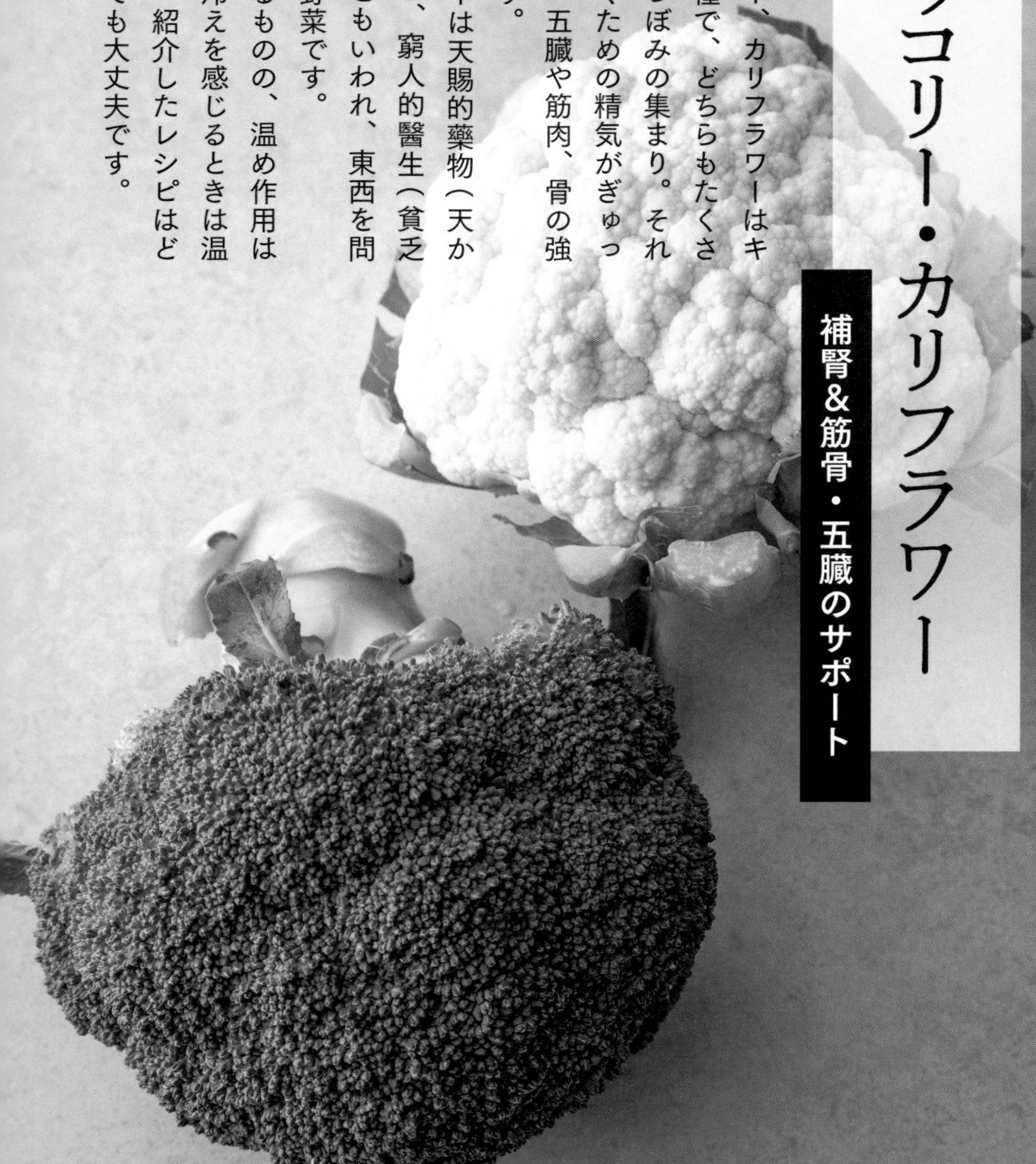

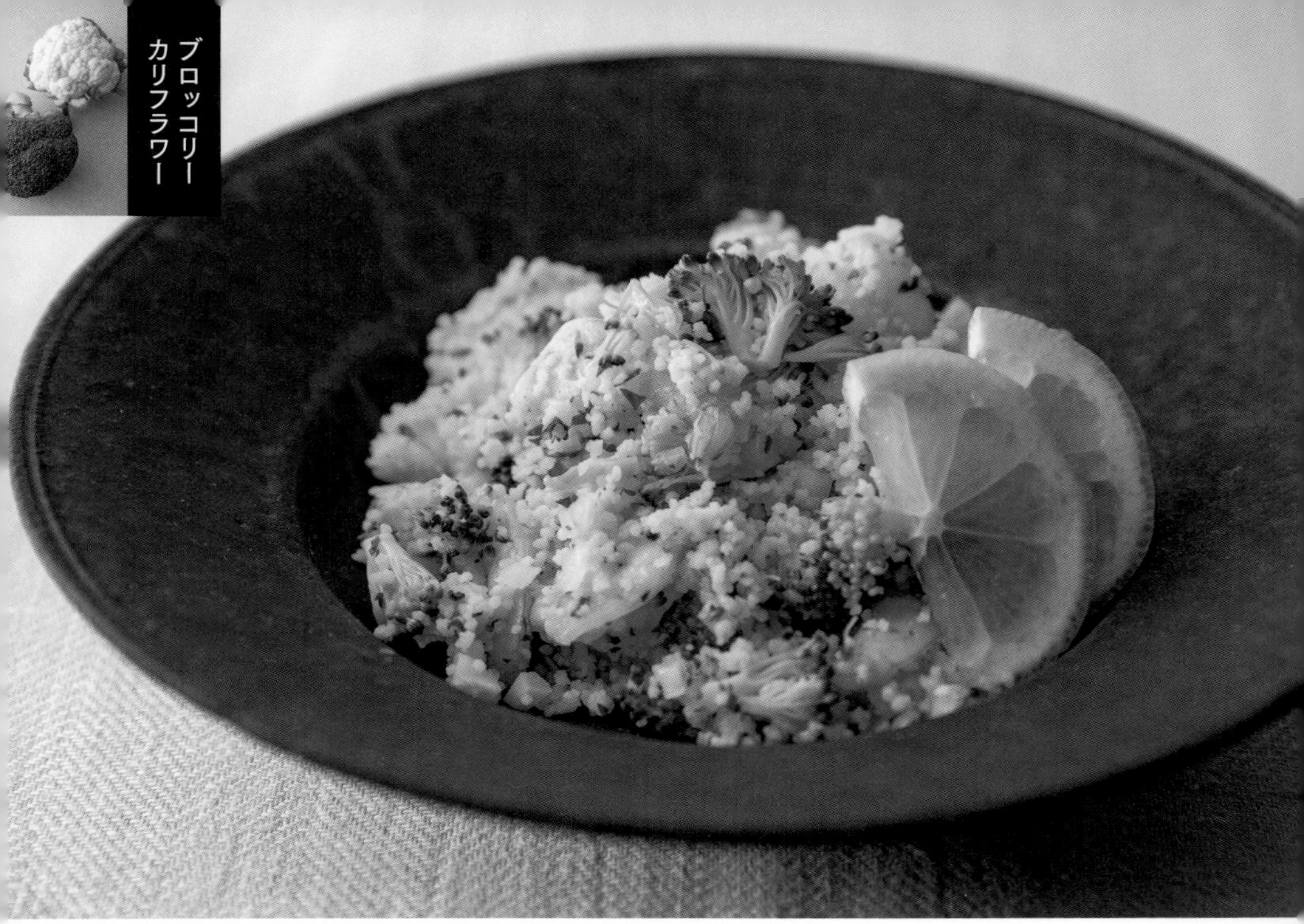

ブロッコリーの活血タブレ

コレが効く！

脇役になりがちなパセリと玉ねぎは、どちらも消化をととのえ、温め、気血の巡りにとって欠かすことのできない素材。**ブロッコリーの強壮を余すところなく巡らせ、五臓の健康に役立ちます。**

材料（2 人分）

ブロッコリー …… ½株（150g）
玉ねぎ（みじん切り）…… ⅙個（30g）
むきえび …… 100g
パセリ（みじん切り）…… 大さじ 2
クスクス …… 85g
レモンの半月切り …… 2 切れ
塩 …… 少量
白ワイン …… 大さじ 1
A
- レモン汁 …… 大さじ 1⅓
- オリーブ油 …… 大さじ 1
- 塩 …… 小さじ⅓
- こしょう …… 少量

作り方

❶ ブロッコリーは小房に分けて耐熱のポリ袋に入れ、電子レンジで 1 分加熱する。粗熱を取り、粗いみじん切りにする。玉ねぎはボウルに入れ、塩をふってもみ、水けをしぼる。えびは耐熱皿にのせて白ワインをふり、ふんわりとラップをかけて電子レンジで 1 分 30 秒加熱する。粗熱を取り、2 ～ 3 等分に切る。

❷ クスクスはボウルに入れ、熱湯 80㎖を注ぎ、皿などをかぶせて 5 分ほど蒸らす。

❸ ②に A を加えて混ぜる。パセリ、①の野菜と、えびを蒸し汁ごと加え、ざっくりと混ぜる。器に盛り、レモンを添える。

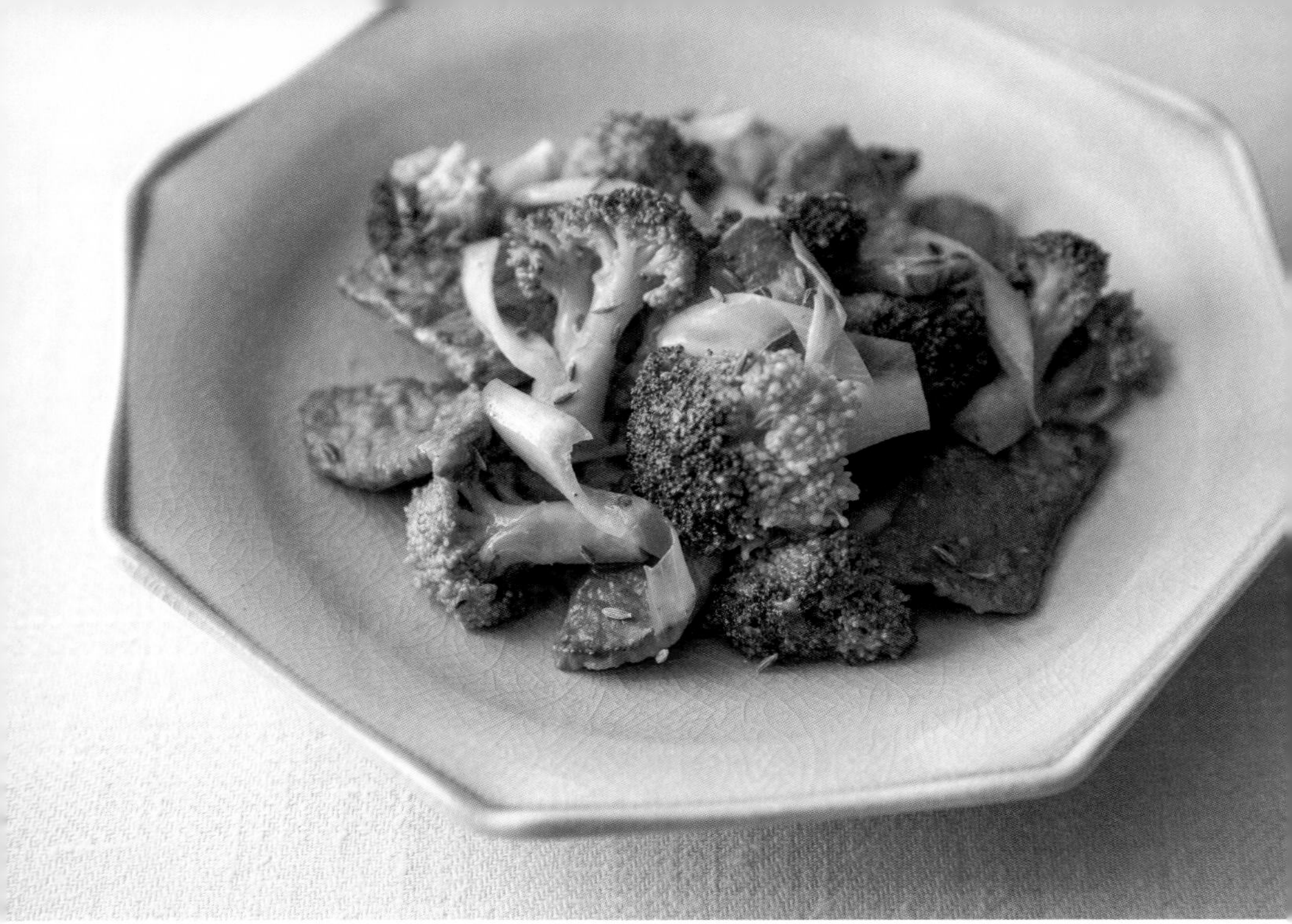

ブロッコリーと牛肉の足腰丈夫炒め

コレが効く！

ブロッコリーは元気の補充に欠かせませんが、実際の**肉体の補填には牛肉の補気補血の力が役立ちます**。足腰の衰えを感じたらこの組み合わせを思い出してください。クミンは日本語では馬芹、生薬名を孜然(ズーラン)といい、健胃薬のひとつ。温める力があるのでイライラしているときは使わずに仕上げます。

材料(2人分)

ブロッコリー …… **½株(150g)**
牛もも焼き肉用肉 …… 250g
長ねぎ …… ½本
塩、こしょう …… 各適量
米粉(または小麦粉) …… 小さじ2
クミンシード …… 小さじ⅓
オリーブ油、白ワイン …… 各大さじ1

作り方

❶ 牛肉はひと口大に切って塩、こしょう各少量、米粉の順にまぶす。ブロッコリーは小房に分け、長ねぎは斜め切りにする。
❷ フライパンにオリーブ油とクミンを入れて弱火にかけ、パチンとひと粒はねたら、牛肉を加えて炒める。半分ほど色が変わったらブロッコリーを加えて炒め合わせ、塩、こしょう各少量をふる。
❸ 長ねぎをちらして白ワインをふり、ふたをして30秒ほど蒸し焼きにする。ブロッコリーに火が通ったらふたをはずし、大きく混ぜる。

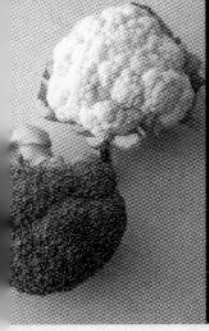

ブロッコリーの強壮卵スープ

コレが効く!

これから花開くつぼみの集まりであるブロッコリーは、**体の根本、元気を補う働きの強壮野菜**です。温め、巡らせる力となる玉ねぎ、にんにくと組み合わせ、**さらに卵で補血するスープは疲労回復におすすめ**です。もうひと押しシャキッとしたければ、ミックススパイスであるチリパウダーをひとふりしても。

材料（2人分）

ブロッコリー …… 1/3株（100g）
玉ねぎ …… 1/2個（100g）
にんにく …… 1かけ
卵 …… 2個
オリーブ油 …… 小さじ2
スープ* …… 300mℓ
A 白ワイン …… 大さじ2
　塩 …… 小さじ1/4
　こしょう …… 少量

*「補腎スープベース」(P.125) または顆粒スープの素を湯で溶いたもの

作り方

❶ ブロッコリー、玉ねぎ、にんにくはみじん切りにする。
❷ 鍋にオリーブ油を中火で熱し、①を炒め、しんなりしたらスープを注ぎ、Aで調味する。煮立ったら弱めの中火にし、7分ほど煮る。
❸ 溶きほぐした卵を中心からまわりへ流し入れ、ふたをして火を止め、3分ほど蒸らす。器に盛り、好みでナツメグ（分量外）をふる。

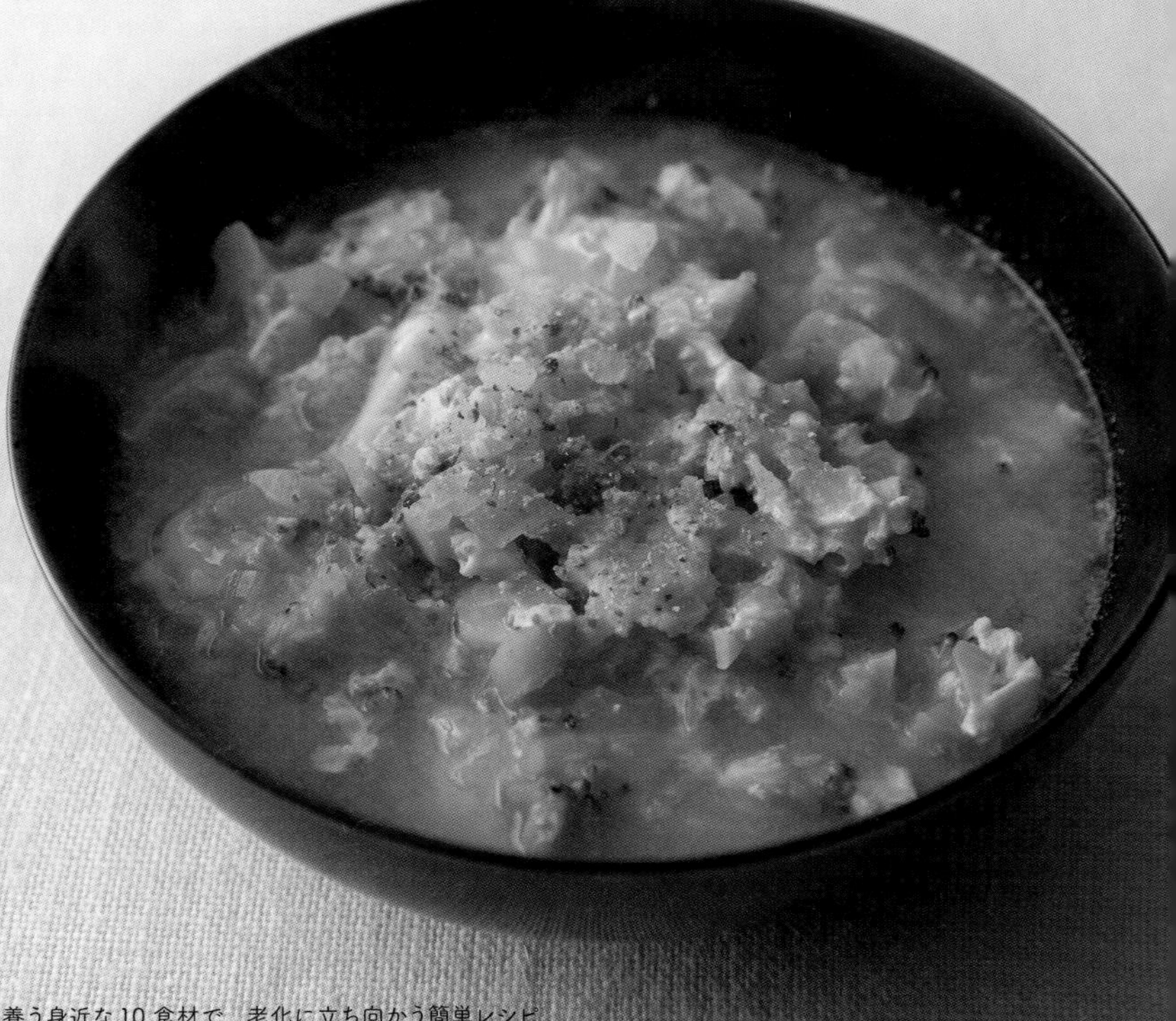

カリフラワーときんかんのうつうつ解消サラダ

コレが効く!

柑橘類の香りに心が安らいだ経験はありませんか？　そんな柑橘の力は皮にあります。皮ごとおいしいきんかんは、**うつうつまたはイライラがつのる不安定な心をおだやかにととのえます**。頻繁にため息をついてしまう方にとてもおすすめ。うつうつ型の方は練りがらしを隠し味に加えてすっとさせても。

材料（2 人分）

カリフラワー …… **½株（200g）**
きんかん …… 4 個
A ┌ 酢、プレーンヨーグルト、
　│ オリーブ油 …… 各大さじ 1
　│ はちみつ …… 小さじ 1
　└ 塩 …… 小さじ¼

作り方

❶　カリフラワーは小房に分ける。きんかんは輪切りにして種を除く。

❷　鍋に湯を沸かし、カリフラワーを好みの加減にゆでてざるに上げる。きんかんとともにボウルに入れ、A を加えてあえる。

下半身温めカリフラワーライスドリア

コレが効く!

腎を補い養う素材は、足腰など下半身の力にもなります。腰のだるさが取れないときは温め、補腎の食材を意識したいもの。韓国料理でおなじみのえごまの葉は**腎を補い、養血にも働きます**。少量加えた甘酒も、温かさを全身に運ぶ助けをします。滞らせがちなチーズはうまみを加える程度に控えめにしましょう。

材料（2 人分）

カリフラワー（みじん切り）* …… **200g**
鶏もも肉 …… 小 1 枚（200g）
玉ねぎ …… ½個（100g）
えごまの葉 …… 3 枚
バター …… 20g
白ワイン、米粉（または小麦粉）
　…… 各大さじ 1
牛乳 …… 200mℓ
甘酒 …… 大さじ 2
塩、こしょう …… 各適量
モッツァレラチーズ（シュレッドタイプ）
　…… 20g
粉チーズ …… 大さじ 1

*市販のカリフラワーライスでも OK です。

作り方

❶　玉ねぎ、えごまの葉はみじん切りにする。鶏肉はひと口大に切って塩、こしょう各少量をふる。

❷　フライパンにバターを熱して鶏肉の両面を焼き、表面の色が変わったら玉ねぎを加えてさっと炒める。白ワインをふり、ふたをして 30 秒ほど蒸し焼きにする。

❸　カリフラワーを加えて炒め合わせ、米粉をふり入れ、粉っぽさがなくなったら牛乳を注ぐ。混ぜながら煮て、とろみがついたら甘酒、えごまの葉を加え、塩、こしょう各少量で味をととのえ、耐熱の器に移す。モッツァレラチーズをちらし、粉チーズをふり、オーブントースターで 15 分ほど焼く。

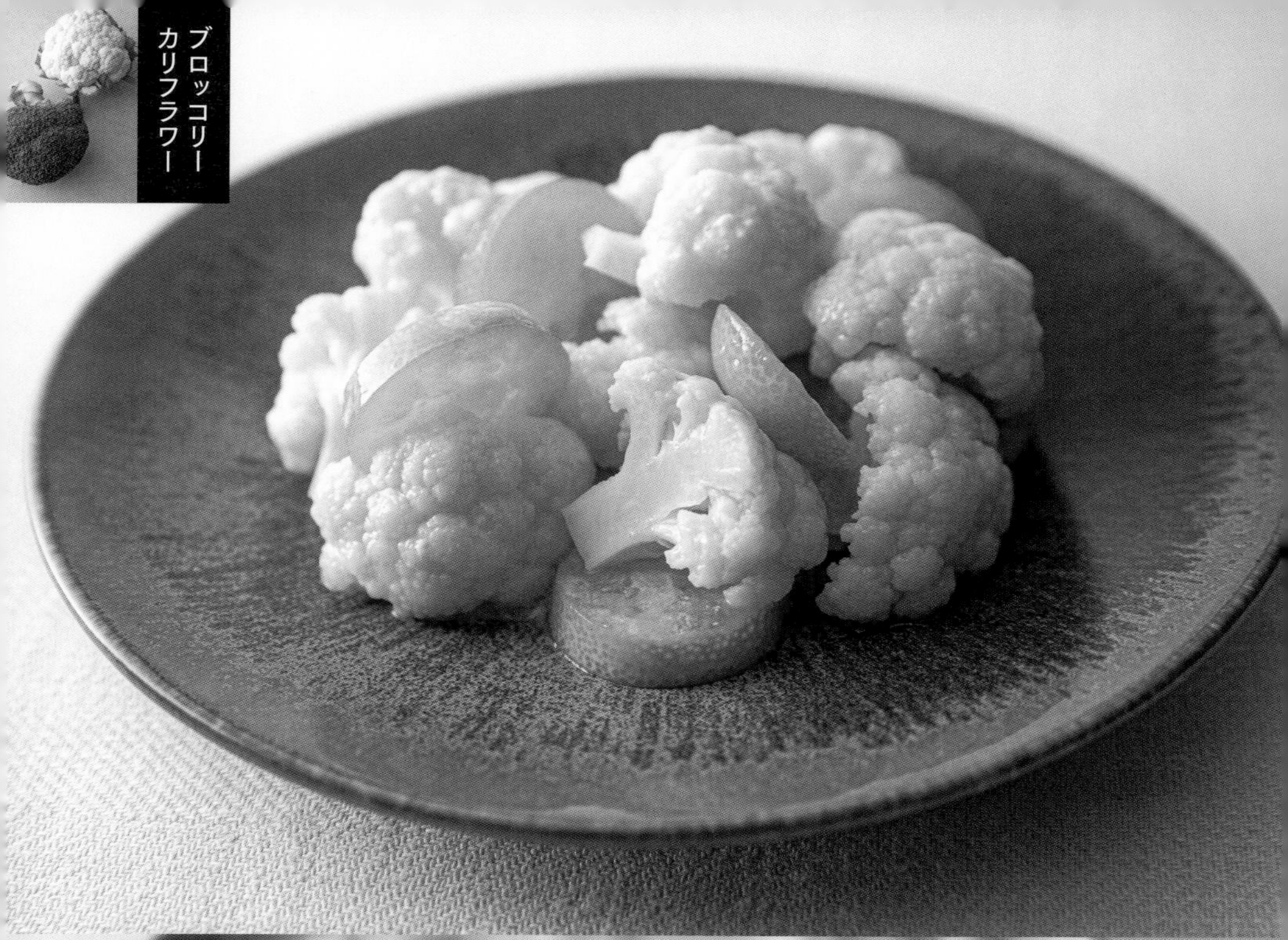

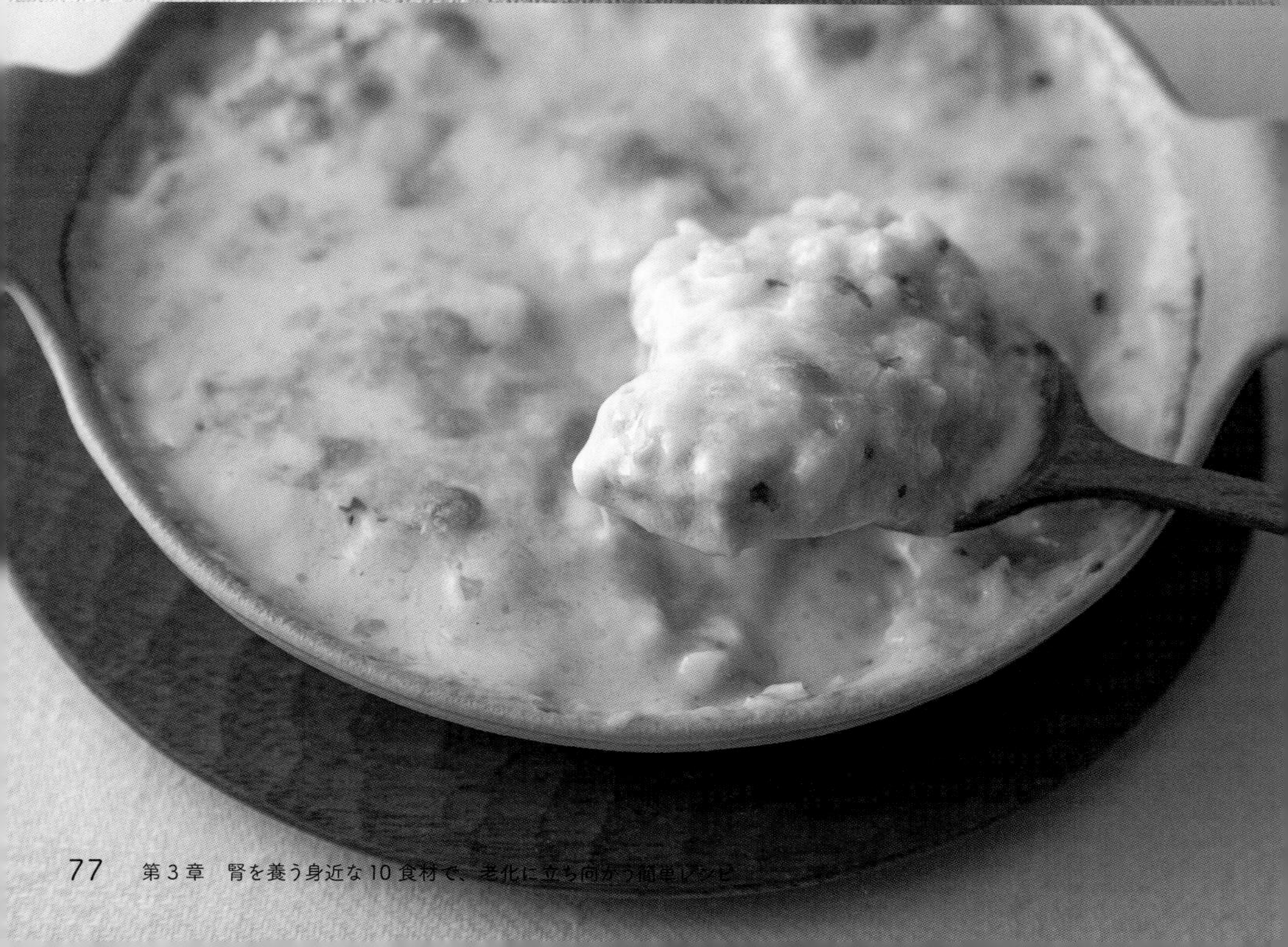

にら

補腎&温め活血&気力増強

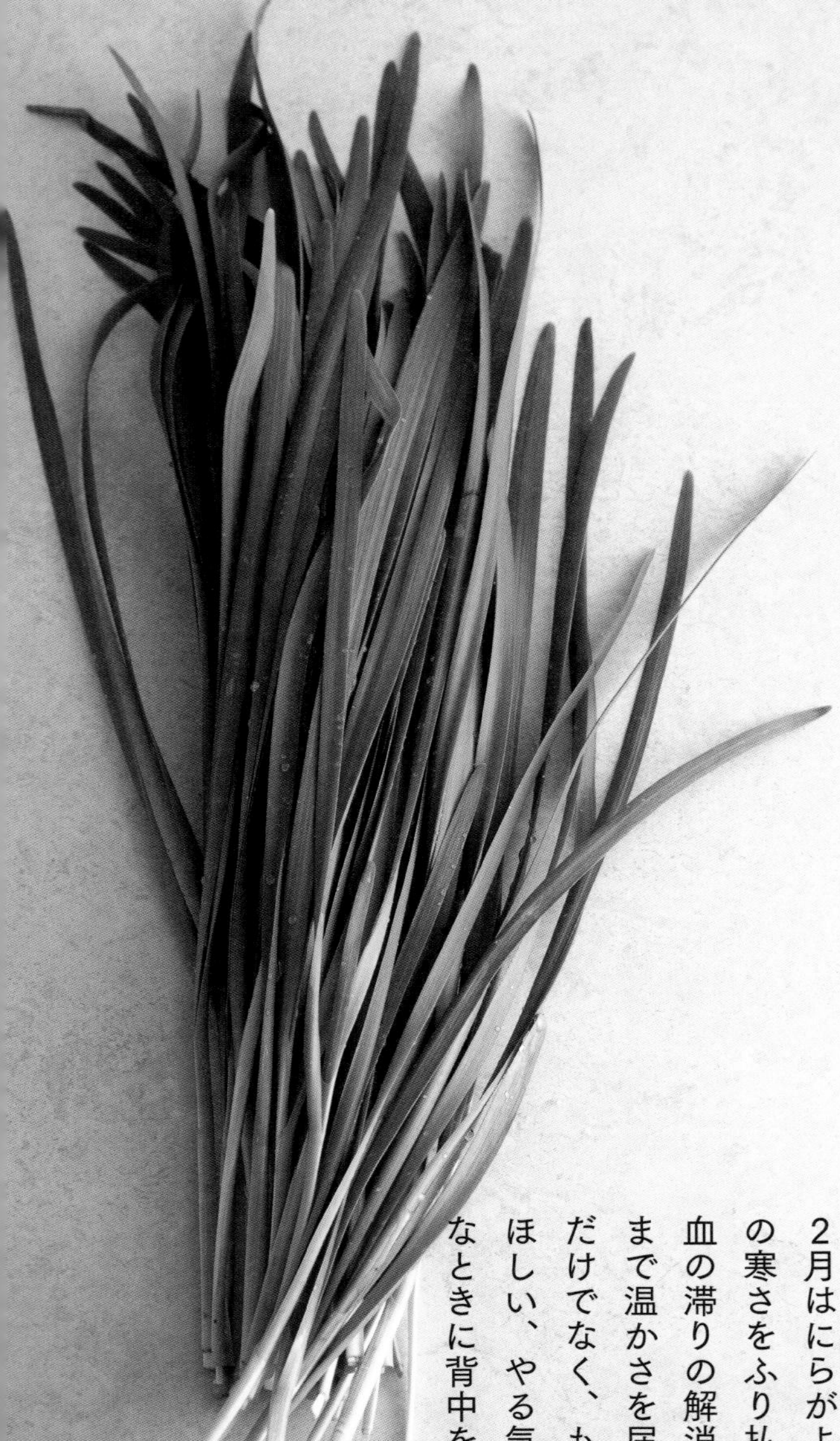

にらは陽起草とも呼ばれ、体を温め、強壮作用を持つ薬草として現在まで親しまれています。種子は韮子《キュウシ》という名で同様の作用を持つ補陽薬です。春先のにらは特にやわらかで甘く、中国の薬学書『本草綱目』には「正月はねぎ、2月はにらがよい」と記され、冬の寒さをふり払うほどの温め力。血の滞りの解消にも優秀で、末端まで温かさを届けます。寒さ解消だけでなく、もうちょっと元気がほしい、やる気を出したい、そんなときに背中を押してくれます。

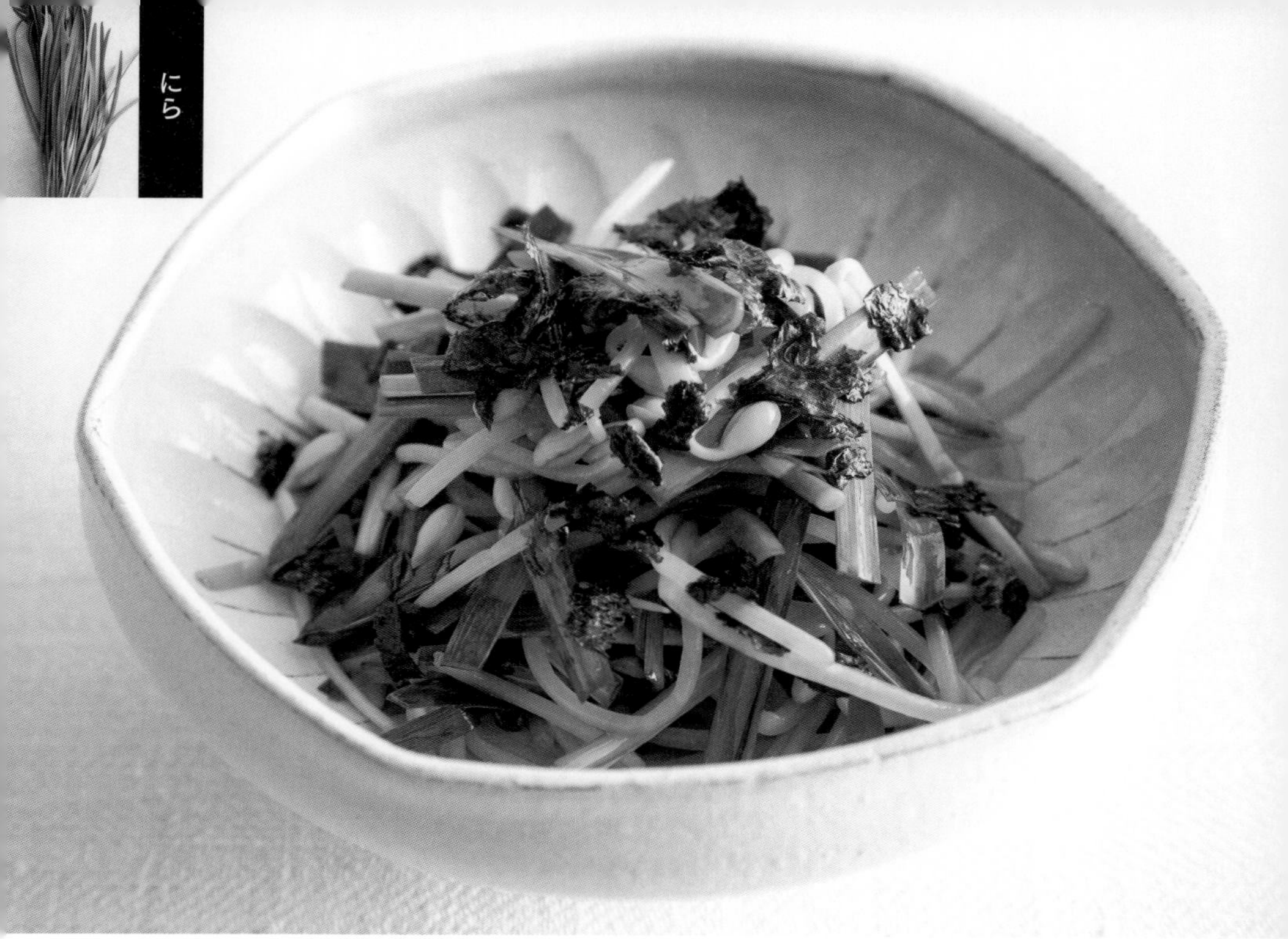

にらともやしの冷えむくみ解消のりあえ

材料（2 人分）

にら……½束（50g）
小大豆もやし……100g
焼きのり……全形½枚
A ┌ 薄口しょうゆ……小さじ 1
　│ ごま油……小さじ½
　└ 塩……小さじ⅙

コレが効く！

大豆の芽吹きである小大豆もやしは、大豆同様**体内の水の流れをととのえる助け**となり、大豆に比べて消化しやすく、**胃の不調の改善**にも役立ちます。のりは下半身のむくみに効果的ですが、ともに寒性なので、温めるにらと組み合わせるとスムーズに巡ります。排出を意識するなら、特に薄味を心がけましょう。

作り方

❶　耐熱ボウルに小大豆もやしを入れ、ふんわりとラップをかけて電子レンジで 1 分 30 秒加熱する。

❷　にらはざく切りにして①に加え、再びラップをかけて電子レンジでさらに 30 秒加熱する。A を加えて混ぜ、のりを細かくちぎり入れ、さっくりと混ぜる。

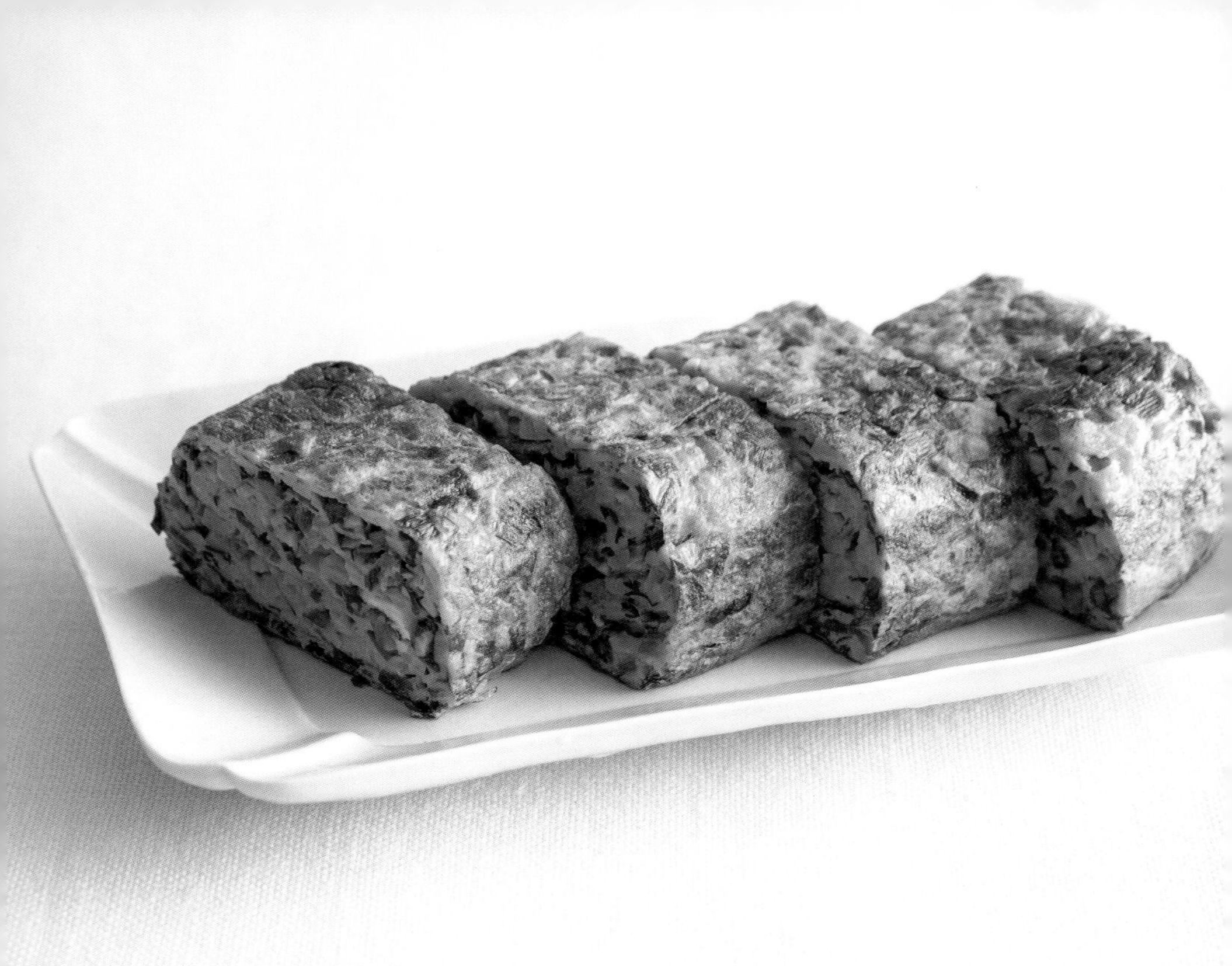

補血活血
にら納豆卵焼き

コレが効く！

大豆を発酵させた納豆は消化しやすく、補気に長けた食材。血の滞りをほぐし、流れを取り戻す働きを持ちます。体の基となる卵と合わせることで、**肌の再生、潤いを生み出す力になります**。からしを添えてもいいのですが、のぼせやすい、ほてりやすい方は大根おろしを添えるのがおすすめです。

材料（2人分）

にら……½束（50g）
卵……3個
ひきわり納豆……2パック
A ┌ みりん……小さじ2
　│ 薄口しょうゆ……小さじ1
　└ 塩……少量
ごま油……適量

作り方

❶　にらは小口切りにする。
❷　ボウルに卵を溶きほぐし、Aで調味し、納豆、①を加えて混ぜる。
❸　卵焼き器にごま油を中火で熱してなじませ、②を2〜3回に分けて流し入れ、折りたたむようにして厚めに焼く。

にら

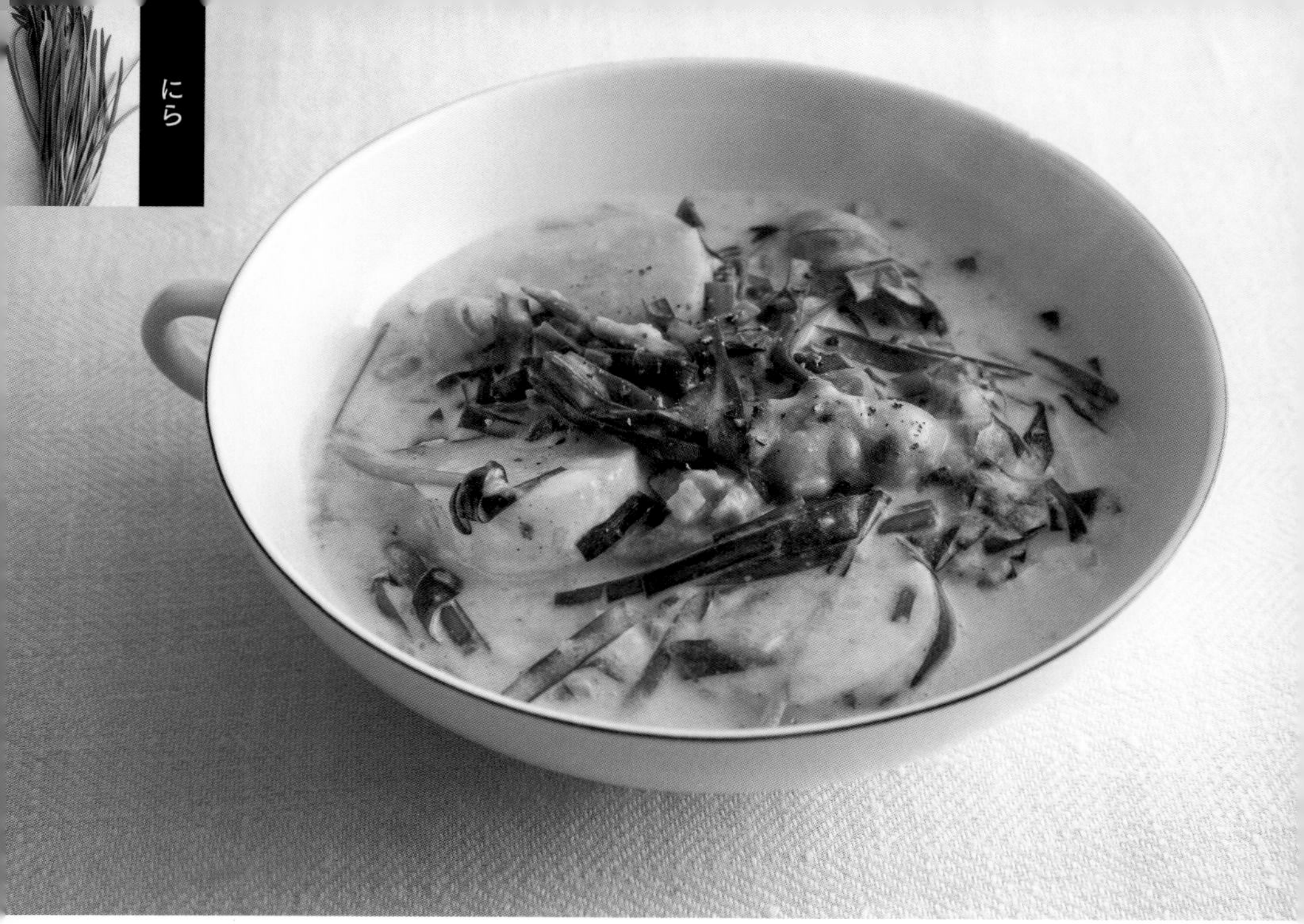

にらとかきの強壮シチュー

コレが効く！

海のミルクといわれるかきは虚損を補い、強壮、疲労回復に役立つ食材です。さらに、補血することで精神不安をやわらげる働きがあり、**疲れきって心身ともに元気がない、体が乾ききったようなときにおすすめ**のシチューです。

材料（2人分）

にら……1束（100g）
かき……8粒（160g）
長いも……100g
長ねぎ……1本
A ┌ 塩、こしょう……各少量
　└ 米粉（または小麦粉）……小さじ2
米油、米粉（または小麦粉）
……各大さじ1
牛乳……300mℓ
B ┌ みそ……大さじ1
　│ 顆粒スープの素……小さじ½
　└ 塩、こしょう……各少量
粗びき黒こしょう……少量

作り方

❶　にらはざく切りに、長ねぎはみじん切りにする。長いもは皮つきのまま1cm幅の輪切りにする。かきは冷水で洗って水けをふき、Aを順にまぶす。

❷　フライパンに米油を中火で熱し、かきをさっと炒めて取り出す。続いて長ねぎを炒め、しんなりしたら米粉をふり入れ、粉っぽさがなくなったら牛乳を注ぐ。

❸　Bで調味し、長いもを加え、ときどき混ぜながら3～4分煮る。かきを戻し入れ、にらを加えてさらに3分ほど煮る。器に盛り、粗びき黒こしょうをふる。

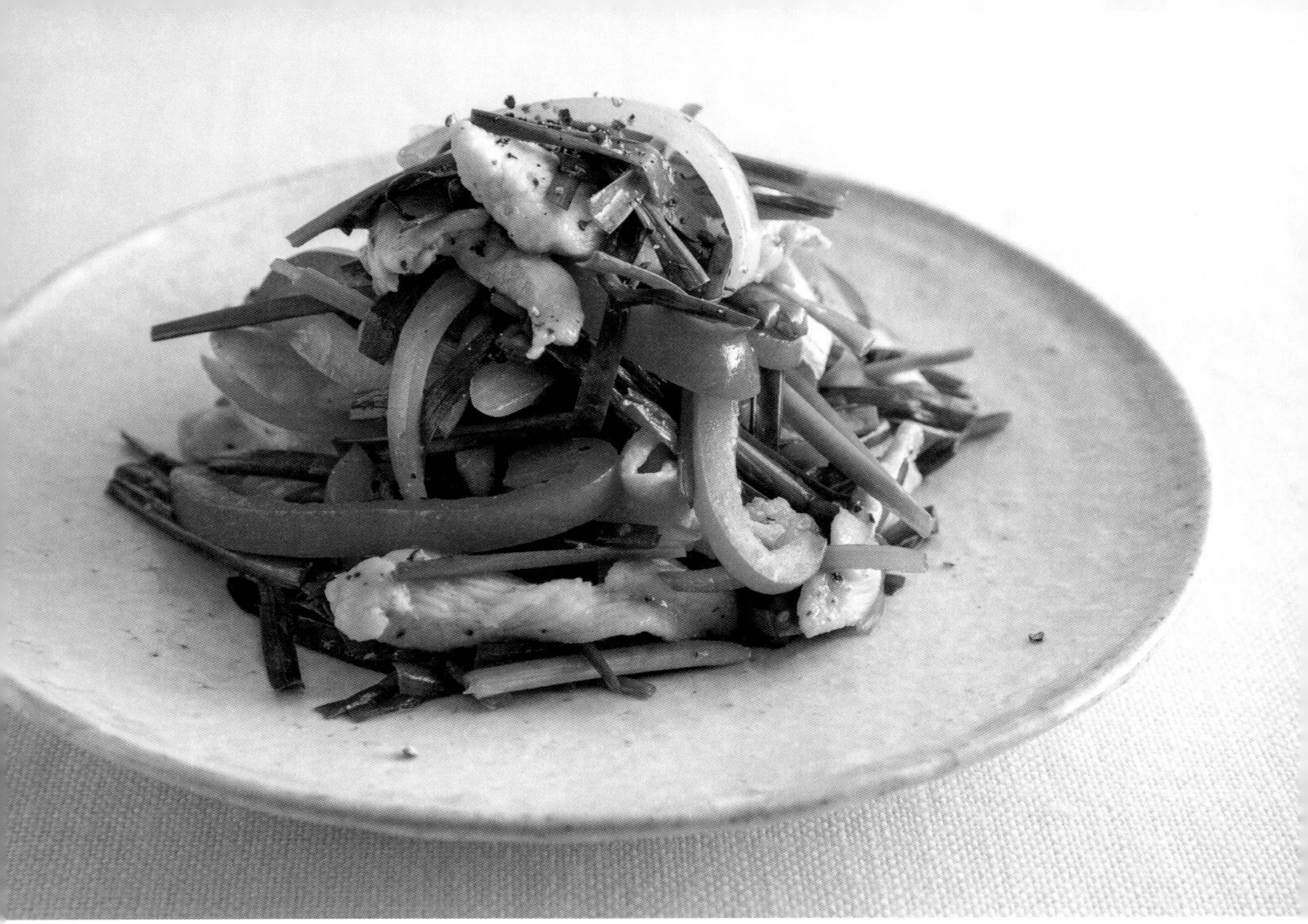

にらと
鶏むね肉の
元気持続ソテー

コレが効く！

ずっと元気で動ける持久力には補気に働く鶏肉を。好みでもも肉でもかまいませんが、脂肪の少ないむね肉は消化しやすく、脾胃の負担が少ないので、不安がある方は皮を取り除いたむね肉を使いましょう。ピーマンは補った気を巡らせるサポーター。**緊張をほぐし、消化をスムーズに行う助けにもなります。**

材料（2人分）

にら……1束（100g）
鶏むね肉……1枚（200g）
玉ねぎ……½個（100g）
赤ピーマン……1個
A［塩、こしょう……各少量
　 米粉（または小麦粉）……小さじ2
ごま油……小さじ2
B［薄口しょうゆ、酒……各小さじ1
　 塩、粗びき黒こしょう……各少量

作り方

❶　にらはざく切り、玉ねぎは縦に薄切り、赤ピーマンは細切りにする。鶏肉は細切りにしてAを順にまぶす。
❷　フライパンにごま油を中火で熱し、鶏肉を炒める。色が変わったら玉ねぎを加えてさらに1分ほど炒める。にら、赤ピーマンを加えて炒め合わせ、Bで調味する。

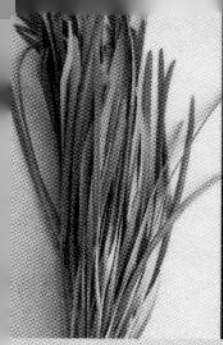

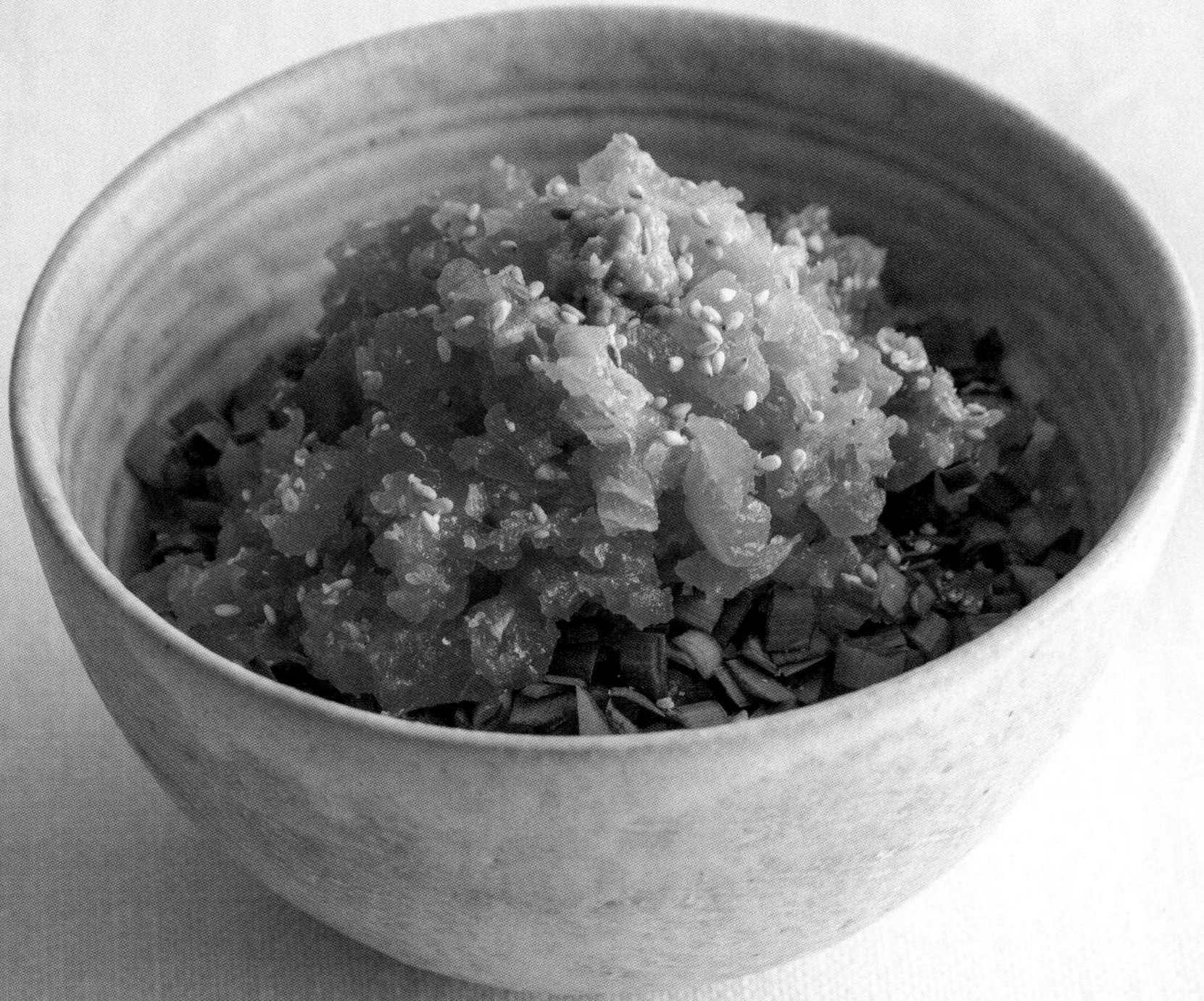

にらとまぐろの温め疲労回復丼

コレが効く！

まぐろは**補気補血にすぐれ、疲労回復に効果的**。温性の食品ではありますが、冷たいまま食べることは体内に寒を生みやすく、巡りを滞らせます。にらやにんにく、わさびなど、温めてくれる薬味をたっぷりと添えて、温かいご飯にのせてください。

材料（2人分）

にら＊……½束（50g）
まぐろ（すき身）……150g
温かいご飯……適量
A ┌ おろしにんにく……小さじ1
　 └ しょうゆ、ごま油……各小さじ2
白いりごま……小さじ2
練りわさび……少量

作り方

❶　にらは小口切りにする。まぐろは包丁で細かくたたいてボウルに入れ、Aを加えてあえる。
❷　器にご飯を盛り、①をのせ、ごまを指でひねってちらす。わさびを添える。
＊季節によってにらがかたい場合は、20秒ほど電子レンジで加熱してください。

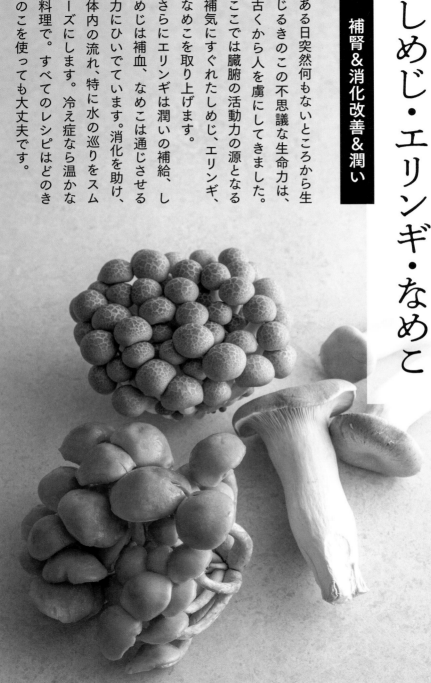

しめじ・エリンギ・なめこ

補腎&消化改善&潤い

ある日突然何もないところから生じるきのこの不思議な生命力は、古くから人を虜にしてきました。ここでは臓腑の活動力の源となる補気にすぐれたしめじ、エリンギ、なめこを取り上げます。

さらにエリンギは潤いの補給、しめじは補血、なめこは通じさせる力にひいでています。消化を助け、体内の流れ、特に水の巡りをスムーズにします。冷え症なら温かな料理で。すべてのレシピはどのきのこを使っても大丈夫です。

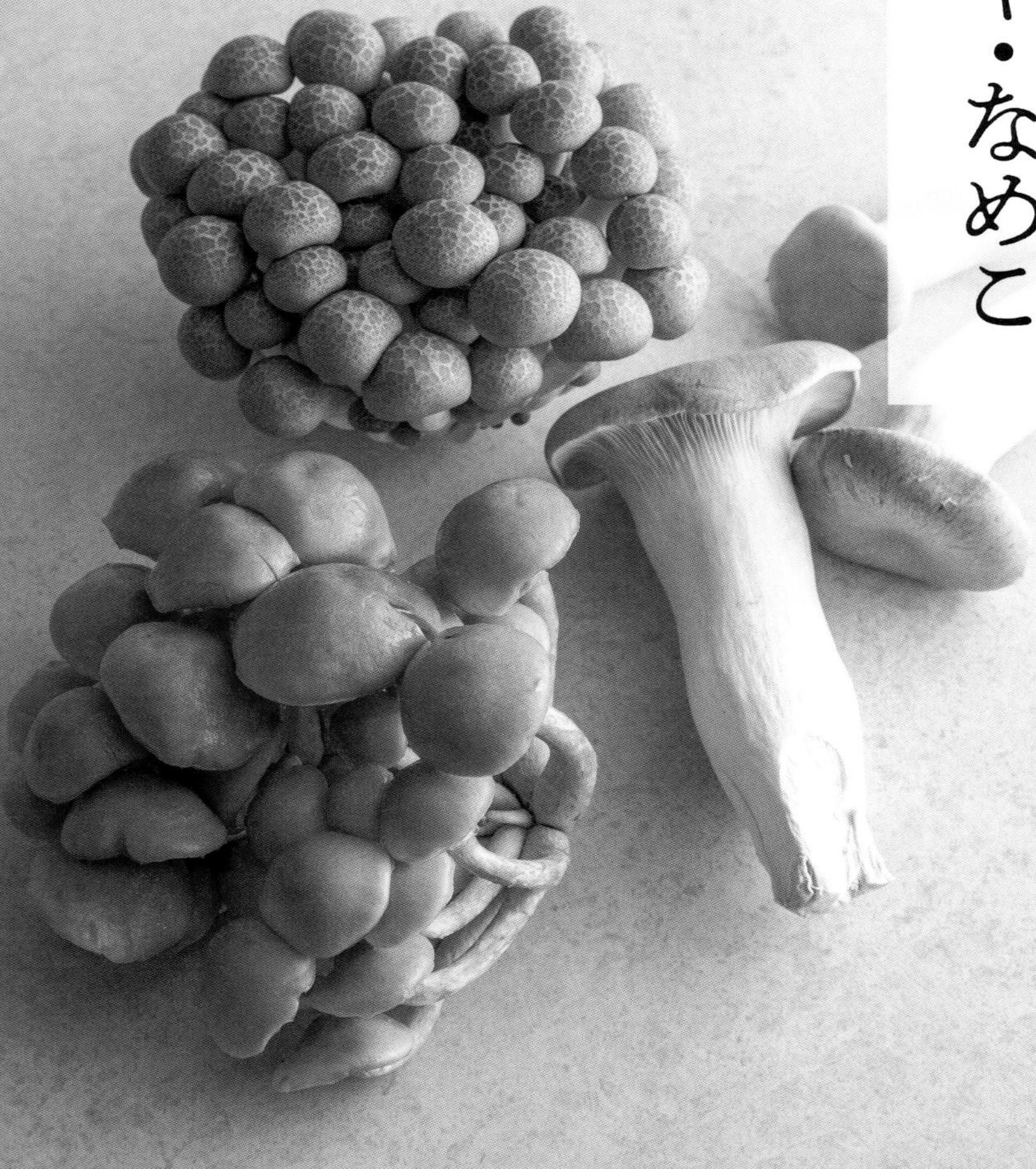

しめじ　エリンギ　なめこ

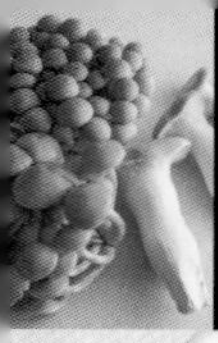

便通改善塩麹きのこ

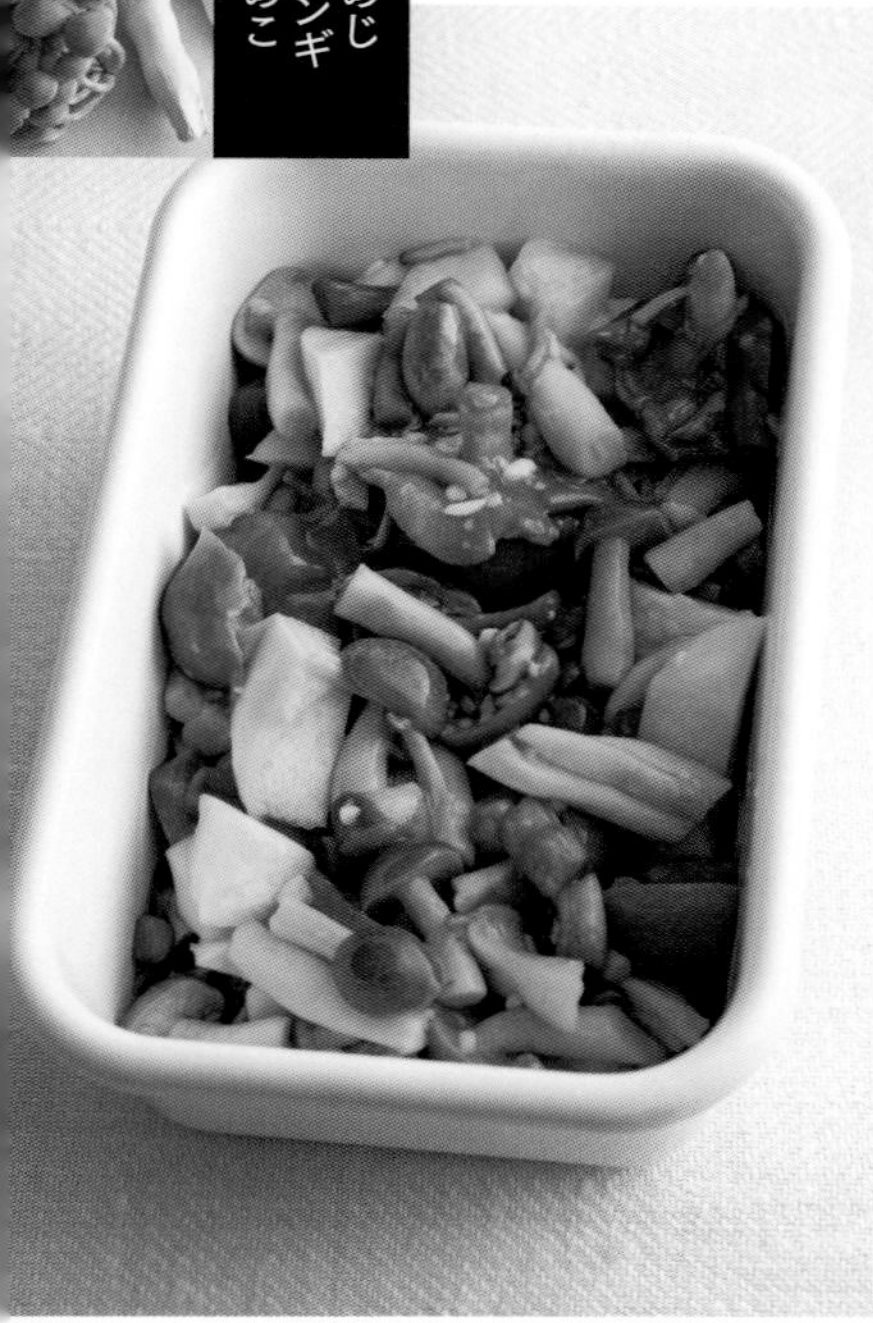

コレが効く!

腸の動きが悪い、冷えて動きが滞っている、乾燥して流れないなど、便秘になる理由は数多くありますが、このレシピは**麹が水のコントロールに働くので、乾燥してコロコロ便になるタイプにおすすめ**です。便の量が足りないなら納豆と合わせ、排出がうまくいかないならごま油少量をまわしかけてどうぞ。

材料（作りやすい分量）

しめじ、エリンギ、なめこ ………… **合わせて300g**

塩麹 ………… 20g

作り方

❶　しめじ、エリンギ、なめこは食べやすく切り、耐熱ボウルに入れる。ふんわりとラップをかけ、電子レンジで3分加熱する。

❷　塩麹を加え、大きく混ぜる。

memo

清潔な保存容器に入れ、冷蔵で1週間ほど保存できます。

↓

＼　「塩麹きのこ」を使って　／

塩麹きのこ納豆ご飯

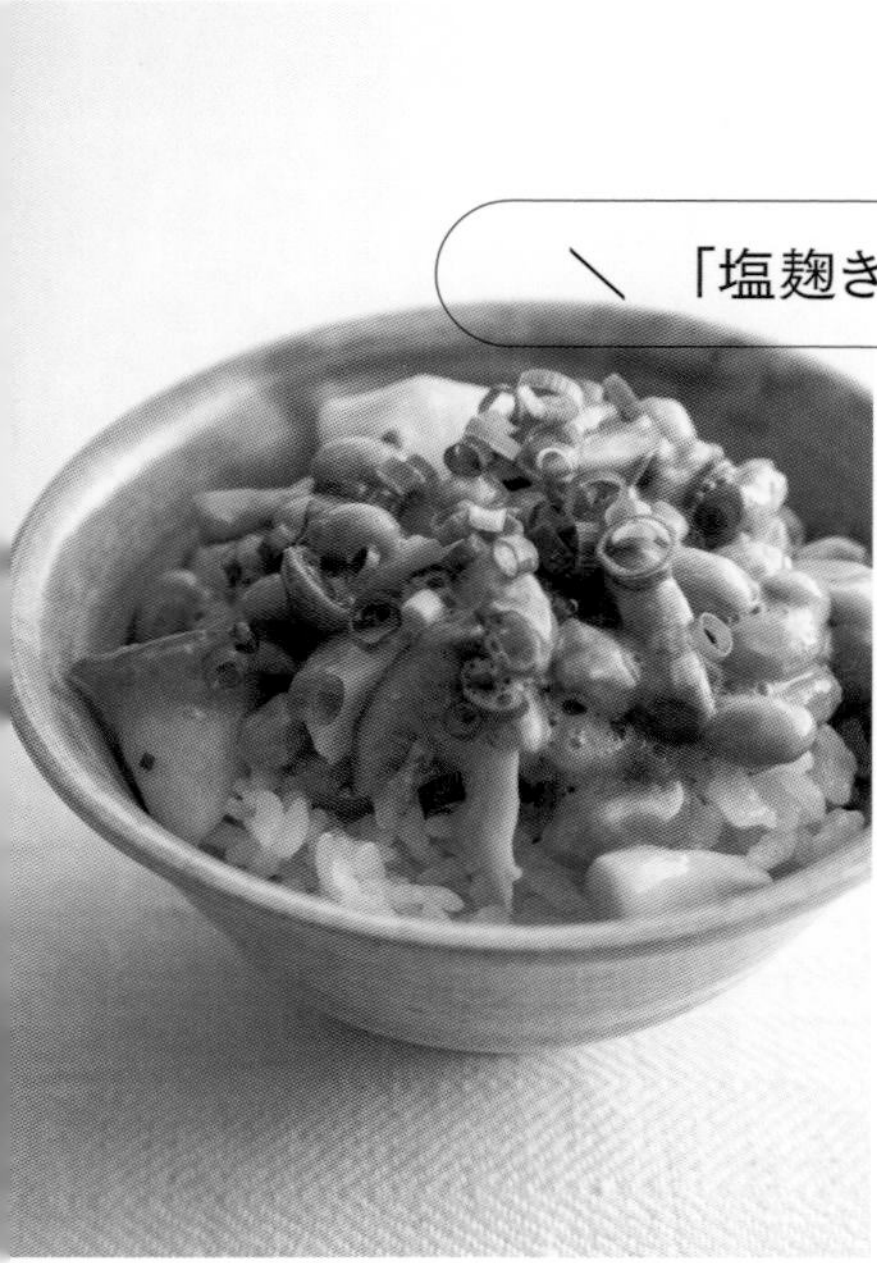

材料（1人分）

塩麹きのこ ………… **50g**

納豆 ………… 50g

細ねぎ（小口切り） ………… 2本

温かいご飯 ………… 茶碗1杯分

作り方

塩麹きのこと納豆、細ねぎを混ぜる。器に盛ったご飯にのせる。

足腰強化
ビーフシチュー

コレが効く!

足腰強化には気血を補う牛すね肉を。足腰へ巡らせるためのひと押しは、温めるみその隠し味。**脾胃を助け、補い、温める**、日本人を支えてきたうまみです。

材料（3 ～ 4 人分）

エリンギ……1 パック（100g）
牛すね肉……400g
玉ねぎ……½個（100g）
さやいんげん……8 ～ 10 本
にんにく（みじん切り）……1 かけ
A
- 塩、こしょう……各少量
- 米粉（または小麦粉）……大さじ1

バター……20g
赤ワイン……150mℓ
B
- ローリエ……1 枚（またはローズマリー 1 枝）
- トマトペースト、みそ……各大さじ 1
- 塩、こしょう……各少量

作り方

❶　玉ねぎはみじん切りにする。エリンギは傘の部分はざく切り、軸はみじん切りにする。牛肉は大きめのひと口大に切り、A を順にまぶす。さやいんげんはゆでる。

❷　鍋にバターを中火で熱し、牛肉を転がしながら香ばしく焼きつけていったん取り出す。続いて玉ねぎ、エリンギ、にんにくを炒め、しんなりしたら水 250mℓ、赤ワインを加える。煮立ったら牛肉を戻し入れ、B で調味し、ふたを少しずらしてのせ、弱火で 40 ～ 50 分煮る。

❸　牛肉が十分にやわらかくなったらふたを取り、煮汁にとろみがつくまで煮詰める。器に盛り、さやいんげんを添える。

しめじとほうれん草の肌潤いキッシュ

コレが効く!

肌の健康を取り戻すには、**肌という有形を補うものと栄養になるものが必要**で、前者が卵、後者が血を生むほうれん草としめじです。さらに巡らせる力となるのが、温めて気血を動かす玉ねぎ。チーズは潤わせ、乾きを癒やす働きがありますが、できれば発酵の続いているナチュラルチーズを使いましょう。

材料（2 人分）

しめじ……1 パック（100g）
ほうれん草……1 束（200g）
玉ねぎ……½個（100g）
卵……3 個
A
- モッツァレラチーズ（シュレッドタイプ）……30g
- 牛乳……大さじ 2

バター（またはオリーブ油）……大さじ 2
塩、こしょう……各少量
薄口しょうゆ……小さじ 1

作り方

❶　ほうれん草はざく切りにする。しめじは 1cm 長さ、玉ねぎは縦に薄切りにする。

❷　フライパンにバターの半量を中火で熱し、①を炒める。塩、こしょう、薄口しょうゆで味をととのえる。

❸　ボウルに卵を溶きほぐし、②、A を加えて混ぜる。直径 20cm ほどのフライパンに残りのバターを中火で熱し、卵液を流し入れる。形をととのえ、ふたをして焼き色がつくまで焼き、皿などに取り出して裏返し、焼き色がつくまで焼く。

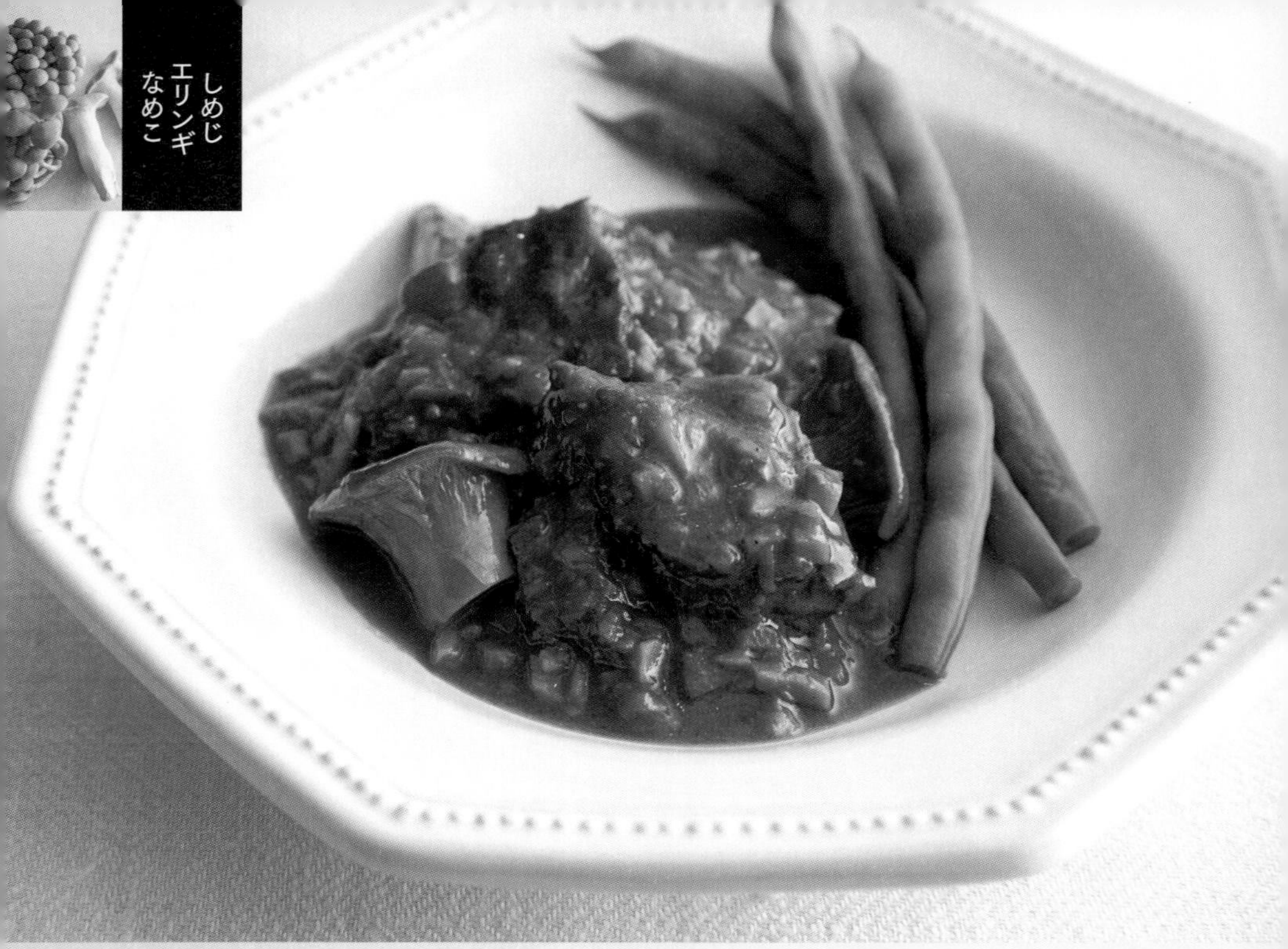

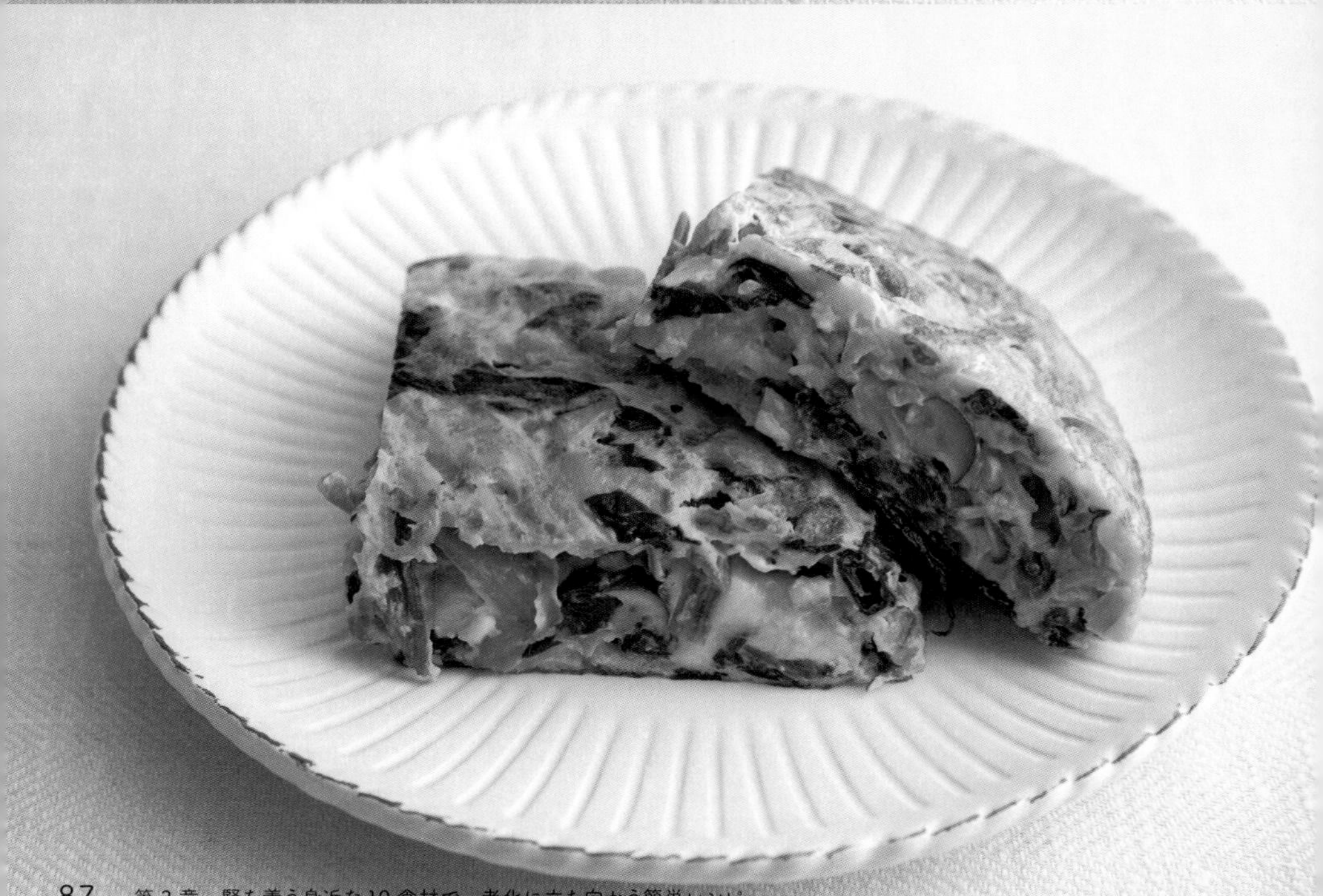

きのことと砂肝の消化ととのえ炒め

コレが効く！

鶏はさまざまな部位を薬用として用いますが、砂肝の内壁は鶏内金（ケイナイキン）という名の生薬で消化不良や腹部膨満感、結石などに用います。砂肝そのものは**肉類を食べたときの消化不良改善に働きます**。胃が傷んでいるときは豆板醤は刺激になるのではずしましょう。きのこの種類は好みでかまいません。

材料（2 人分）

しめじ……1 パック（100g）
砂肝（筋を取り除いたもの）……150g
長ねぎ……½本
香菜……適量
A しょうゆ、みりん、酒……各大さじ 1
　豆板醤……小さじ⅓
　塩……少量
ごま油……大さじ 1

作り方

❶　しめじは小房に分け、長ねぎは斜め切りにする。砂肝は数本浅い切り込みを入れ、半分に切る。

❷　フライパンにごま油を中火で熱し、①を炒める。砂肝がチリチリとしてきたらAで調味し、炒め合わせる。器に盛り、刻んだ香菜をのせる。

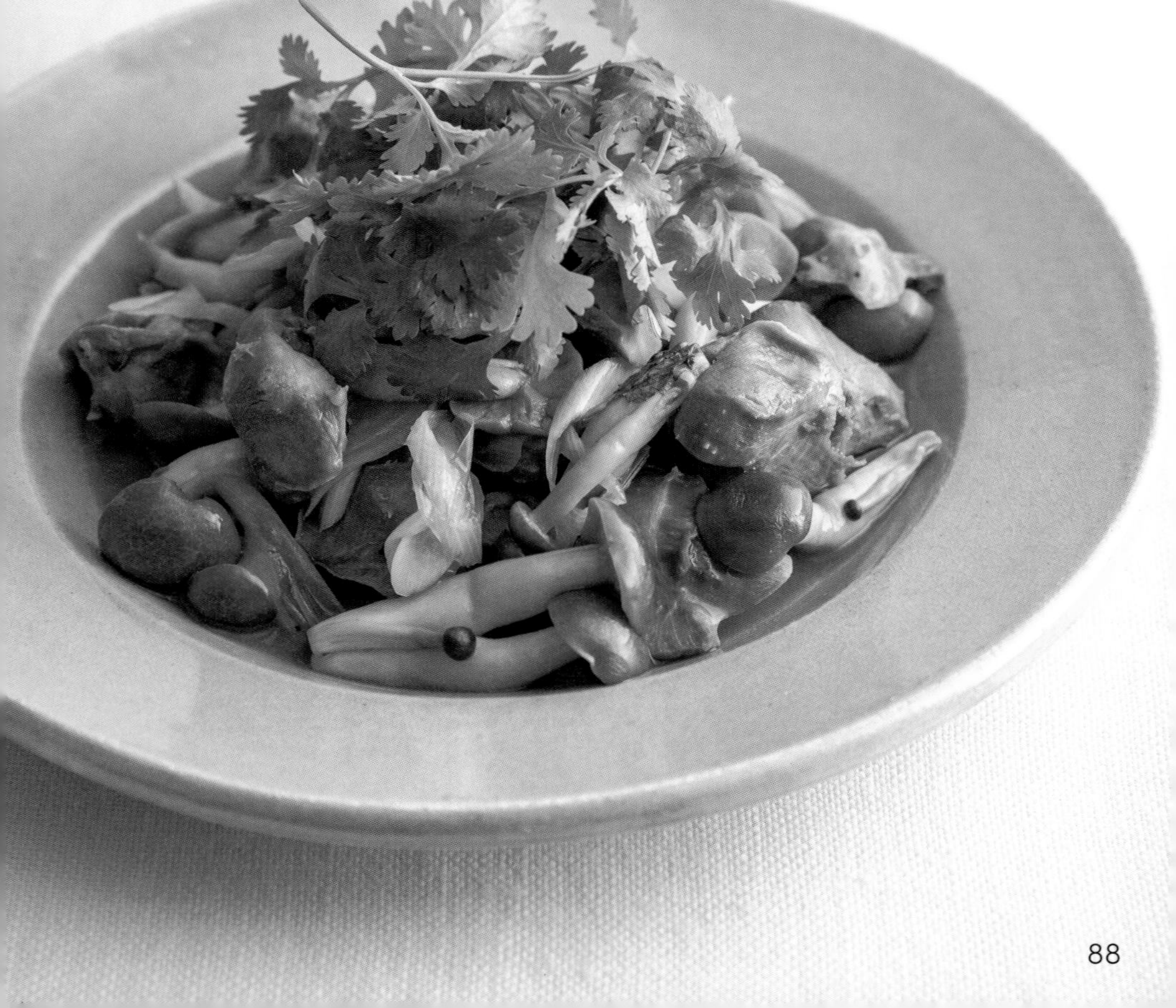

しめじ
エリンギ
なめこ

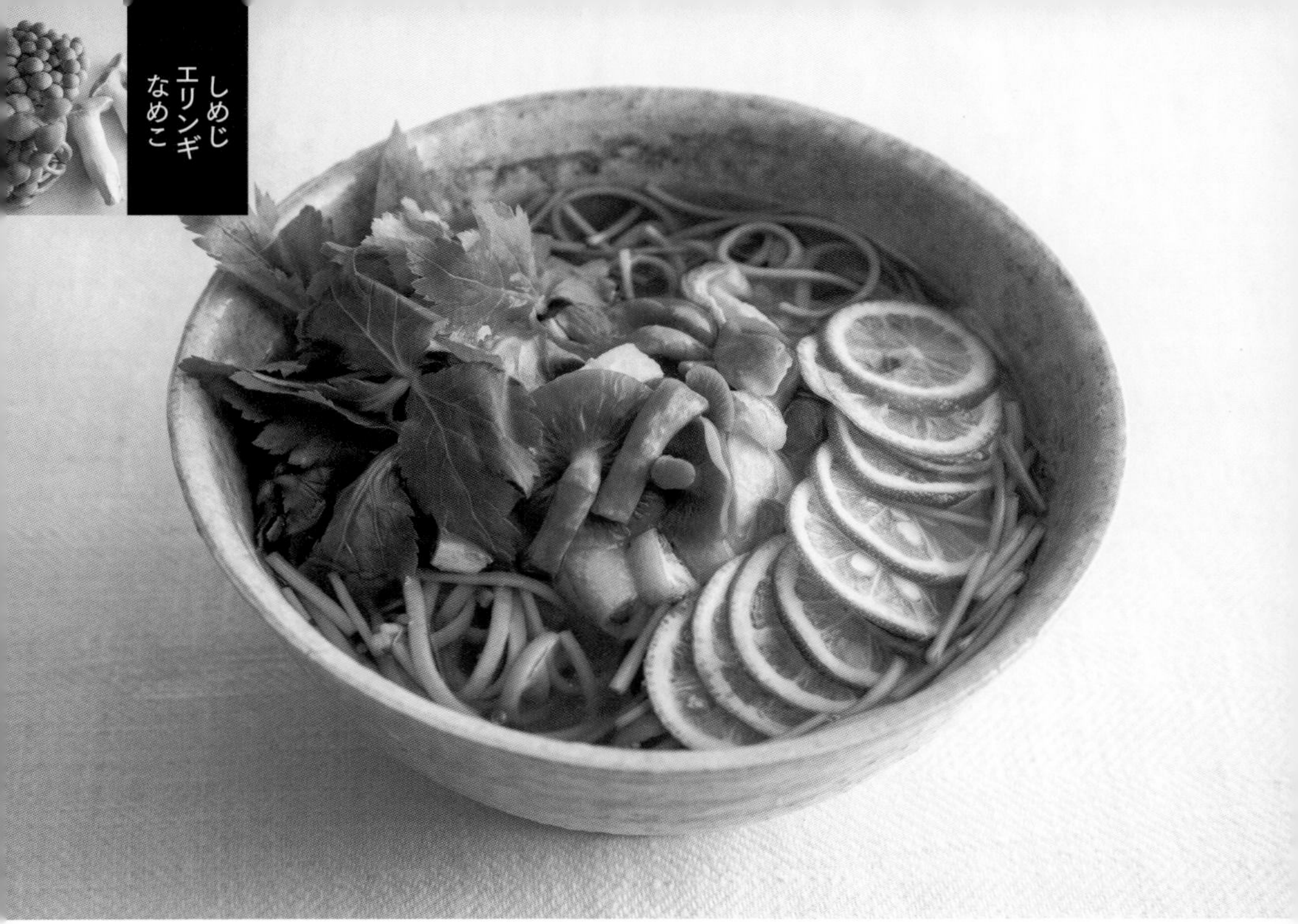

うつうつ解消
なめこすだちそば

コレが効く!

そばは滞った気を巡らせる働きがあります。 原材料をチェックして、8割以上（二八そば）そば粉を使っているものを選びます。冷やしやすい食材なので温めていただきますが、**腹部に冷えがあるときは向きません**。薬味に使うみつ葉とすだちの香りが食欲を刺激し、消化をととのえ、気を巡らせる後押しをします。

材料（2人分）

なめこ …… **100g**
日本そば（乾）…… 2束
油揚げ …… 1枚
みつ葉 …… ½束
すだち …… 2個
A ┌ だし汁* …… 600mℓ
　│ しょうゆ、みりん …… 各大さじ2
　│ 酒 …… 大さじ1
　└ 塩 …… 小さじ¼

＊だし汁はP124の「補腎だし」を使っても。

作り方

❶ なめこは大きければ食べやすく切り、さっと洗う。油揚げは短冊切りにする。みつ葉はざく切りにし、すだちはできるだけ薄切りにする。

❷ 鍋にAを煮立て、なめこ、油揚げを加えて2分ほど煮る。

❸ 別の鍋に湯を沸かし、そばを表示通りにゆでる。水にとって洗い、水けをきって器に盛る。あつあつの②を注ぎ、みつ葉、すだちをのせる。

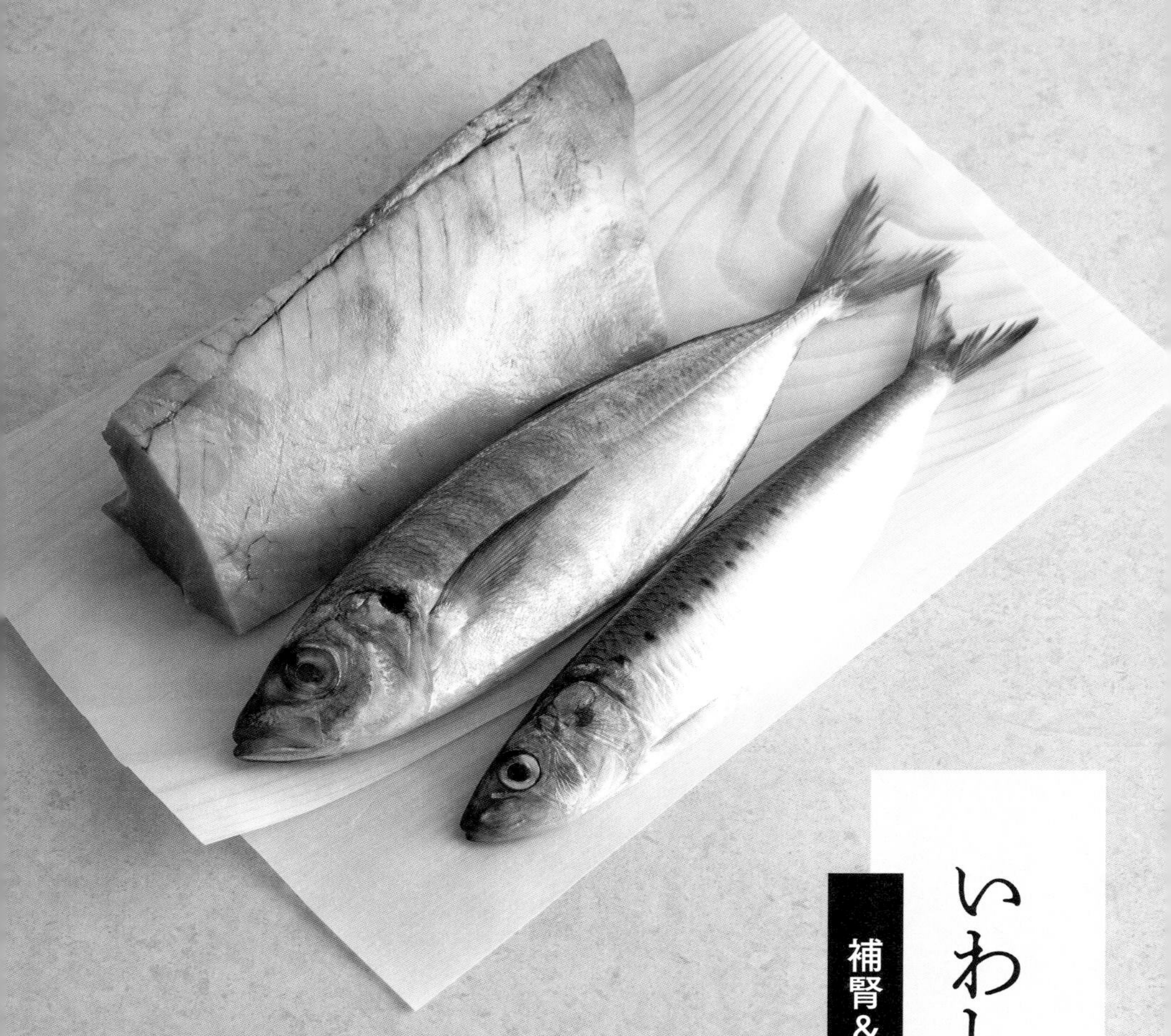

いわし・あじ・かつお

補腎&補血活血&元気補強

青背魚は血を養い、巡らせ、元気の源となります。疲労回復に手間どったり、持続力や記憶力の衰えが気になり始めたら、頼りになる食材です。

各レシピは3種のいずれを選んでも大丈夫ですが、腹部の冷えにはあじ、疲労が気力にまで及んでいるならいわし、だるさが抜けないときはかつおがおすすめ。

刺し身なら、巡りを後押しする長ねぎ、青じそ、にんにく、わさびなど、たっぷりの温め薬味をお忘れなく。

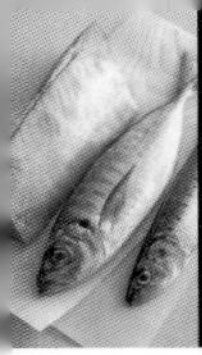

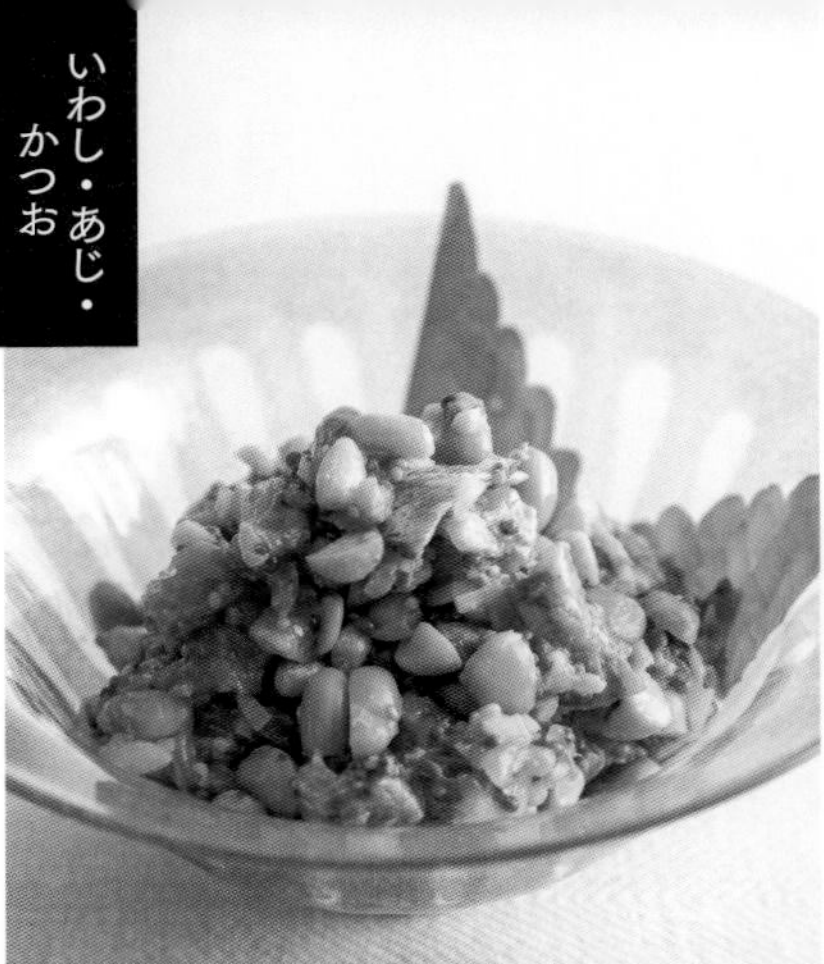

いわしの健脳タルタル

コレが効く！

健脳とは脳を健やかにすることで、腎精増強が要。松の実は仙人の食物と呼ばれ、古代から**補腎益精の食物**として重用されてきました。**若い大豆である枝豆も、補腎に働きます**。

材料（2人分）

いわし……**3尾**
枝豆（さやつき）……100g
松の実……10g
玉ねぎ（みじん切り）……大さじ1
えごまの葉（半分に切る）……2枚
塩……少量
A┌粒マスタード……大さじ1
　│薄口しょうゆ、オリーブ油
　└……各小さじ2

作り方

❶　枝豆は塩ゆでし、さやから取り出す。松の実はフライパンでからいりするか、オーブントースターの弱（350W）で5分ほど焼く。玉ねぎは塩をふってもむ。

❷　いわしは手開きにして骨をそぎ、皮をはぐ。包丁で粗くたたき、さらにAを加えてたたき合わせる。ボウルに入れ、①を加えてあえ、えごまの葉とともに器に盛る。

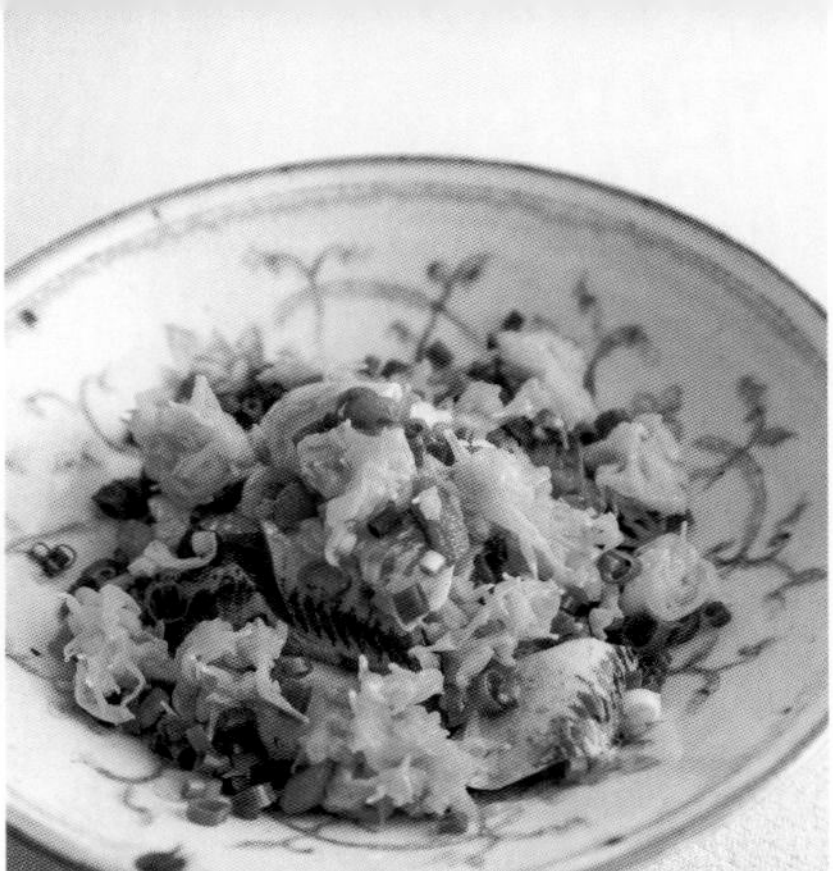

いわしの疲れ目解消酢じめ

コレが効く！

目を使うと血を消耗すると考えるので、疲れ目には**血を補うことが大切。補血活血に働くいわしは最適**です。くこの実と菊花は眼精疲労に用いられ、目に潤いを取り戻します。

材料（2人分）

いわし……**3尾**
黄菊……½パック（50g）
くこの実……大さじ1
細ねぎ（小口切り）……3本
A┌酢……大さじ1
　│黒糖（粉末）……小さじ1
　└塩……少量
酢、しょうゆ、わさび……各適量

作り方

❶　黄菊は花びらを摘み、熱湯でさっとゆで、水にとって水けをしぼる。ボウルにAを合わせ、黄菊、くこの実をひたす。いわしは手開きにして骨をそぎ、両面をさっと酢にくぐらせて皮をはぐ。

❷　いわしをそぎ切りにして器に盛り、黄菊とくこの実をちらす。細ねぎをふり、わさびじょうゆを添える。

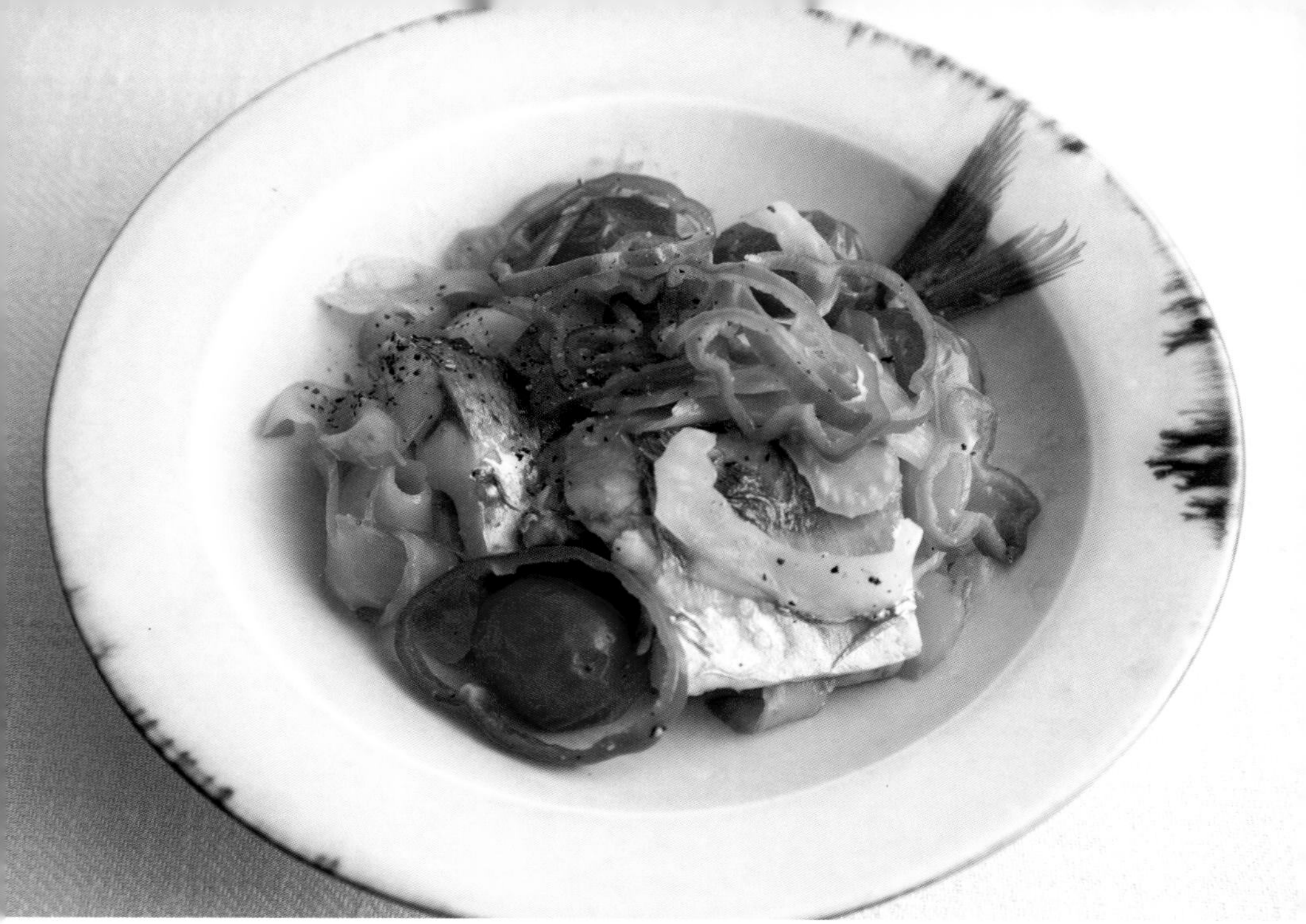

あじの
安眠ワイン蒸し

コレが効く!

ぐっすり眠るには、精神をしずめる必要があります。ひとつの方法が、血を補い巡らせるなどして潤わせ、頭にのぼった気を冷ますこと。セロリとトマトはまさに潤いで、**精神の平静を取り戻します**。かたくちいわしを塩漬けにしたアンチョビも、**活血と鎮静の働き**をしてくれます。こしょうなどの辛みは逆効果になるので控えめに。

材料（2人分）

あじ……2尾
セロリ……1本
ミニトマト……8個
ピーマン……1個
アンチョビ……2枚
白ワイン……大さじ3
オリーブ油……大さじ2
塩、こしょう……各適量
粗びき黒こしょう……少量

作り方

❶　セロリは薄切り、ピーマンは輪切りにする。あじは頭とはらわたを除き、水洗いして水けを取り、ぶつ切りにして塩、こしょう各少量をふる。

❷　フライパンにオリーブ油を中火で熱し、あじを入れ、両面を焼きつける。セロリ、ミニトマト、ピーマンを加えて塩、こしょう各少量をふり、アンチョビを加える。白ワインをふってふたをし、1～2分蒸し焼きにする。器に盛り、粗びき黒こしょうをふる。

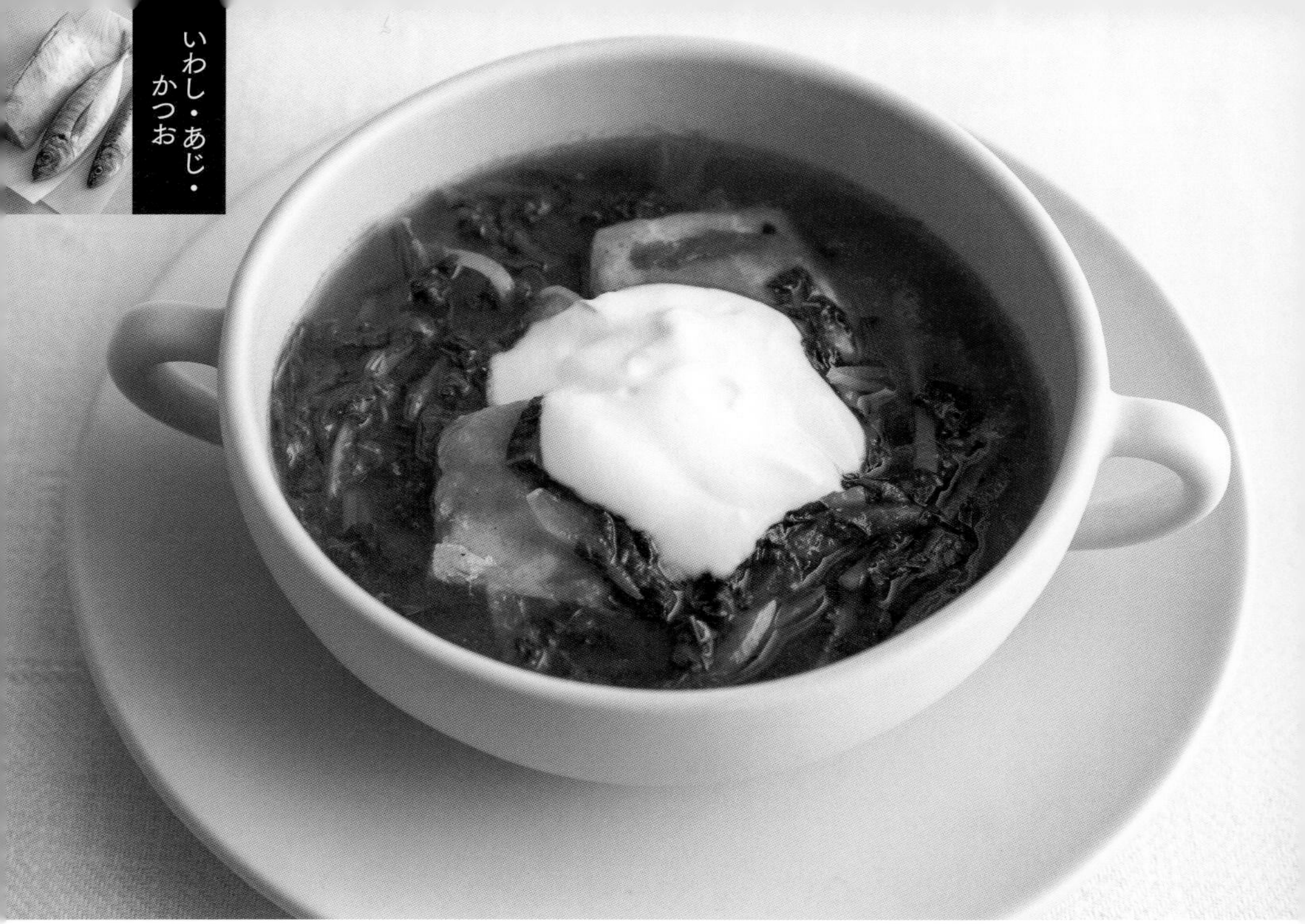

あじの 潤い元気スープ

コレが効く！

王様の野菜と呼ばれるモロヘイヤは、**気血の流れを後押しし、潤いを各所へ運びます**。トマトとの組み合わせは、体内に熱がこもり頭がぼーっとするような**夏のほてりをほどよく冷まします**。さらににんじんの補血、あじの疲労回復効果により、**乾燥が気になる疲れ目の回復にもおすすめ**です。

材料（2人分）

あじ（3枚おろし）…… **2尾分**
モロヘイヤ …… 100g
にんじん …… 3㎝（20g）
玉ねぎ …… ¼個（50g）
塩、こしょう …… 各少量
オリーブ油 …… 大さじ1
A ┌ トマトジュース …… 250㎖
　│ 白ワイン …… 大さじ1
　│ 顆粒スープの素 …… 小さじ⅓
　└ こしょう …… 少量
プレーンヨーグルト …… 大さじ2

作り方

❶　モロヘイヤは葉を摘んでざく切りに、にんじんは細切り、玉ねぎは縦に薄切りにする。あじはひと口大に切り、塩、こしょうをふる。

❷　フライパンにオリーブ油を中火で熱し、あじを入れて両面を焼く。にんじん、玉ねぎを加えてさっと炒め合わせ、A、水100㎖を注ぐ。

❸　煮立ったらモロヘイヤを加え、2分ほど煮る。器に盛り、ヨーグルトをのせる。

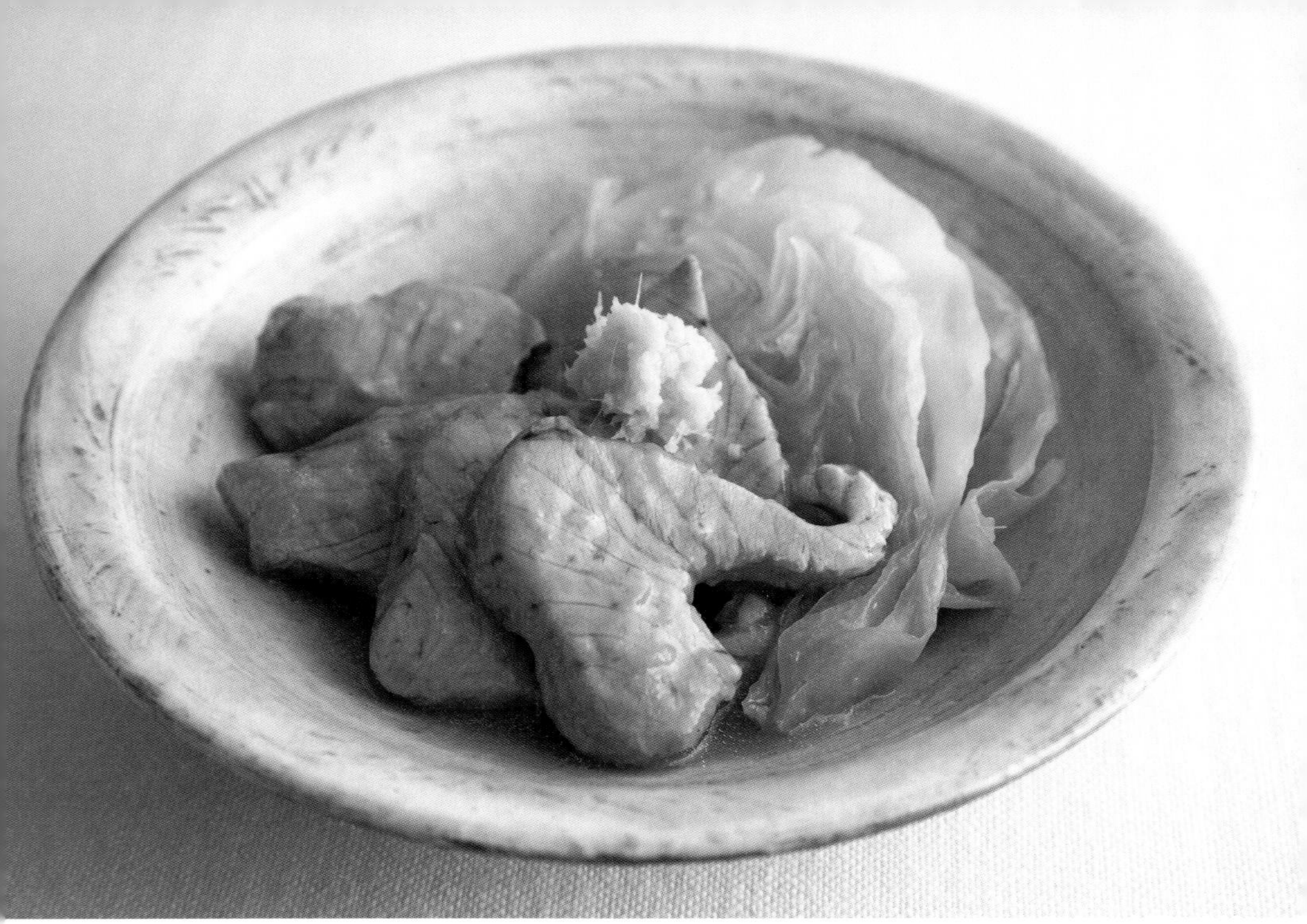

かつおとキャベツの足腰元気しょうが風味

コレが効く!

世界最古の野菜のひとつであるキャベツは、東西を問わず、古代から健康食として薬用利用されています。古典には骨髄、筋骨に力をつけ、五臓の機能をととのえると書かれ、今も補腎食材の筆頭にあげられます。腎精を補うかつおとの組み合わせは、**老化から生じる疲労感に試してほしい組み合わせ**です。

材料（2 人分）

かつお（刺し身用）……… **180g**
キャベツ……… 200g
おろししょうが……… 大さじ 1
片栗粉……… 適量
A ┌ だし汁*……… 300mℓ
│ 酒、しょうゆ……… 各大さじ 1
└ みりん……… 小さじ 1

*だし汁は P124 の「補腎だし」を使っても

作り方

❶ キャベツはざく切りにして鍋に入れ、A を注いで煮立て、中火で 5 分ほど煮る。

❷ かつおは 1㎝厚さに切り、片栗粉を薄くまぶす。①に加え、煮汁にとろみがつくまで 2 分ほど煮る。器に盛り、しょうがをのせる。

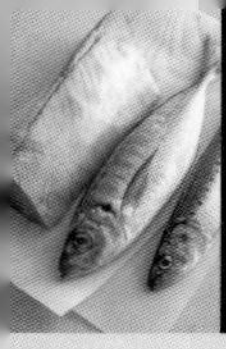

かつおとにんにくの茎の末端温めサラダ

コレが効く！

末端を温めるには温かさを通じさせ、巡らせる力が必要です。にんにくの茎はにんにく同様温め作用があるだけでなく、花のためにすっと伸びる姿通りの**通じさせる力にひいでて**います。おなじみの長ねぎは葱白（ソウハク）という名で生薬としても使われ、**温かな気を通し、寒さをちらす**働きをします。

材料（2人分）

かつお（刺し身用）……… **160g**
にんにくの茎……… 80g
長ねぎ……… ½本
ごま油……… 大さじ1
A ┌ みそ、みりん、酢……… 各大さじ1
│ おろししょうが……… 小さじ1
└ 豆板醤……… 小さじ¼

作り方

❶　かつおは薄切りにして器に盛る。にんにくの茎は2cm長さ、長ねぎは粗いみじん切りにする。

❷　フライパンにごま油を中火で熱し、にんにくの茎、長ねぎをしんなりするまで炒める。Aで調味し、かつおにのせる。

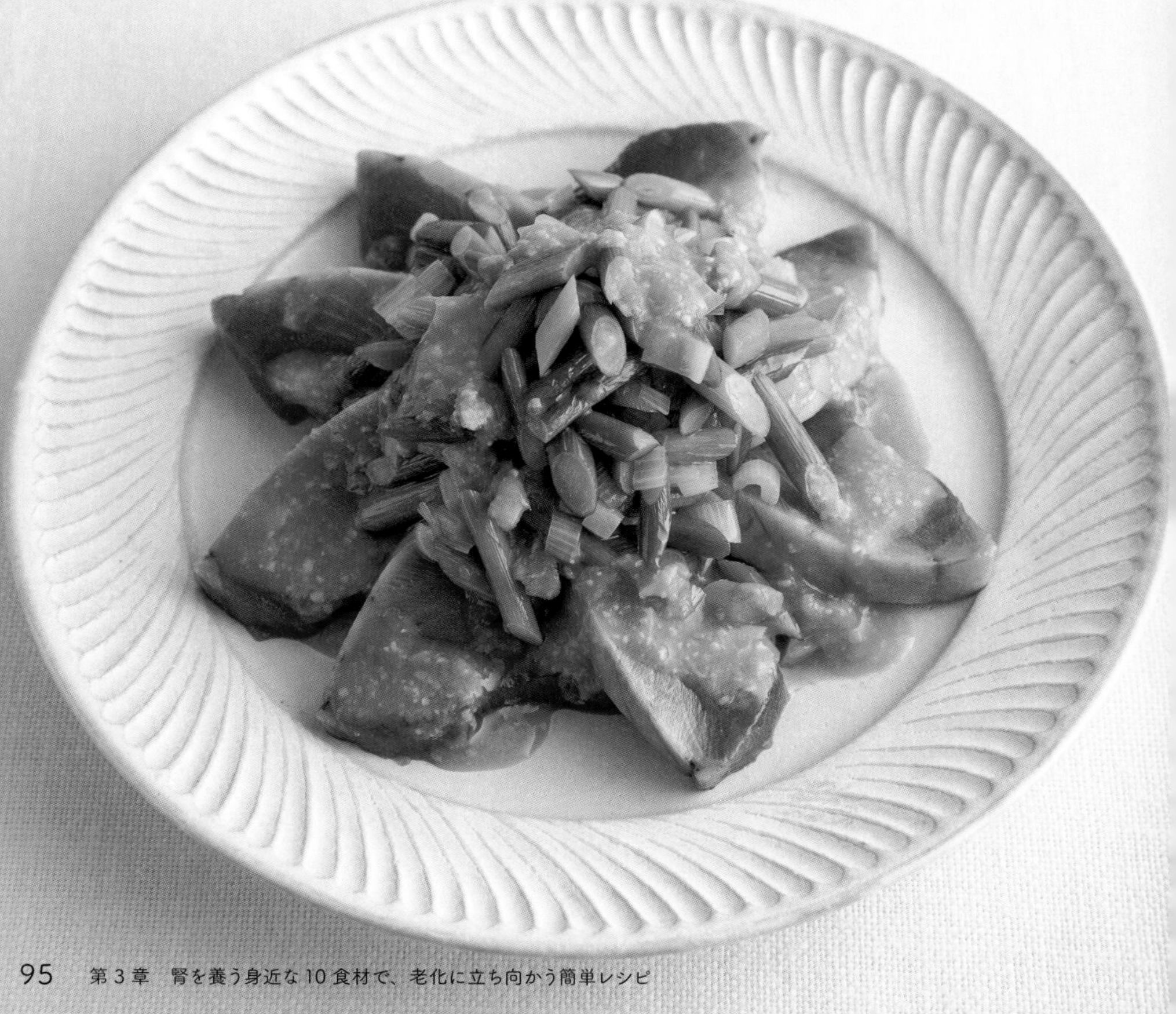

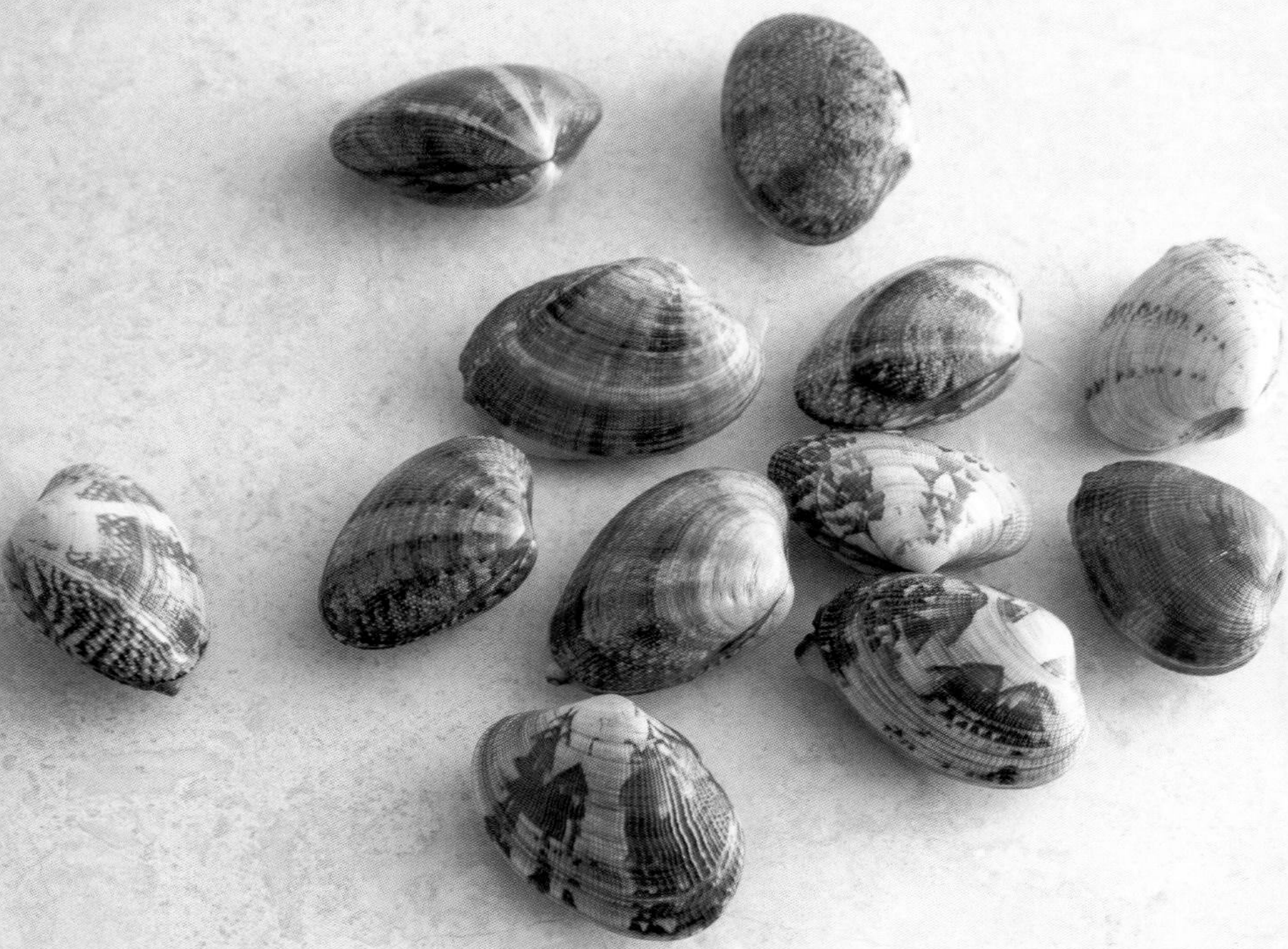

あさり

補腎&心を潤す&補血

あさりは、少しのことで怒ったり、イライラするなど、情緒のゆらぎを平穏に導きます。心の炎上を補血などで潤わせ、冷ます性質なのです。

蒸す、ゆでるときは、酒やワインで温の力を加えます。冷え症なら唐辛子やこしょう、山椒、木の芽などを使うのもいいですね。

むくみがあれば排泄に働くなど、下半身の水の代謝を助ける働きもします。

蒸し汁、ゆで汁も大切です。水煮缶の場合は缶汁ごと使います。

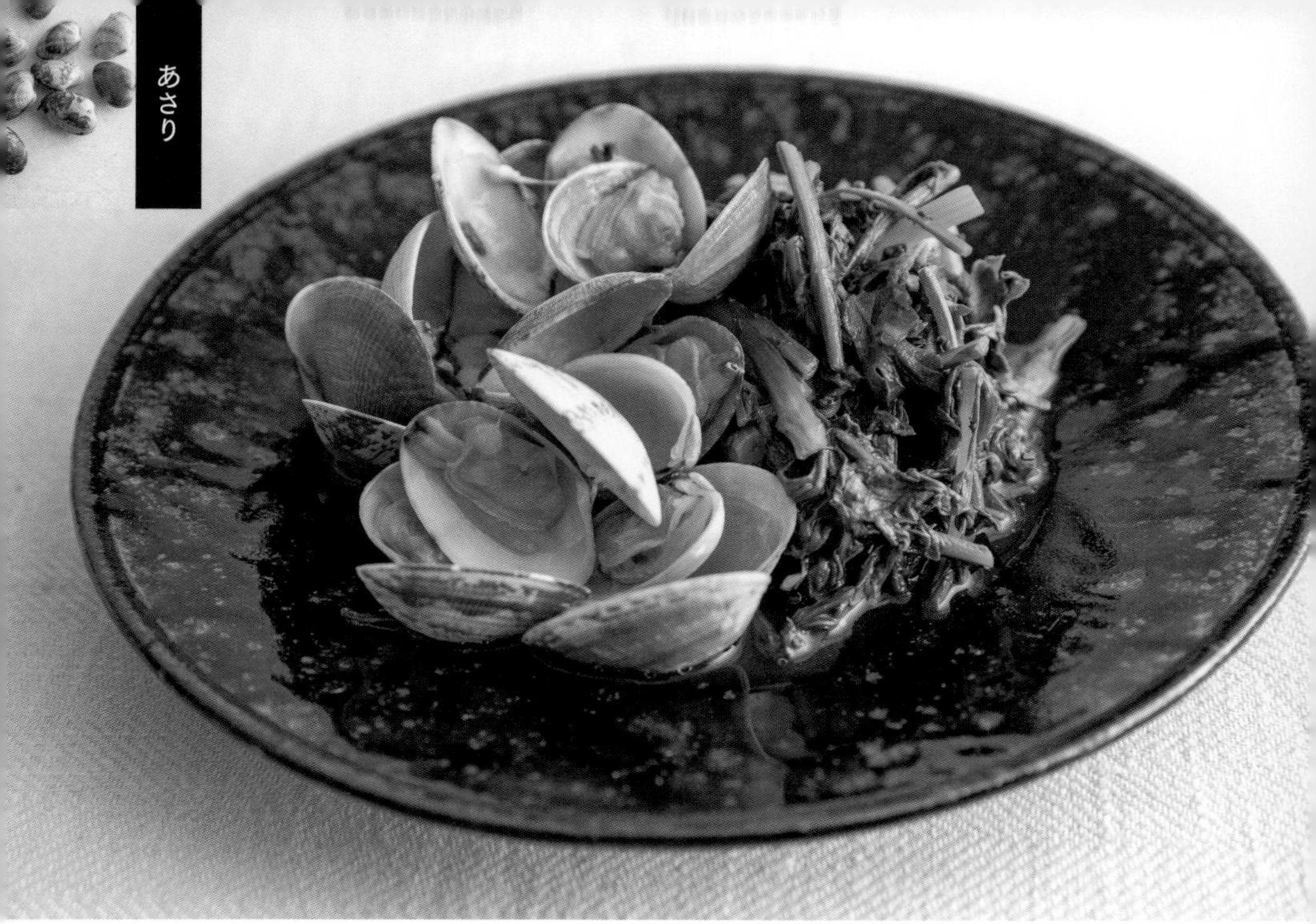

あさりと春菊の心すっきり酒蒸し

コレが効く！

意味もなくイライラしたり、やけに怒りっぽかったり。そんな心の不安定を、中医学では気の滞りが熱を生んだものと考えます。その熱を冷ます働きをするのがあさりで、**不安や怒りっぽさを安寧へと導きます**。春菊はのぼりすぎた気をおろし、情緒を落ち着かせます。**目の乾きにもおすすめ**です。

材料（2人分）

あさり（殻つき）……… **250g**
春菊……… ½束（150g）
しょうが（薄切り）……… 1枚
酒……… 大さじ2
A ごま油……… 小さじ1
　 薄口しょうゆ……… 小さじ⅓

作り方

❶ あさりは砂抜きをしてよく洗う。春菊はざく切りにする。

❷ 鍋にあさりを入れ、しょうが、酒を加えてふたをし、中火にかける。あさりの口が開いたら、取り出して器に盛る。続いて鍋に春菊を入れ、しんなりするまで煮る。Aで味をととのえ、汁ごとあさりに添える。

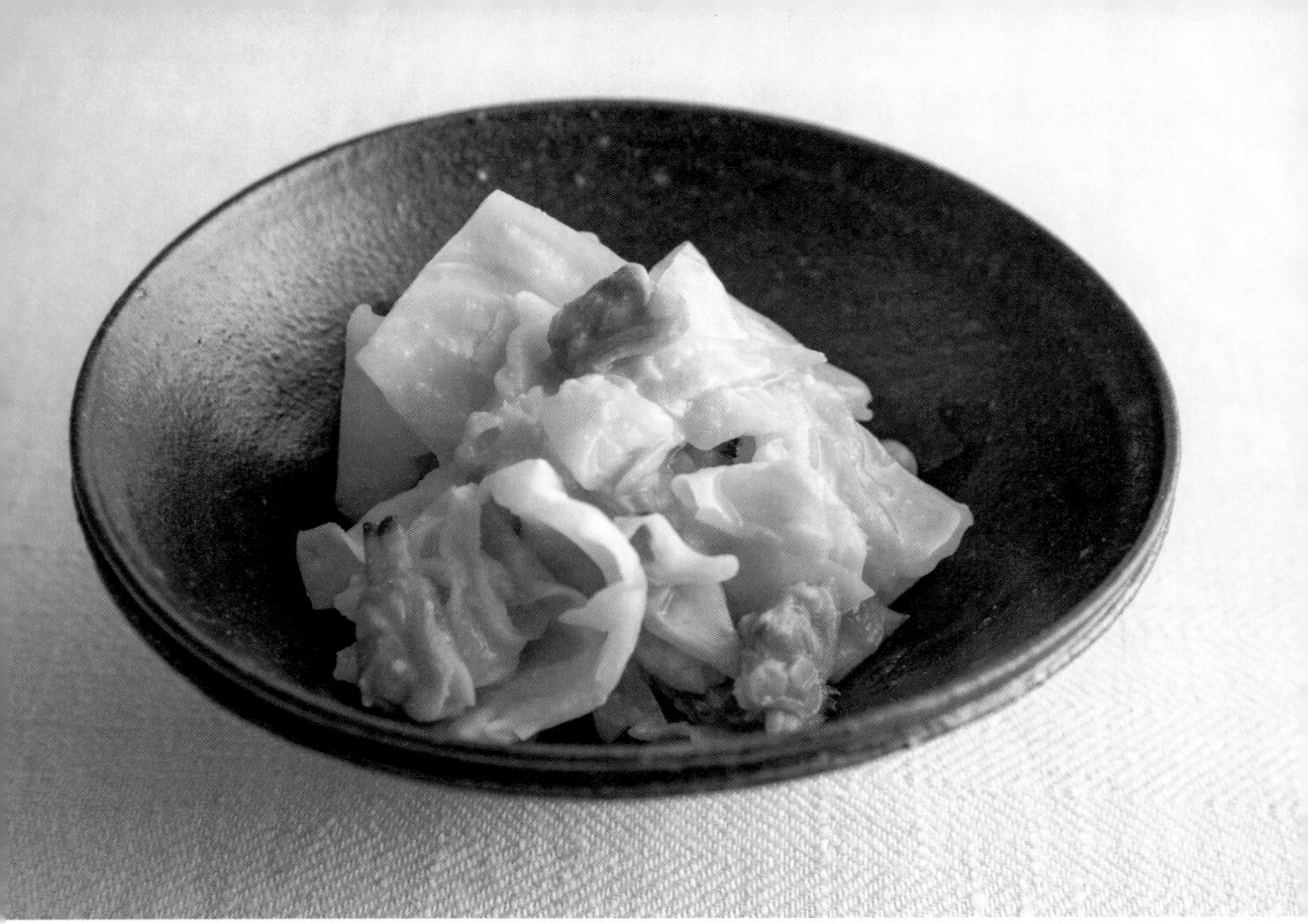

あさりとキャベツの筋肉お助け 酢みそあえ

コレが効く！

古くから**強壮食材として親しまれてきた２つの組み合わせ**です。酢は食欲増進に働くほか、**血流の改善、滞りを押し流す力**があります。米酢や黒酢がおすすめです。からしはすっと抜ける食感の通り、温めながら詰まりを通じさせます。すべての辛みは使い過ぎると乾燥を引き起こすので、控えめに。

材料（２人分）

あさり（殻つき）……… **250g**
キャベツ……… 200g
しょうが（薄切り）……… １枚
酒……… 大さじ１
A ┌ あさりの蒸し汁、みそ
│ ……… 各大さじ２
│ 酢……… 大さじ１
│ 黒糖（粉末）、練りがらし
└ ……… 各小さじ１

作り方

❶　あさりは砂抜きをしてよく洗う。キャベツはざく切りにして耐熱のポリ袋に入れ、口を軽く閉じて電子レンジで２分加熱し、水けをきる。
❷　鍋にあさりを入れ、しょうが、酒を加えてふたをし、中火にかける。あさりの口が開いたら取り出し、殻から身をはずす。
❸　ボウルにキャベツ、②を入れ、Aを加えてあえる。

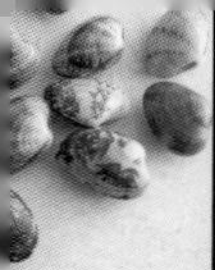

あさり

あさりの元気回復豆乳みそ汁

材料（2 人分）
あさり（殻つき）……200g
かぶ……1 個（80g）
しょうが（薄切り）……1 枚
酒、みそ……各大さじ 1
豆乳（成分無調整）……150㎖

コレが効く！

補血作用があるあさりは**元気回復に役立ちますが、寒の性質を持つので、おなかを温めてくれるかぶと合わせます。**やさしい味わいのかぶですが、五臓を補い、補気にも働きます。豆乳は潤いをもたらし、虚損を補い、疲労回復に役立ちます。冷えが顕著なときは仕上げに粉山椒をひとふりしてどうぞ。

作り方
❶　あさりは砂抜きをしてよく洗う。かぶは皮つきのまま薄切り、葉は小口切りにする。
❷　鍋にあさりを入れ、しょうが、酒、水 150㎖を加えて中火にかける。煮立ったらアクを取る。かぶとかぶの葉を加え、あさりの口が開いたらみそを溶き入れる。豆乳を加えて温める。

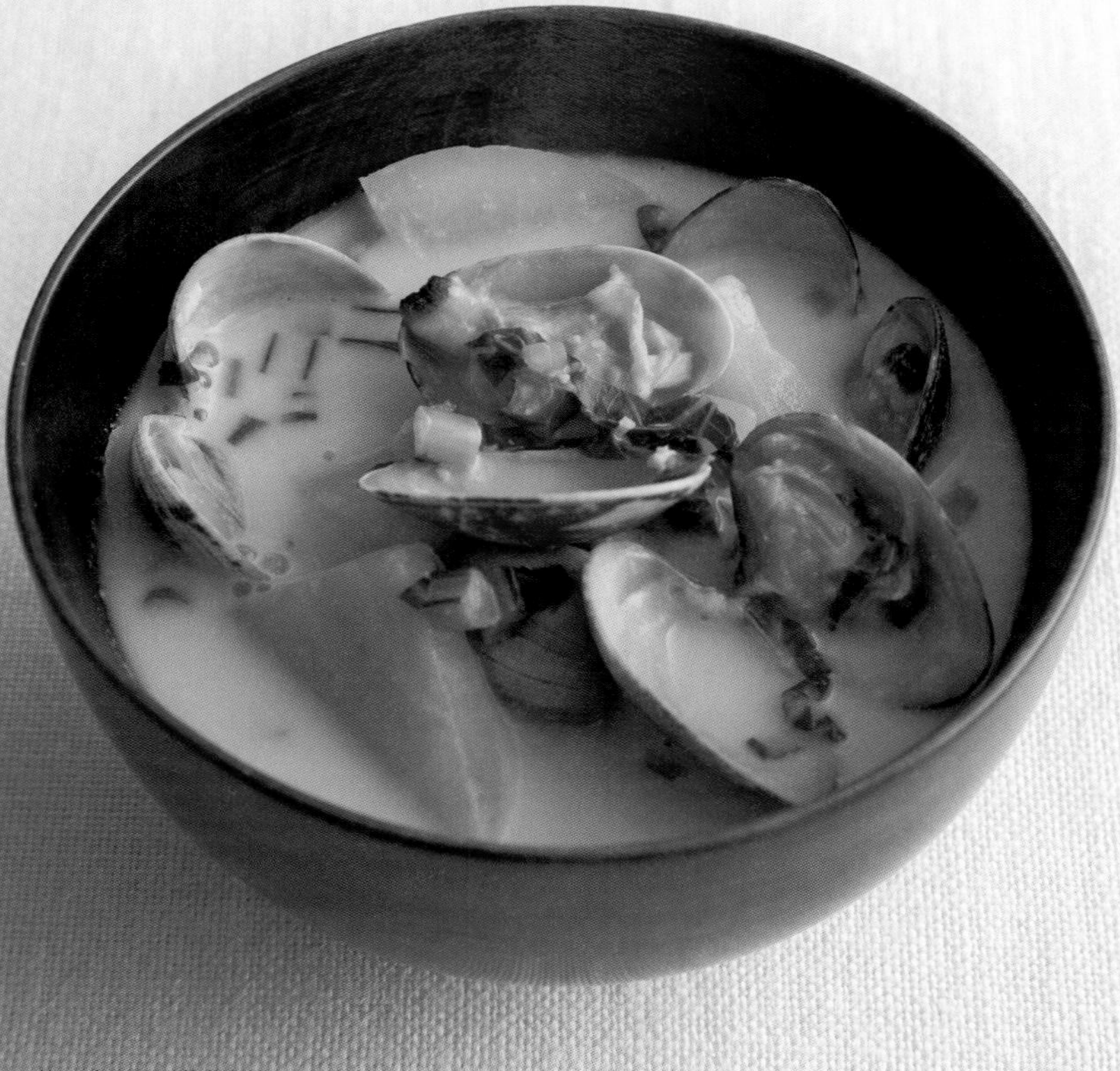

えび・干し小えび

補腎&下半身温め&巡り改善

腰が曲がり、長いひげを持ち、元気にはねる姿から、長寿の象徴とされるえび。

その特徴は壮陽といわれ、体の根本、腎から温めること。特に下半身の冷えや、冷えによる気血水の滞りを解消へ導き、元気を補充します。

食欲増進作用もありますが、ほてりやイライラが強い人は食べ過ぎに注意したい食材です。

殻は精神安定に用いられます。干し小えびの香ばしさは、温めながら、安寧へと導いてくれます。

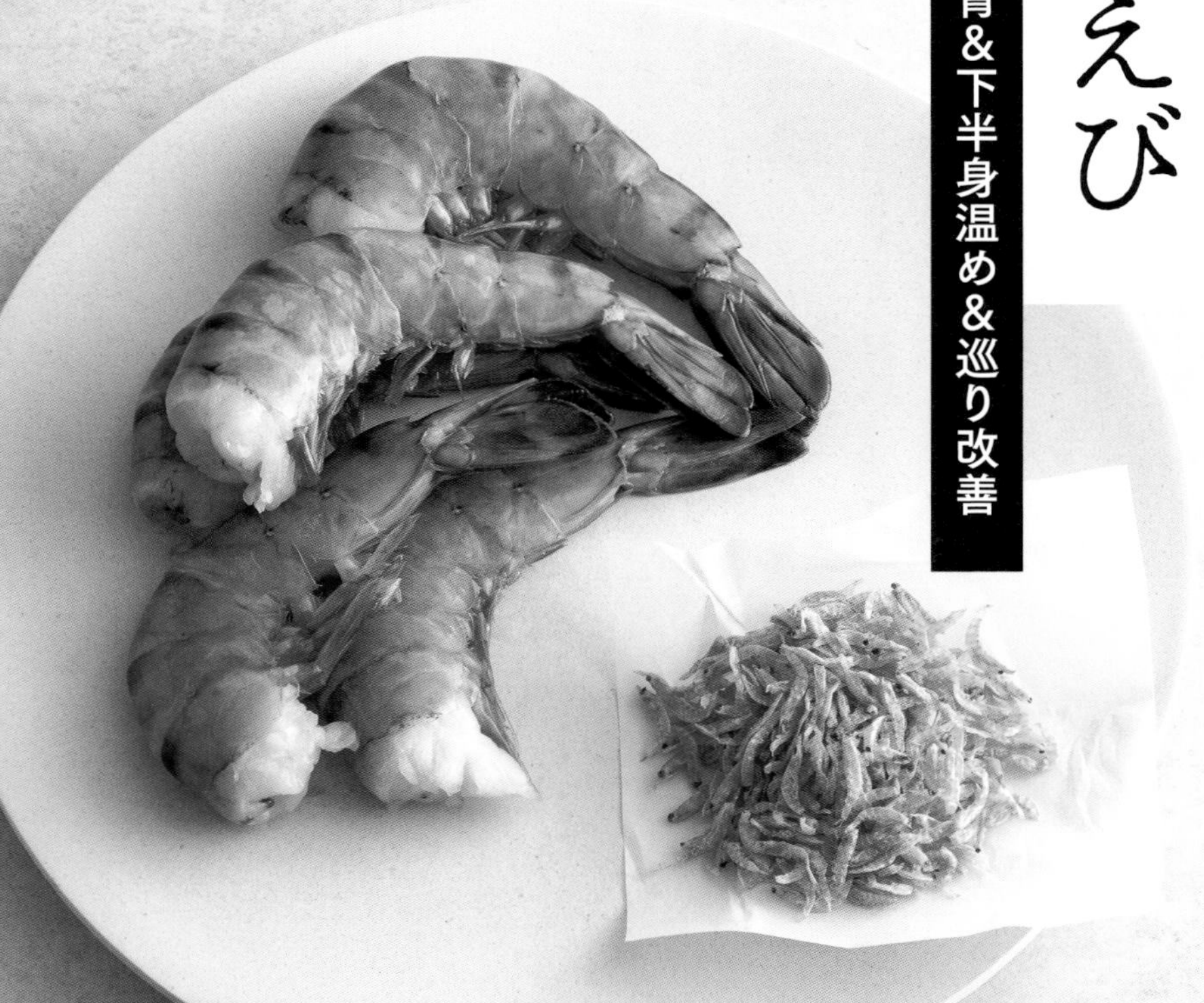

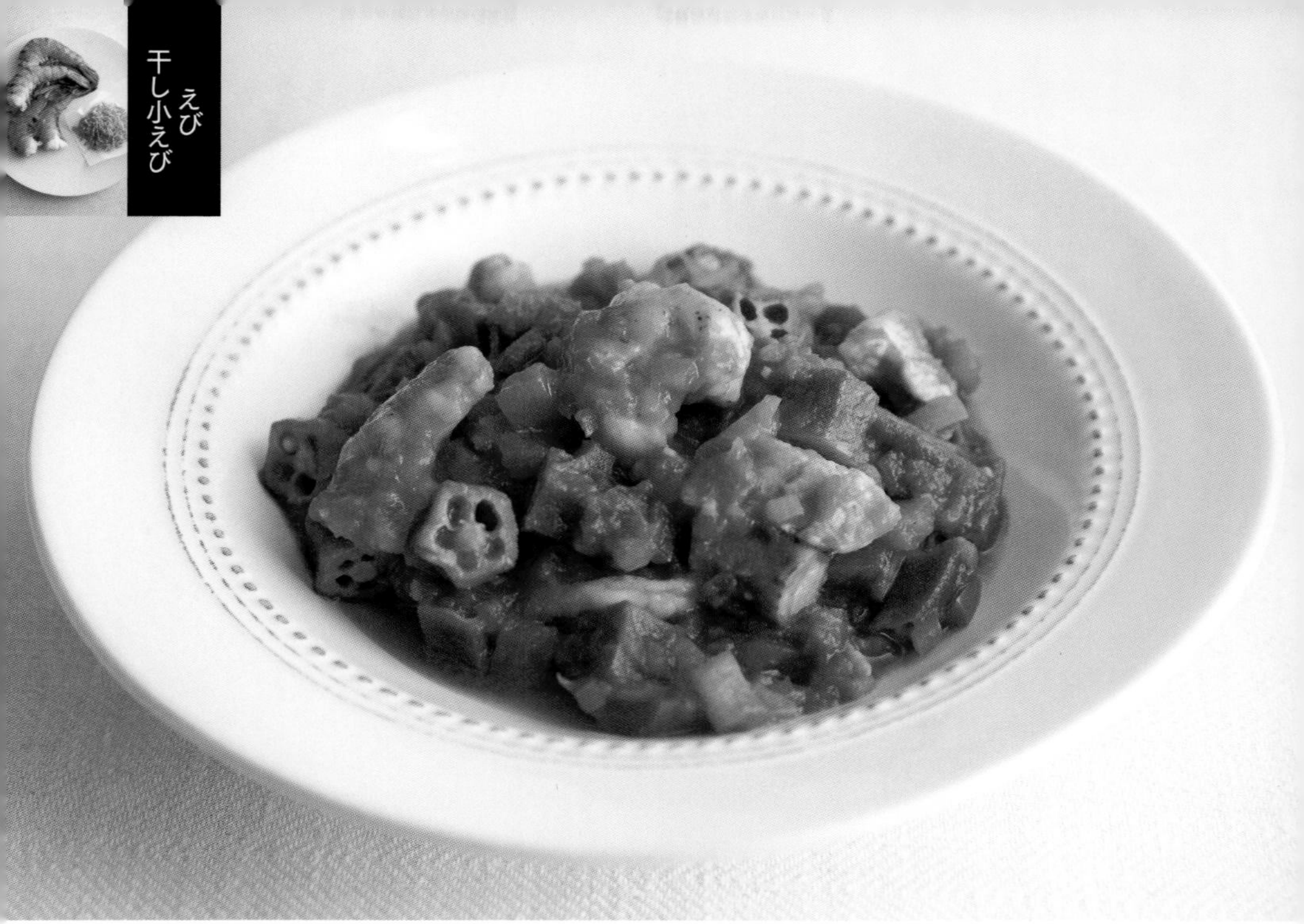

えびとオクラの疲労回復ガンボ

コレが効く！

オクラはその粘る性質が**腸への潤いを生み、消化を促進し、疲労回復の基**となります。肉体虚損を補う鶏肉、トマトの潤い力を合わせ、パワーを取り戻しましょう。唐辛子は刺激が強く、ときに逆効果になりますが、チリパウダーは消化促進に働くハーブが加えられており、辛みがほしいときにおすすめです。

材料（2 人分）

- **えび**（殻つき）……… **8 尾**
- 鶏むね肉……… 100g
- オクラ……… 1 パック（8 本）
- パプリカ（赤）……… ½個
- 玉ねぎ……… ½個（100g）
- にんにく（みじん切り）……… 1 かけ
- カットトマト（水煮缶）……… 300g
- 塩、こしょう……… 各少量
- オリーブ油……… 大さじ 1
- A
  - 白ワイン、ウスターソース……… 各大さじ 1
  - チリパウダー……… 少量

作り方

❶　オクラは 1㎝幅に、パプリカは 1㎝四方に切る。玉ねぎはみじん切りにする。えびは殻をむいて背わたを取り、半分に切る。鶏肉はひと口大に切る。えび、鶏肉に塩、こしょうをふる。

❷　鍋にオリーブ油の半量を中火で熱し、えび、鶏肉を炒め、色が変わったら取り出す。

❸　残りのオリーブ油を足して熱し、玉ねぎ、にんにくを炒め、しんなりしたらカットトマト、Aを加える。煮立ったら②を戻し入れ、オクラ、パプリカを加えて混ぜながら 5 分ほど煮る。

えびとうどの下肢元気炒め

材料（2 人分）
えび（殻つき）……… **10 尾**
うど……… 1 本（150g）
にんにく……… 1 かけ
オリーブ油……… 大さじ 1
A
- 白ワイン……… 大さじ 1
- 薄口しょうゆ……… 小さじ⅓
- 塩、こしょう……… 各少量

粗びき黒こしょう……… 少量

コレが効く！

独活（ドッカツ）という生薬があります。うどの仲間の根を使ったもので、温めながら下半身の水の流れをととのえ、下肢のしびれや関節痛などに適用します。地上部を食べるうども**しびれや関節痛の緩和に働く作用があります**。アク抜きは必要ありませんが、刺激を感じる方は水にさらしてから使いましょう。

作り方
❶　えびは尾のひと節を残して殻をむき、背側に深い切り込みを入れて背わたを取る。うどはたわしでこすり洗いして、食べやすい大きさに切る。にんにくは半分に切ってつぶす。
❷　フライパンにオリーブ油とにんにくを入れて弱火にかけ、香りが立ったらえびを加えて中火にし、さっと炒める。うどを加え、大きく混ぜながら炒める。Aを加えてひと混ぜし、器に盛り、粗びき黒こしょうをふる。

えびとにらの腰元気水餃子

材料（2 人分）
むきえび……… **100g**
鶏ひき肉……… 100g
にら……… ½束（50g）
細ねぎ……… 30g
餃子の皮……… 20 枚
A
- おろししょうが、薄口しょうゆ、片栗粉……… 各小さじ 1
- 塩、こしょう……… 各少量

ごま油……… 小さじ 1
B
- 黒すりごま、みそ、酢……… 各大さじ 1

コレが効く！

腰の不調の多くは腎精の衰え、中でも冷えから生じることが多いもの。**温性のえびとにらは体の根本から温める最強の組み合わせ**です。酢じょうゆで食べるのもおいしいですが、腎へのもうひと押しが黒すりごまのみそだれ。酢じょうゆに黒すりごまかおろししょうがを加えるだけでも温め効果はアップします。

作り方
❶　えびは包丁で粗くたたく。にら、細ねぎは小口切りにする。
❷　ボウルにひき肉を入れ、①、Aを加えて練り混ぜる。20 等分して、餃子の皮で包む。
❸　鍋に湯を沸かし、ごま油を加える。②を入れ、浮いてくるまでゆでる。Bを混ぜて添える。

干し小えび
えび

103　第3章　腎を養う身近な10食材で、老化に立ち向かう簡単レシピ

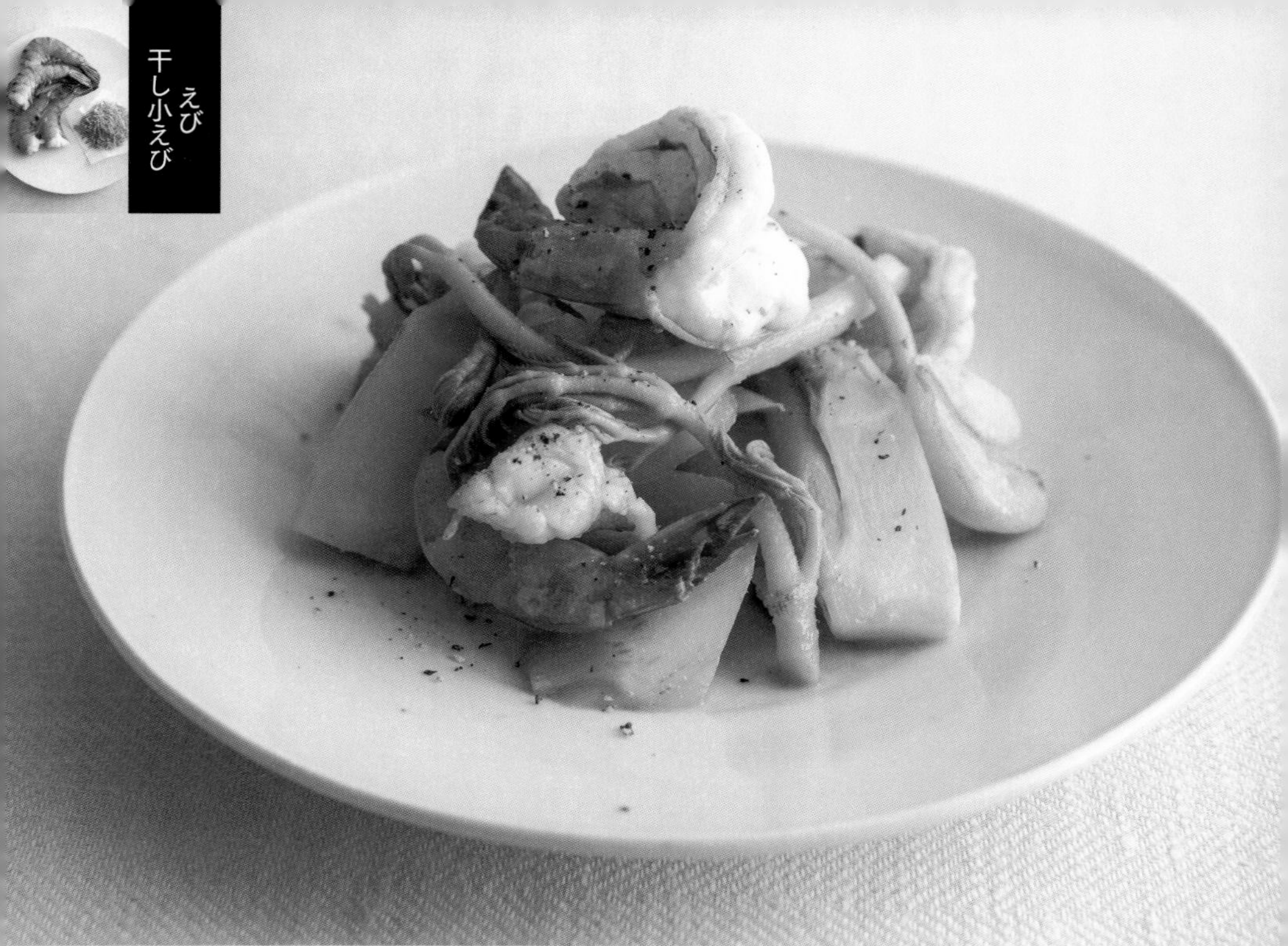

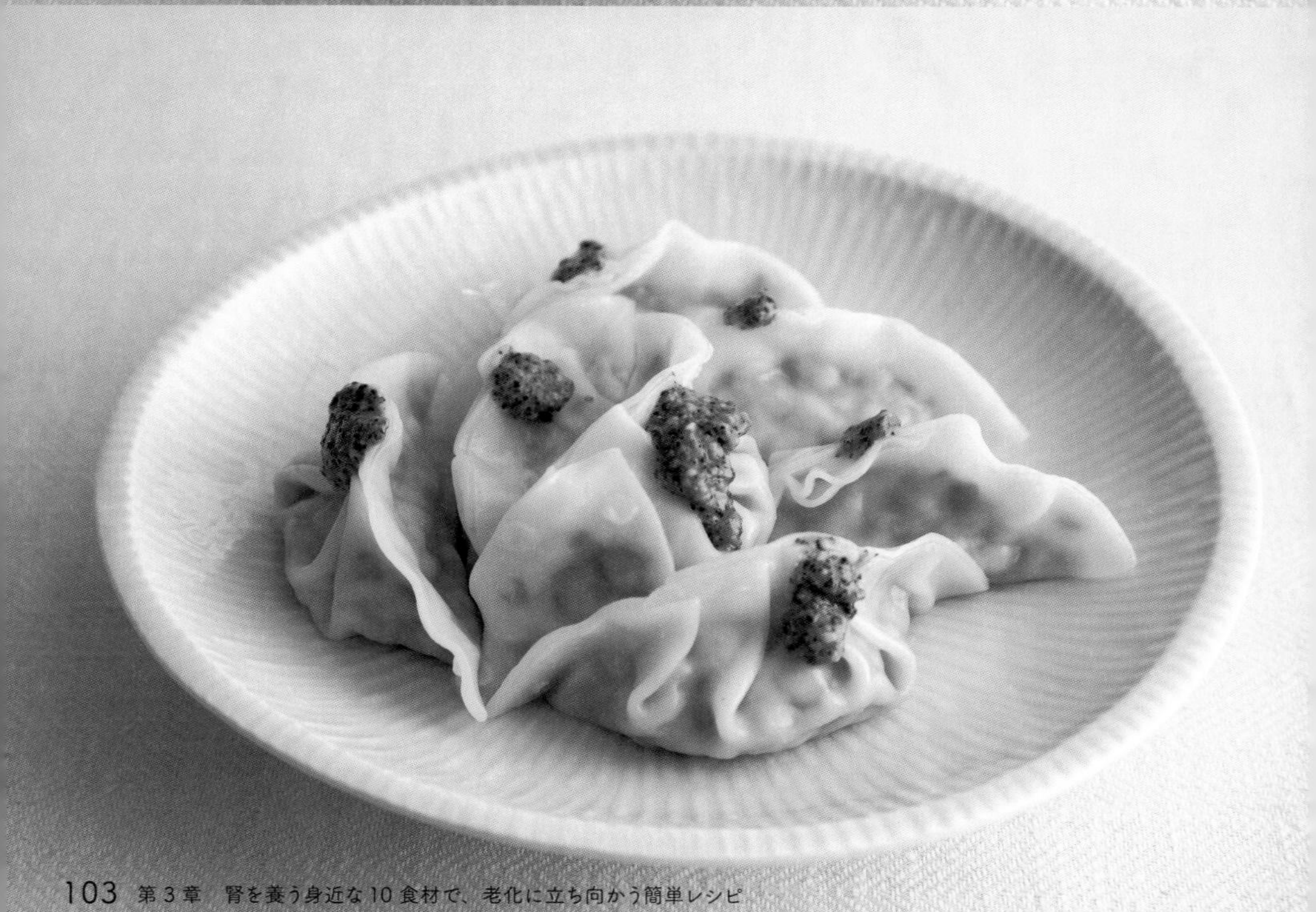

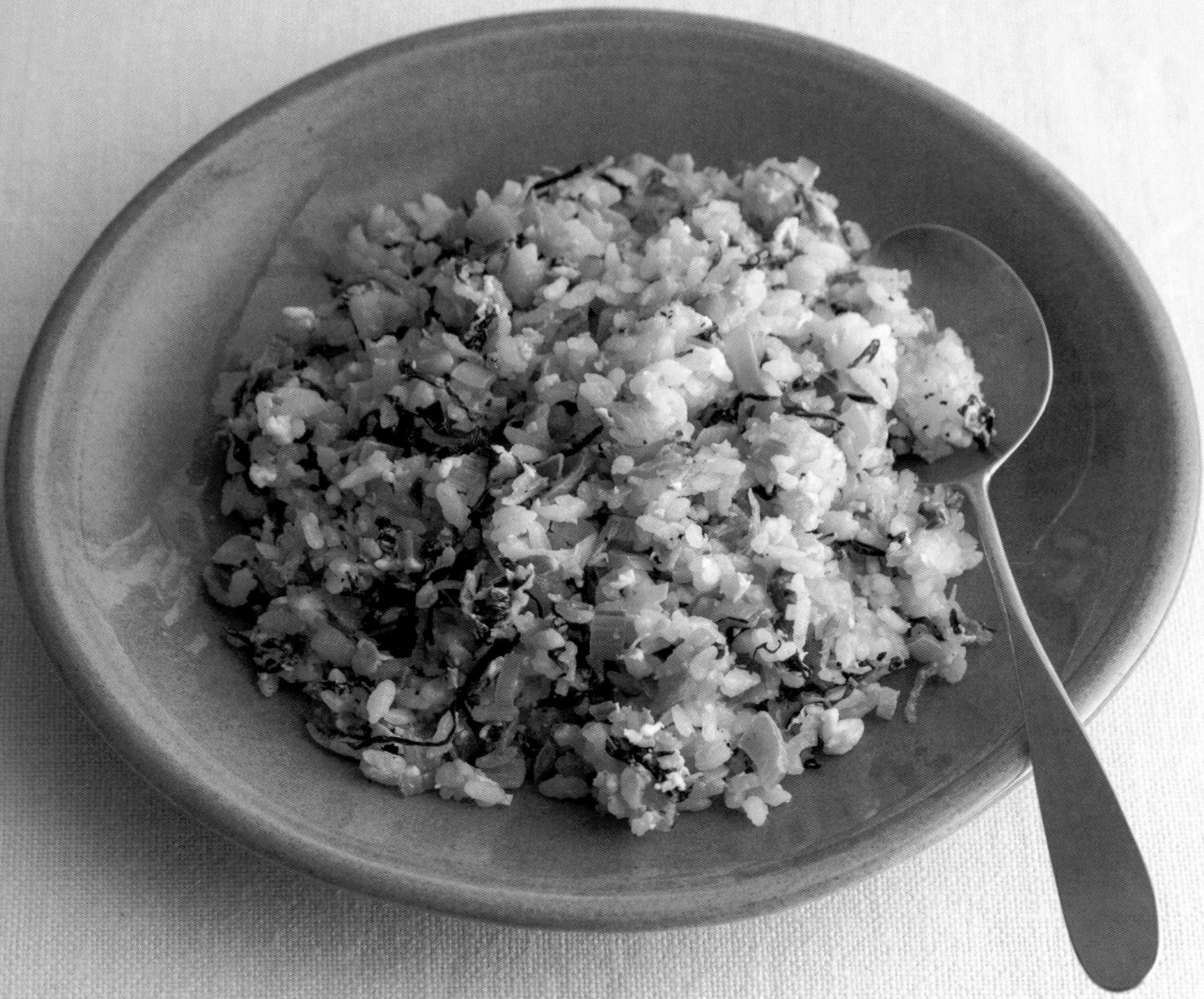

干し小えびの快眠チャーハン

コレが効く!

殻ごと食べられる干し小えびは私にとって必須の乾物。**香ばしいえびの殻はおいしさだけでなく、精神安定の助けに**なります。**心煩を抑える小松菜と合わせると、その効果は倍増**。安眠には潤いが満ち、臓腑が濡養されていることが大切です。卵がその役割をきちんと担ってくれます。

材料（2人分）

干し小えび……大さじ3（7g）
小松菜……½束（150g）
卵……2個
温かいご飯……300g
ごま油……大さじ1
A しょうゆ……小さじ1
　塩、こしょう……各少量

作り方

❶ 小松菜は粗いみじん切りにする。
❷ フライパンにごま油を中火で熱し、小松菜を炒め、しんなりしたら小えびを加えて炒め合わせる。
❸ 溶きほぐした卵、ご飯を加え、ご飯に卵をからめるように炒める。Aで調味し、パラリとするまで炒める。

えび
干し小えび

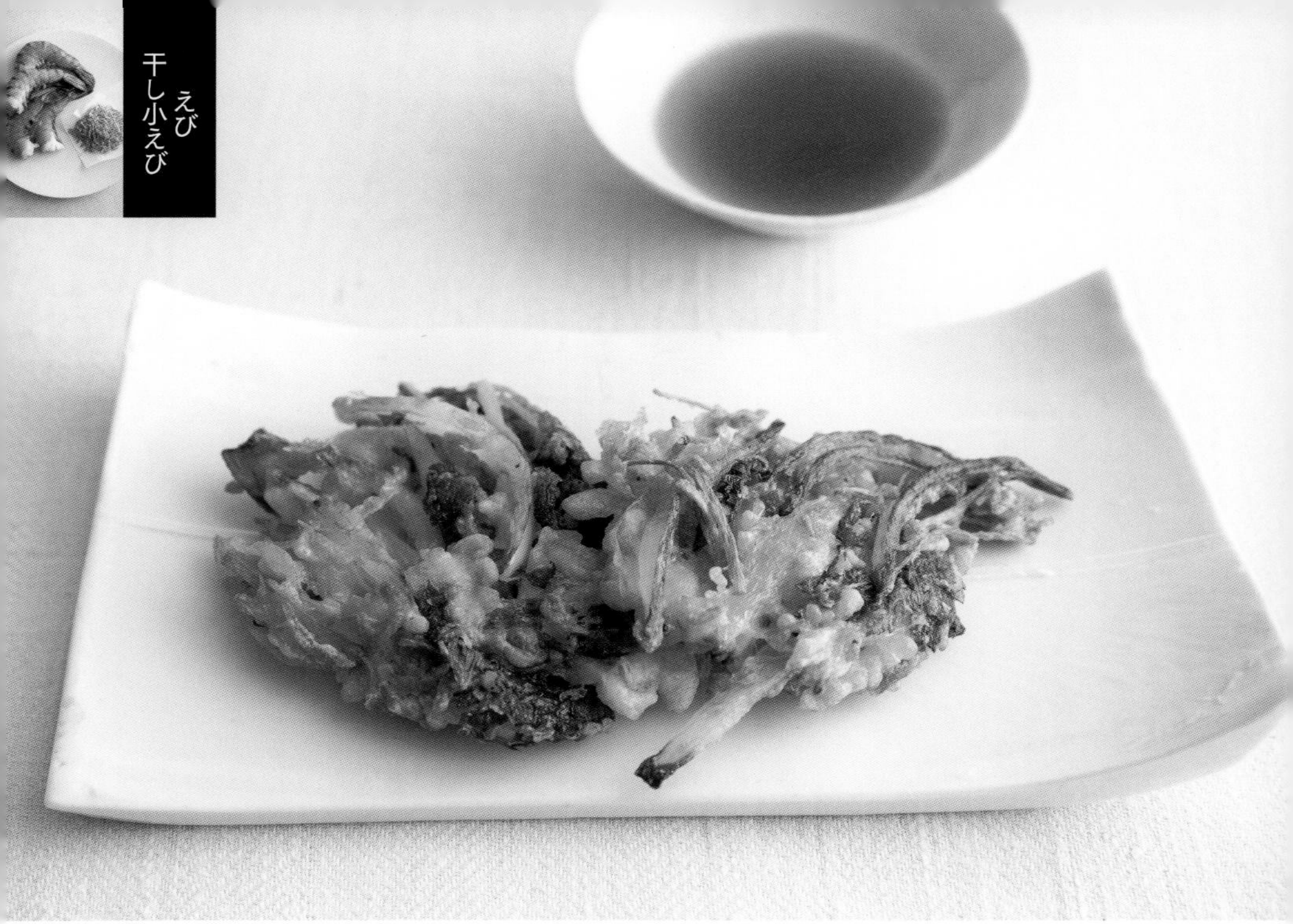

干し小えびと玉ねぎの気血巡らせかき揚げ

コレが効く！

誰しも大なり小なり抱えているストレス。それは五臓の中の肝の働きに影響を与え、気血の流れを乱します。肝をのびのび働かせるのに役立つのがみつ葉の香り。**肝に働きかけ、イライラを解消し、肝が担う気血の巡りを取り戻す助け**になります。みょうがやゆずの皮を加えるのもおすすめです。

材料（2人分）

干し小えび……大さじ2
玉ねぎ……⅓個（70g）
みつ葉……½束
卵……1個
米粉（または小麦粉）……大さじ4
A ┌ だし汁*……大さじ3
　│ しょうゆ……大さじ1
　└ みりん……小さじ½
揚げ油……適量
*だし汁はP124の「補腎だし」を使っても

作り方

❶　玉ねぎは1㎝幅のくし形に切り、みつ葉はざく切りにしてボウルに入れ、小えびを加えて混ぜる。米粉大さじ1を加えて全体にまぶす。
❷　卵を溶きほぐし、水を加えて100㎖にする。米粉大さじ3を加えて溶き、①に加えてさっくりと混ぜる。
❸　フライパンに揚げ油を深さ1㎝ほど入れて中温（約170℃）に熱し、②をお玉ですくい入れる。底面がかたまったら裏返し、返しながらカリッと揚げる。器に盛り、温めたAを添える。

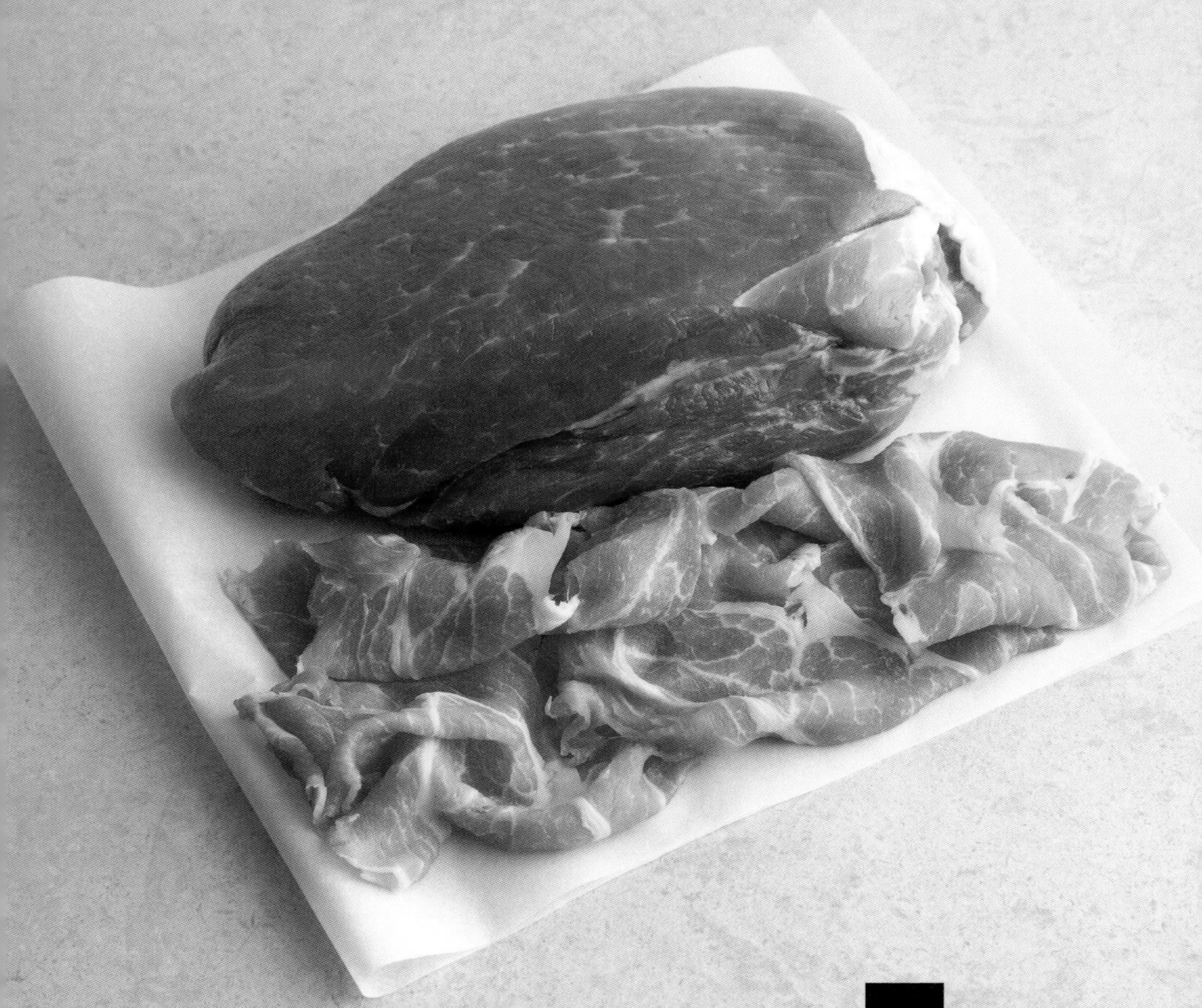

豚肉

補腎&元気補充&乾燥改善

中医学には物事を陰陽にふり分ける陰陽論があります。分けるポイントはさまざまですが、ひとつが体を温め、動かすパワーとなる気を陽とし、陽に動かされる血や水、肉体を陰とする対比です。

豚肉はこの陰を補う代表です。年齢とともに減り続ける、目に見えるものを補い、潤わせます。陰は陽がないと働けませんが、陽も陰がないと役に立ちません。豚肉は補気にも働き、生命の根本となる力、抵抗力の根源の補強にもなります。

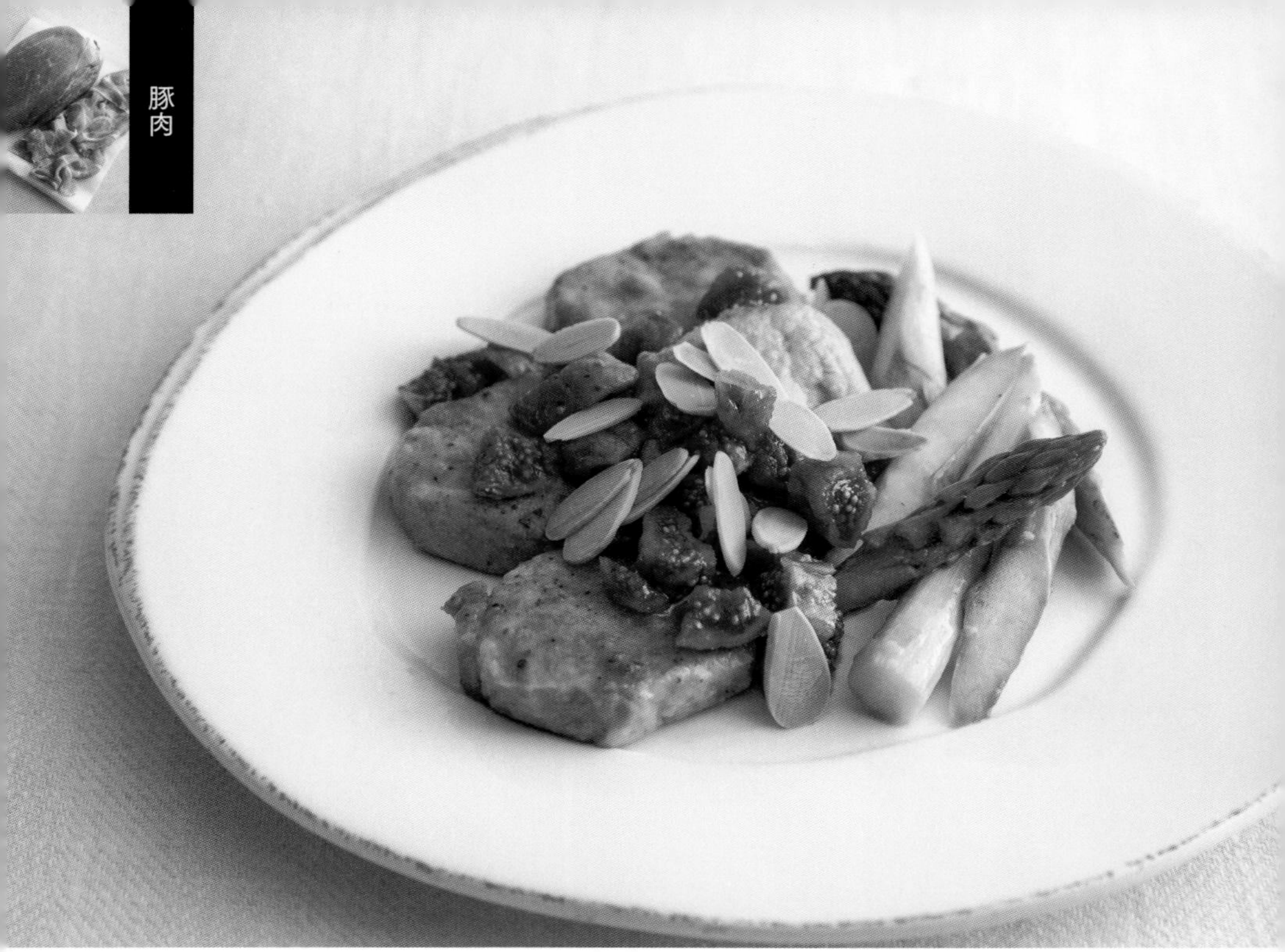

豚ヒレ肉の潤いソテー

コレが効く！

いちじくとアーモンドにはよく似た効能があり、消化をととのえ、潤いを生みます。のどがつかえるような乾燥症状を抑え、便通改善の手助けにもなります。おしゃべりで**のどを酷使した日におすすめの、元気と潤いを取り戻す組み合わせ**です。

材料（2 人分）

豚ヒレかたまり肉 …… 250g
グリーンアスパラガス …… 4 本
ドライいちじく（ソフトタイプ）…… 2 個（40g）
スライスアーモンド …… 3g
A ┌ 塩、こしょう …… 各少量
　└ 米粉（または小麦粉）…… 小さじ 2
オリーブ油 …… 大さじ 1
白ワイン …… 大さじ 2
B ┌ はちみつ、薄口しょうゆ …… 各小さじ½
　└ 塩、こしょう …… 各少量

作り方

❶　豚肉は 1㎝厚さに切り、A を順にまぶす。アスパラガスは食べやすい長さの斜め切りにする。いちじくは 7㎜角に切る。アーモンドはフライパンでからいりするか、オーブントースターの弱（350W）で 5 分ほど焼く。

❷　フライパンにオリーブ油を中火で熱し、豚肉、アスパラガスを焼く。焼き色がついたらいちじくをちらして白ワインを加え、ふたをして 30 秒ほど蒸し焼きにする。

❸　B で調味し、器に盛り、アーモンドをちらす。

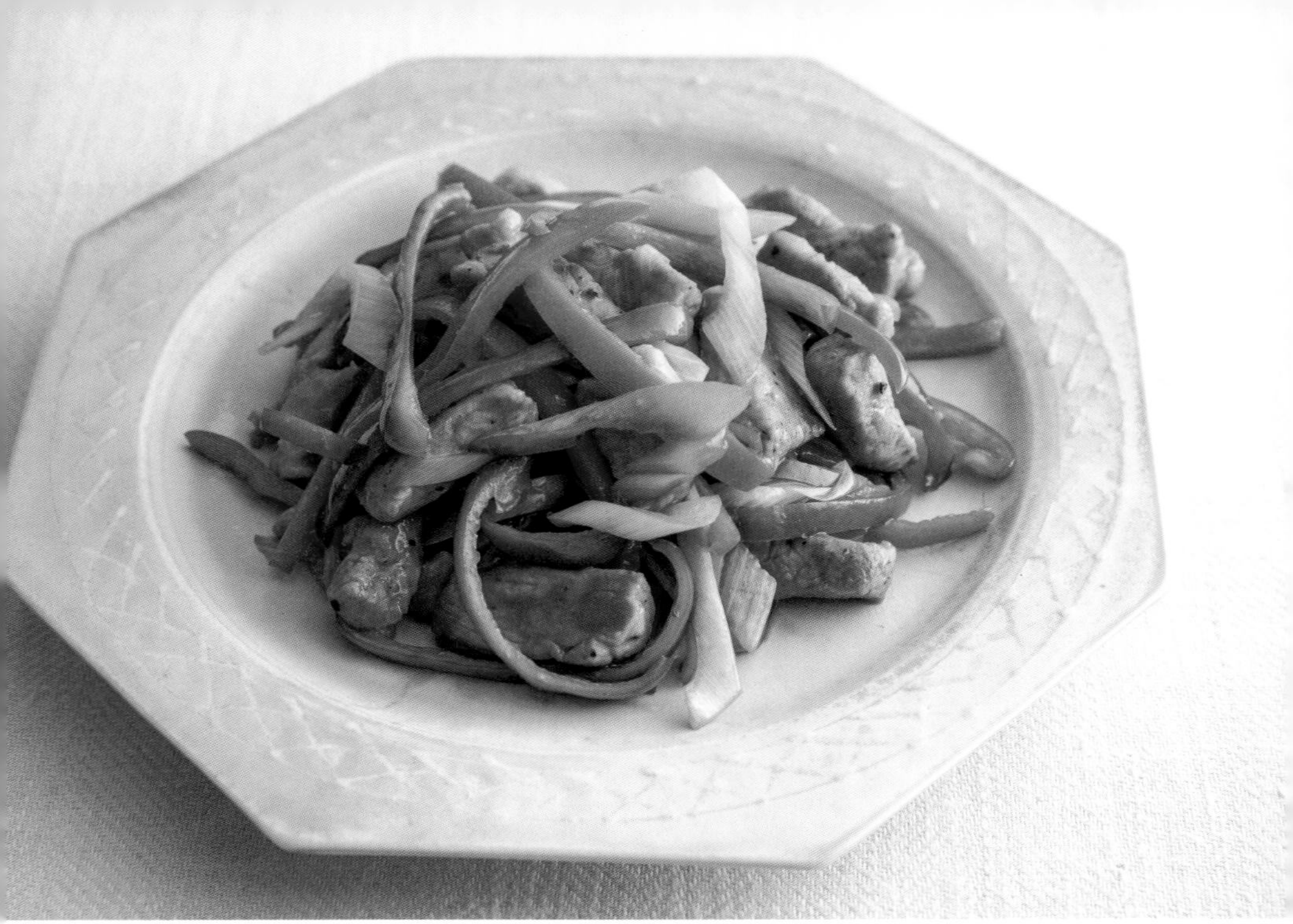

豚肉の
血巡 青椒肉絲《チンジャオロースー》

コレが効く！

ピーマンは肝に働きかけ、肝の担う気血の巡りを取り戻す助けをし、**緊張やイライラでぎゅっと滞った気を通じさせます**。現代は血栓や動脈硬化の形成予防に効果がある生食がすすめられていますので、気になる方は試してみても。いずれにせよ、歯ざわりが残る程度にかために火を通すのがおすすめです。

材料（2 人分）

豚ももソテー用肉 ………… **200g**
ピーマン ………… 2 個
赤ピーマン ………… 1 個
長ねぎ ………… ½本
A ┌ 塩、こしょう ………… 各少量
　 └ 米粉（または小麦粉）………… 小さじ 2
ごま油 ………… 大さじ 1
B ┌ オイスターソース、酒
　 │ ………… 各大さじ 1
　 └ しょうゆ ………… 小さじ 1

作り方

❶　豚肉は細切りにしてボウルに入れ、A を加えてまぶす。ピーマン、赤ピーマンは細切りにし、長ねぎは縦半分に切ってから 5㎜幅の斜め切りにする。

❷　フライパンにごま油を中火で熱して豚肉を炒め、色が変わったら①の野菜を加えて炒め合わせる。B で調味する。

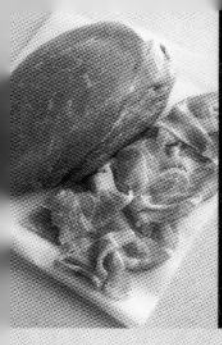

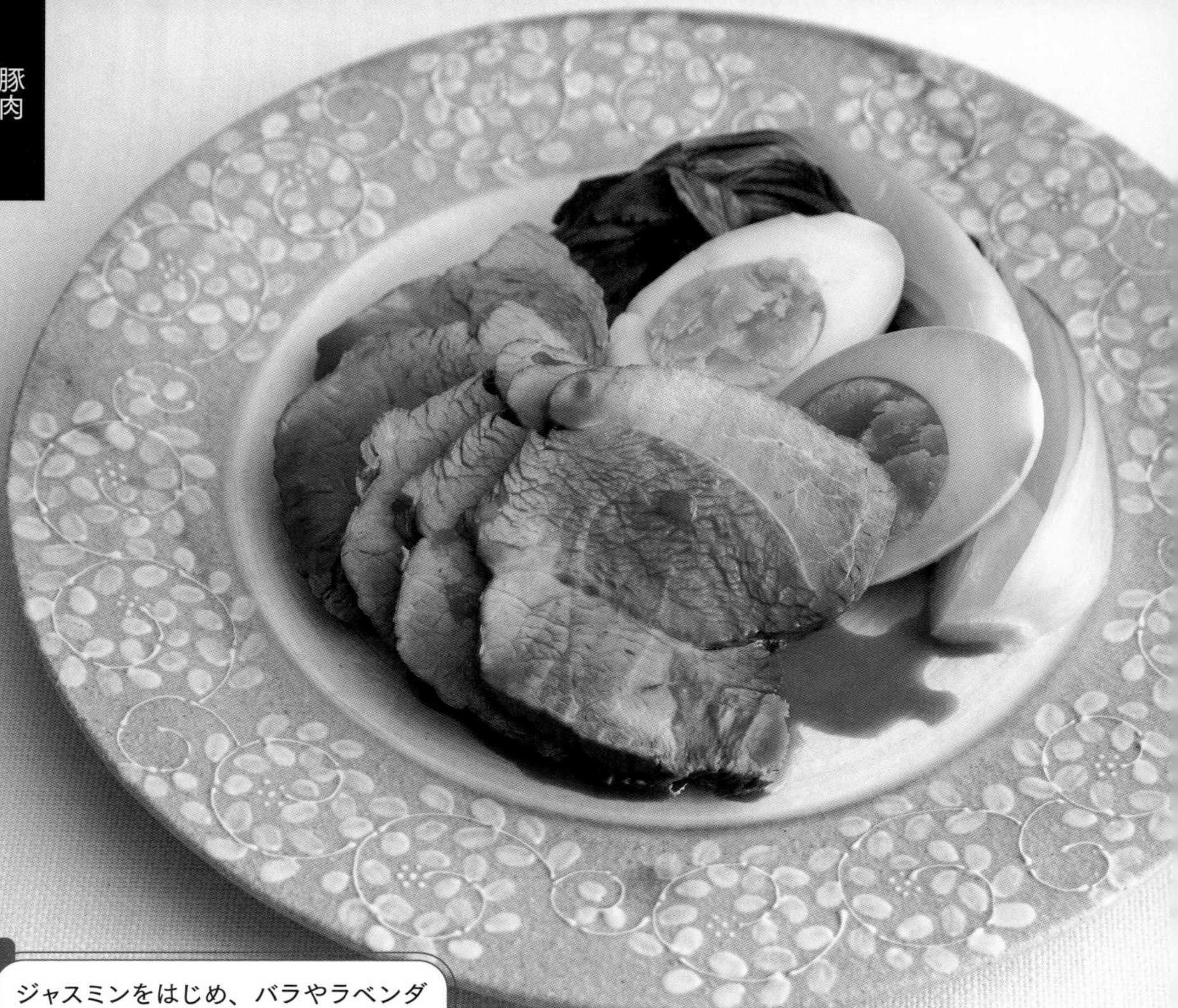

コレが効く！

ジャスミンをはじめ、バラやラベンダーなど**花の香りは特に女性の気の滞りの解消**に役立ちます。みかんの皮を乾燥させたものは温め巡らせる陳皮（チンピ）、白い筋は橘絡（キツラク）といい、やはり**気血を通じさせます**。食べるときは、果肉をつぶして果汁を煮汁と一緒にしていただきます。

安神安眠ジャスミン茶豚

材料（3～4人分）

豚ももかたまり肉……400g
ゆで卵（殻をむく）……2～3個
みかん……1個
チンゲン菜……1株
A
- ジャスミン茶葉（ティーバッグ）……1袋
- 酒……50mℓ
- しょうゆ、みりん……各大さじ2
- 塩、黒糖（粉末）……各小さじ½

作り方

❶　みかんは皮をむいて横半分に切る。豚肉がぎりぎり入る大きさの小さめの鍋に豚肉を入れ、みかんをのせ、Aを加える。みかんの皮4㎝四方1枚をのせ、ひたひたになるまで水（150～200mℓ）を注いで中火にかける。

❷　煮立ったら弱火にしてアクを取り、キッチンペーパーで落としぶたをし、さらにふたを5㎜ほどずらしてのせ、30分ほど煮る。ゆで卵を加え、ふたをして火を止め、15分ほど蒸らす。

❸　チンゲン菜は4つ割りにしてポリ袋に入れ、口を軽く閉じて電子レンジで2分加熱し、粗熱が取れたら水けをしぼる。

❹　豚肉とゆで卵を食べやすく切り、③とともに器に盛る。煮汁を5分ほど煮詰めてかける。

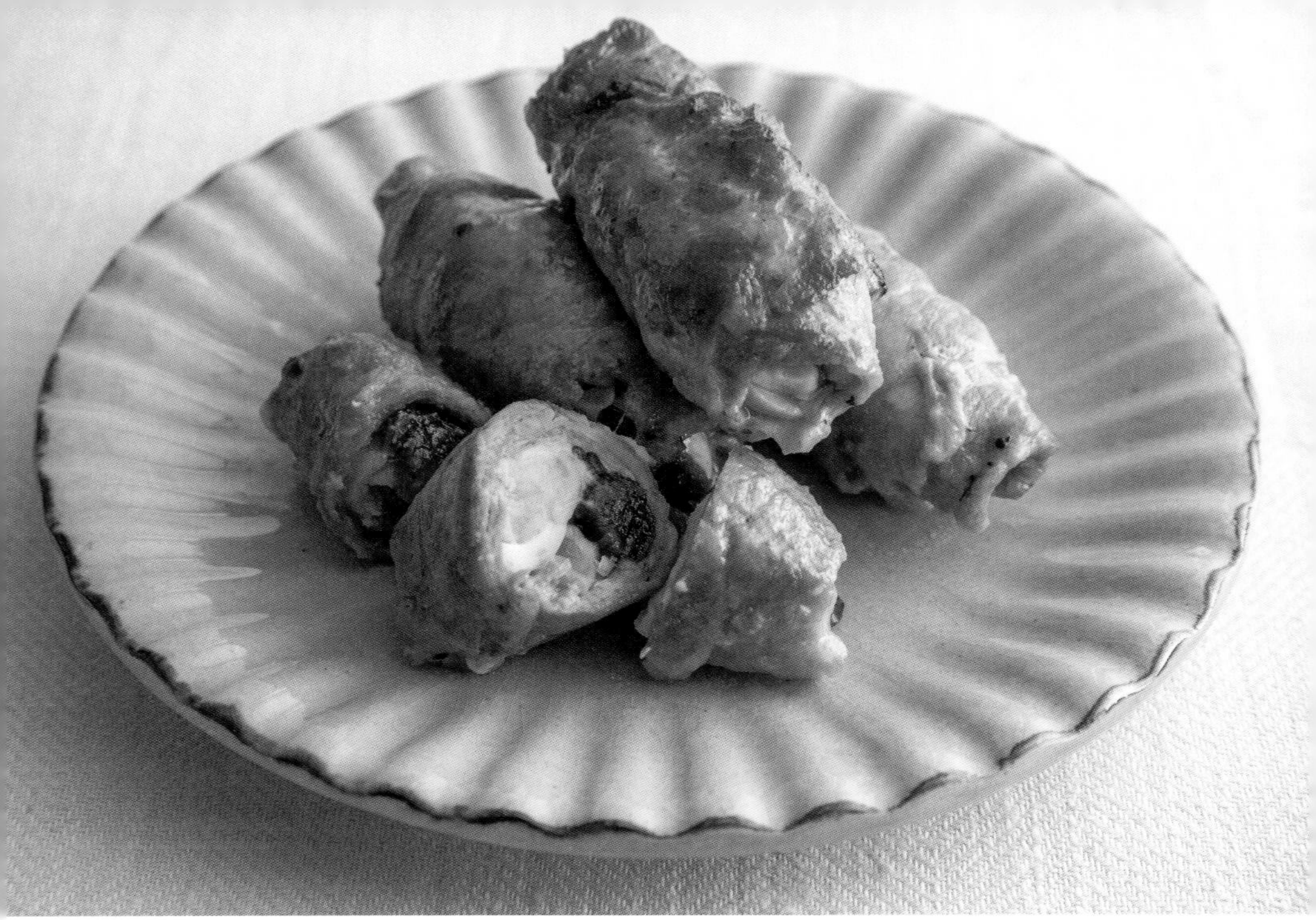

豚肉の元気健脳ロール

コレが効く！

小さくてもひとつの命であるうずらの卵は、五臓を補う力に満ちています。**補気補血することで根本の元気を補い、それは健やかな脳の働きの源になります**。プルーンは活血に働き、補腎にもすぐれています。60 代のおやつは、甘みに頼るのではなく、くるみやプルーンなどをひとつまみするのがおすすめです。

材料（2 人分）

豚ロース薄切り肉 ……… **250g**
ドライプルーン ……… 4 個
くるみ ……… 20g
うずら卵（水煮）……… 8 個
A ┌ 塩、こしょう ……… 各少量
　 └ 米粉（または小麦粉）……… 小さじ 2
米油 ……… 大さじ 1
白ワイン ……… 大さじ 2

作り方

❶　プルーンは 4 等分に切り、くるみは粗く刻む。うずら卵は縦半分に切る。

❷　豚肉を 8 等分して広げ、A を順にふる。①を等分にのせてくるくる巻く。

❸　フライパンに米油を中火で熱し、②の巻き終わりを下にして並べ入れる。転がしながら全体に焼き色をつけ、白ワインをふり、ふたをして 1 分ほど蒸し焼きにする。

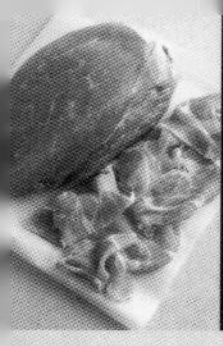

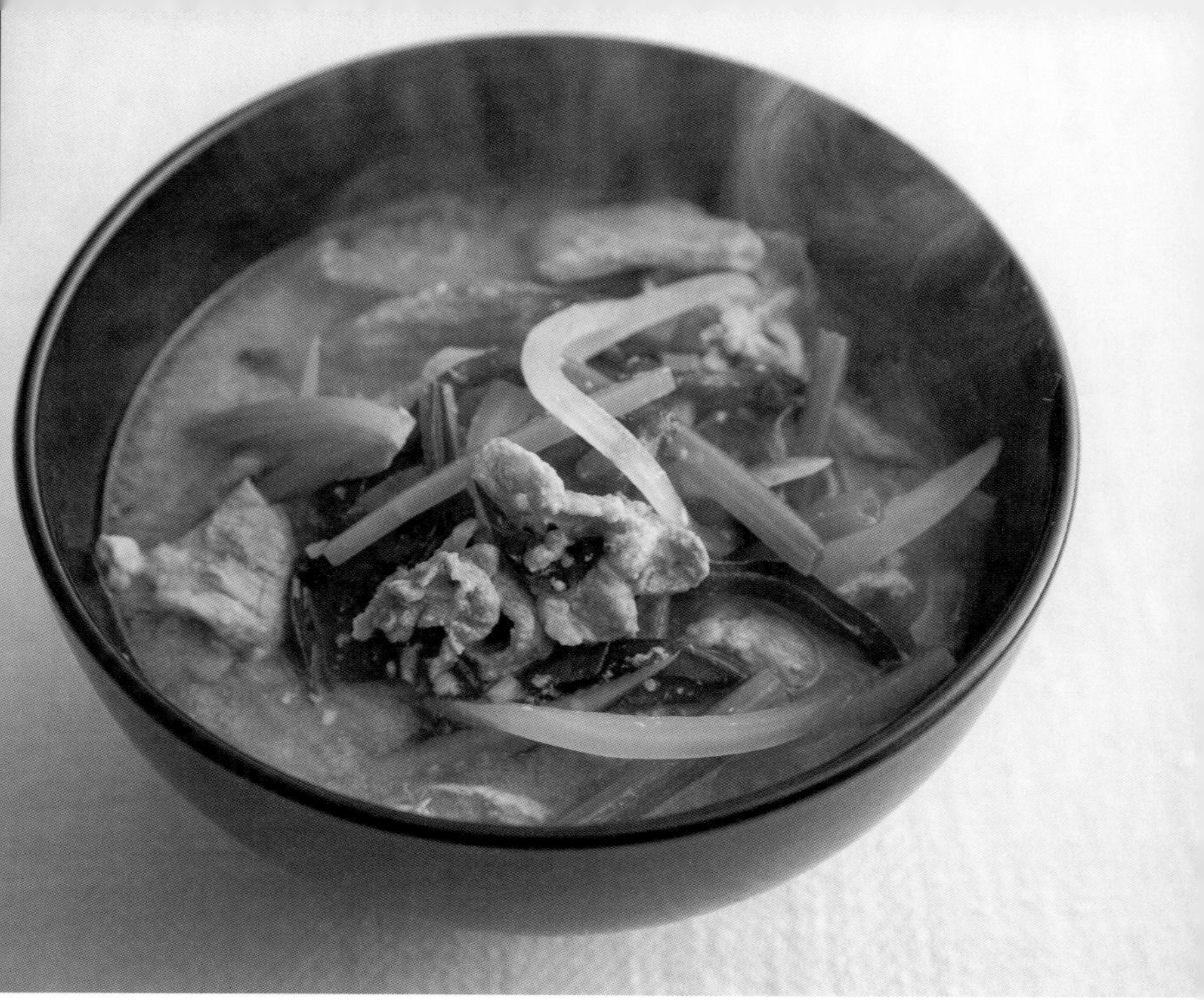

温め美肌豚汁

コレが効く！

中医学では体内の様子は表に現れると考えます。肌の様子は内臓の様子、美しい肌は健康の現れといえます。**肌肉のための材料にはやはり肉。そして栄養となる血を補い巡らせる野菜類をたっぷり**。酒蔵で働く方たちの美肌は知られるところですが、酒粕はまさに気血を巡らせながら、肌を潤わせます。

材料（2人分）

豚こま切れ肉 ……… **150g**
ほうれん草 ……… ¼束（50g）
玉ねぎ ……… ⅙個（30g）
にんじん ……… 20g
生きくらげ ……… 2枚
ごま油 ……… 小さじ2
だし汁* ……… 300mℓ
酒粕（板粕）、みそ ……… 各大さじ1

*だし汁はP124の「補腎だし」を使っても。

作り方

❶ ほうれん草はざく切り、玉ねぎは縦に薄切りにする。にんじんときくらげは細切りにする。豚肉は大きければひと口大に切る。

❷ 酒粕は細かくちぎって耐熱ボウルに入れ、電子レンジで20秒ほど加熱する。少量のだし汁を加えてのばす。

❸ 鍋にごま油を中火で熱して豚肉を炒め、色が変わったら①の野菜ときくらげを加えて炒め合わせ、残りのだし汁を注いで煮立てる。酒粕、みそを溶き入れ、4分ほど煮る。

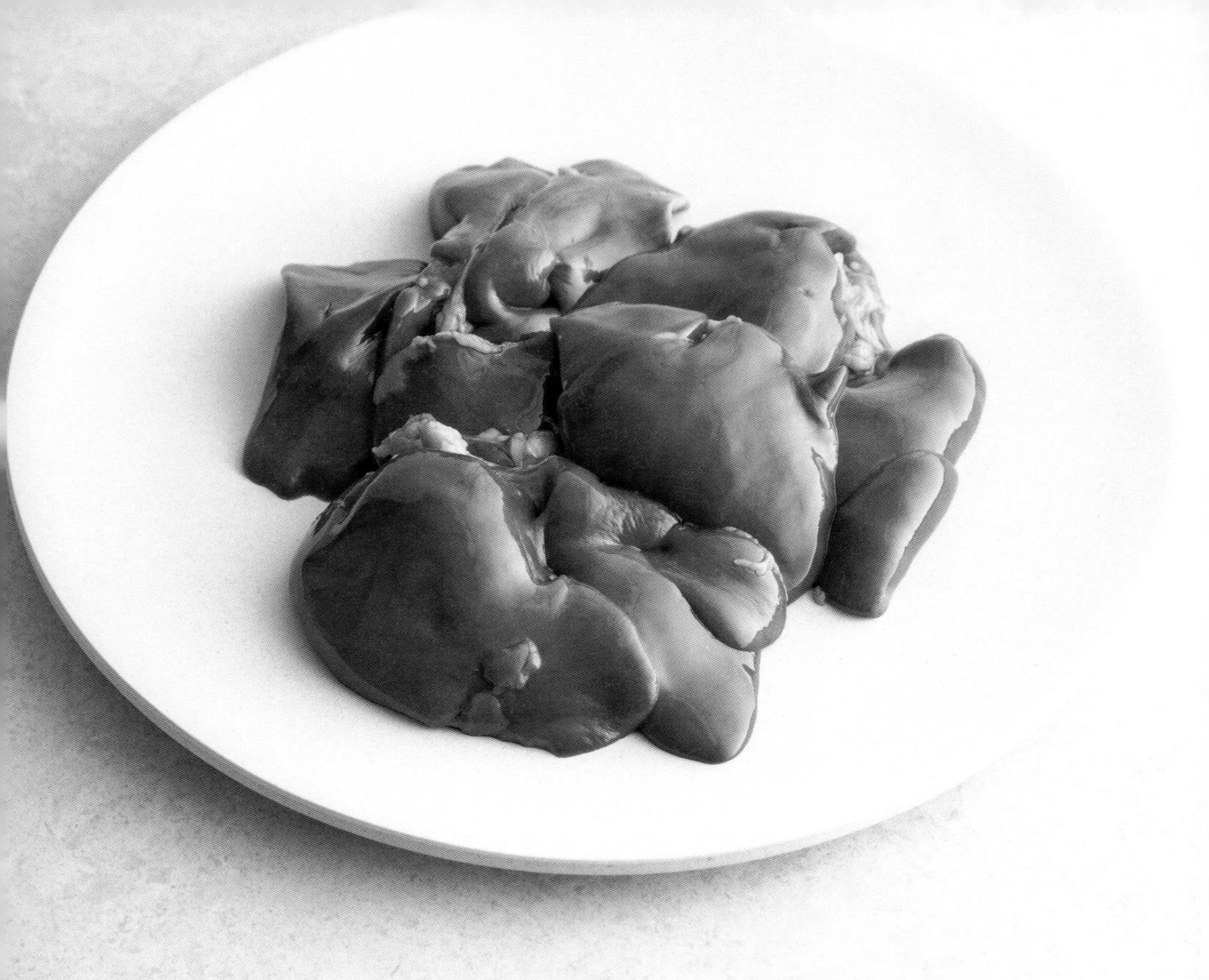

鶏レバー

補腎&冷え改善&目の不調回復

血が足りなければレバーと、だれもが考えるように、鶏レバーは補血の重要な働き手です。

血は体各所の潤いになり、精神の安定に欠かせません。さらに、老眼による目の乾燥、かすみ目など、目の不調改善にも役立ちます。

レバーの補血は以臓補臓の代名詞ですが、食べ過ぎは禁物。血を巡らせる野菜などと組み合わせ、週に1〜2食か、パテなどを少しずついただくやさしい補給が、体のためになります。

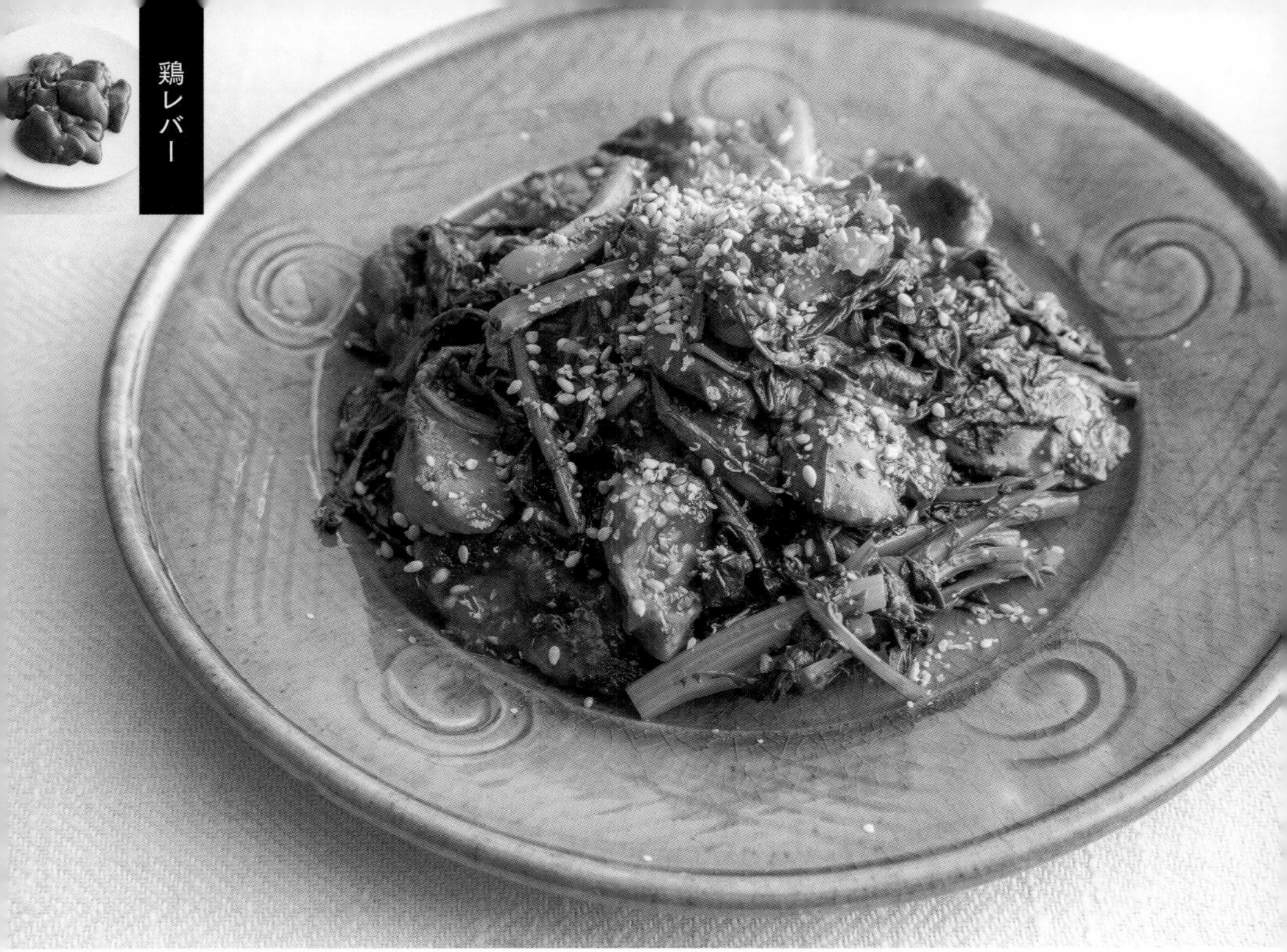

レバーと春菊の明目炒め

コレが効く！

目の不調には、補血養血するレバーがぴったり。春菊は気の流れをととのえ、目へ栄養を届ける働きをします。黄菊、ししとう、にんじんも同様に働くので、材料に加えても。**実は目の健康は肌の健康にもつながります**。白ごまを使い、肌の潤いも狙いましょう。すりごまを使うか、つぶして使ってください。

材料（2人分）

鶏レバー……**200g**
春菊……½束（150g）
白すりごま……大さじ1
A┌おろししょうが……小さじ1
　└しょうゆ、みりん……各大さじ½
片栗粉……大さじ1½
オリーブ油、白ワイン……各大さじ1
塩、こしょう……各少量

作り方

❶　レバーは冷水で洗って水けを取り、筋や脂肪を除きながらひと口大に切る。Aをまぶして5分ほどおく。春菊はざく切りにする。
❷　レバーに片栗粉を2回に分けてまぶす。
❸　フライパンにオリーブ油を中火で熱し、レバーを焼く。カリッとしたら春菊を加えて炒め合わせ、白ワインをふり、ふたをして30秒ほど蒸し焼きにする。塩、こしょうで味をととのえ、大きく混ぜ、白ごまをちらす。

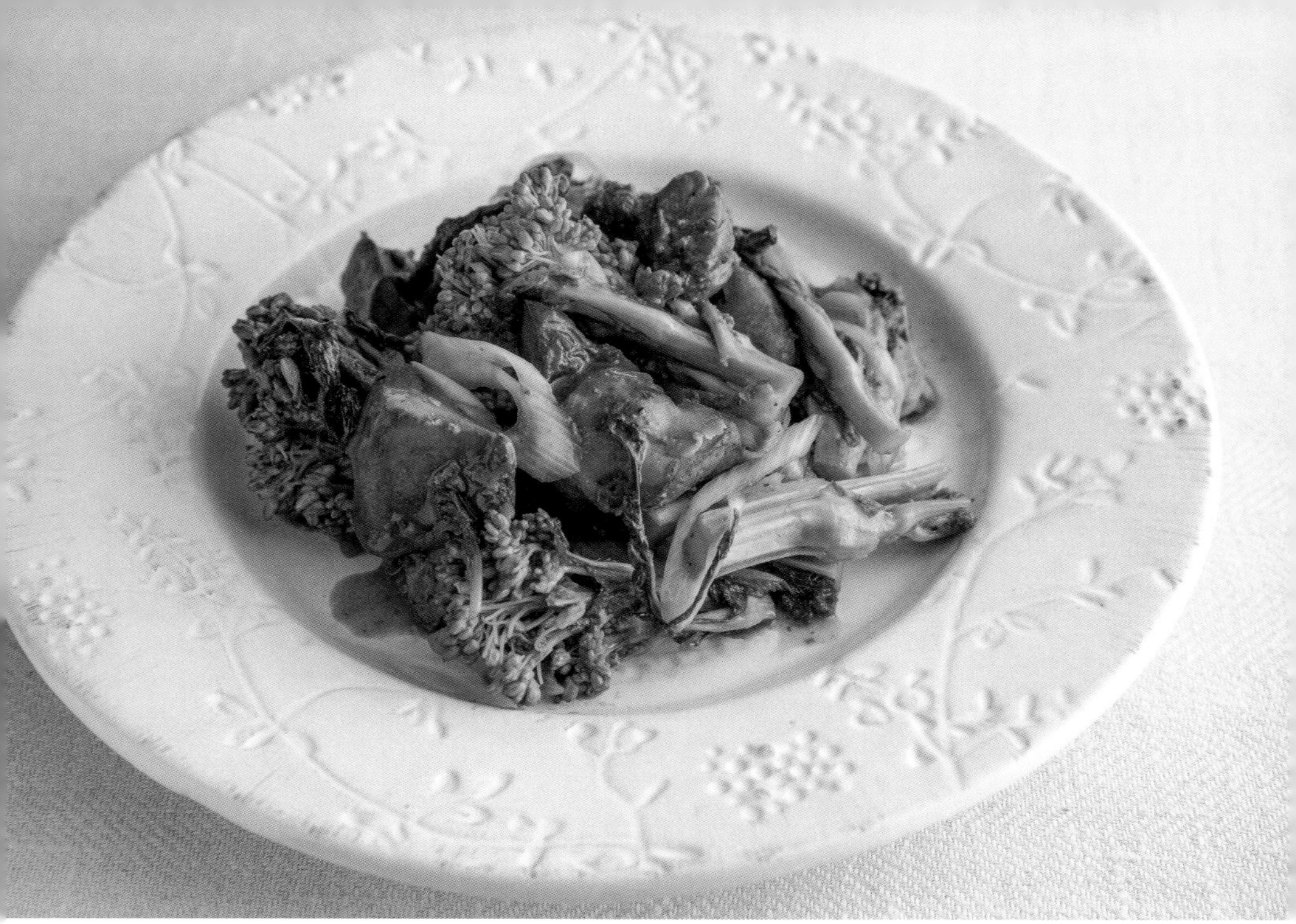

レバーと
菜花の
補血活血炒め

コレが効く！

菜花は**血を動かす力を持ち、解毒に働く**ので、肌のくすみやシミが気になるときにおすすめです。早春にほろ苦い辛みによってデトックスするのが日本の養生で、このころが旬の菜花は**体にたまった瘀を排出するのにぴったり**の野菜なのです。手に入らない季節はこんにゃくとみつ葉で代用します。

材料（2 人分）

鶏レバー …… **200g**
菜花 …… 1 束（200g）
長ねぎ …… ½本
A ┌ おろししょうが …… 小さじ 1
　└ 塩、こしょう …… 各少量
B ┌ オイスターソース …… 大さじ 1½
　│ 酒 …… 大さじ 1
　│ しょっつる（またはナンプラー）
　└ …… 小さじ 1
ごま油 …… 大さじ 1

作り方

❶　レバーは冷水で洗って水けを取り、筋や脂肪を除きながらひと口大に切る。A をまぶして 5 分ほどおく。菜花はざく切りにし、長ねぎは斜め切りにする。B は合わせる。

❷　フライパンにごま油を中火で熱し、レバーをじっくり炒める。菜花、長ねぎを加えてひと混ぜし、B で調味し、大きく混ぜながら 1 分ほど炒める。

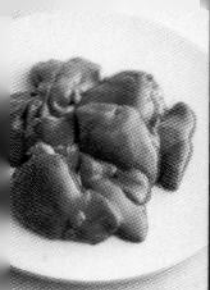

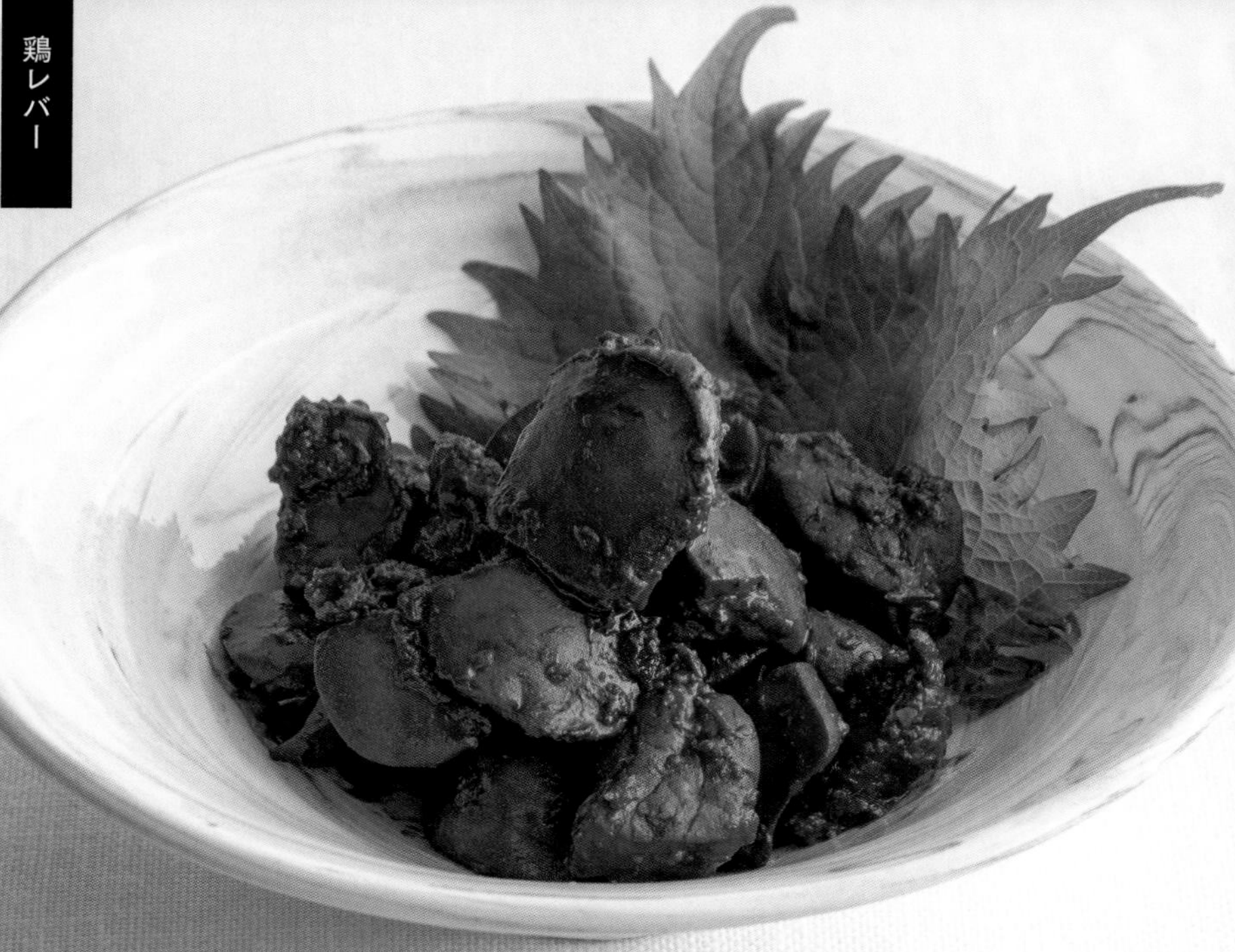

レバーの
温め安神
ワインしぐれ煮

コレが効く!

適量のアルコールは気血の巡りを促進します。中でも**ワインはストレスをやわらげる安神作用にすぐれ、ため息が多い方におすすめ**。日本酒に代えるとやや甘めの仕上がりになり、温め力が増します。気持ちの滞りは筋肉や関節のこわばり、不眠につながります。不調が出ないうちにおいしく手当てしましょう。

材料（作りやすい分量）

鶏レバー ………… **200g**
青じそ ………… 2～3 枚
A ┌ みそ ………… 大さじ 2
　│ おろしにんにく、おろししょうが、
　└ 黒糖（粉末）………… 各小さじ 1
赤ワイン ………… 50㎖

作り方

❶　レバーは冷水で洗って水けを取り、筋や脂肪を除きながらひと口大に切る。

❷　鍋に①を入れ、A、赤ワイン、水大さじ 2 を注いで中火にかけ、混ぜながら汁けがなくなるまでいりつける。

❸　青じそを添えて、器に盛る。

レバーの解うつマリネ

中医学では血は精神に関わり、健やかな精神活動には血が満ち、順当に流れることが重要だと考えます。不足や滞りはうつ症状、健忘、不眠などを生じます。**レバーで十分な血を補給し、玉ねぎ、ローズマリーの活血力、ピーマンやオレンジの理気解うつの力を合わせ、健やかな血の巡りのサポート**をします。

材料（2人分）

鶏レバー …… **200g**
玉ねぎ …… ¼個（50g）
ピーマン、赤ピーマン …… 各1個
A ┌ ローリエ …… 1枚
　│ ローズマリー（あれば）…… 5cm
　│ しょうが（薄切り）…… 1枚
　└ 酒 …… 大さじ2
B ┌ オレンジ果汁（またはみかん果汁）
　│ …… 50mℓ
　│ 酢、オリーブ油 …… 各大さじ1
　└ 塩 …… 小さじ¼

作り方

❶　レバーは冷水で洗って水けを取り、筋や脂肪を除きながらひと口大に切る。鍋に入れ、Aとひたひたの水を注いで中火にかけ、色が変わるまでゆでてざるに上げる。

❷　玉ねぎ、ピーマン、赤ピーマンは細切りにし、耐熱ボウルに入れ、ふんわりとラップをかけて電子レンジで40秒加熱する。Bを加えて混ぜる。

❸　②に①を加えてさっと混ぜ、15分以上おく。

冷え解消レバーパテ

コレが効く!

レバーだけでは食べにくい方のために、補気に働く鶏ひき肉と合わせ、くせのないパテにしました。**体の奥から温めるスパイスのクローブ、シナモンに、みそや玉ねぎ、にんにくも合わせ、末端まで血を巡らせ、温め効果は抜群**。パンやクラッカーに塗ったり、薄切りのかぶにのせていただくのもおすすめです。

材料（100mℓの耐熱容器3個分）

鶏レバー …… **200g**
鶏ひき肉 …… 80g
玉ねぎ（みじん切り）…… ¼個（50g）
にんにく（みじん切り）…… 1かけ
米油、ウイスキー（または赤ワイン）
　…… 各大さじ1
A ┌ みそ、薄口しょうゆ …… 各小さじ1
　│ 塩、クローブパウダー、
　└ 　シナモンパウダー …… 各少量
ローリエ、粒黒こしょう、
　シナモンスティック（あれば）
　…… 各適量

作り方

❶　レバーは冷水で洗って水けを取り、筋や脂肪を除いてみじん切りにする。フライパンに米油を中火で熱し、レバー、玉ねぎ、にんにくを3分ほど炒めてウイスキーをふり、粗熱を取る。

❷　ボウルにひき肉を入れ、①、Aを加えて練り混ぜ、耐熱の器にピッチリと詰める。あればローリエ、粒こしょう、シナモンをのせる。

❸　フライパンにキッチンペーパーを敷いて②をのせ、高さ2cmほどの水を加えて中火にかける。ふたをして、弱めの中火で15分ほど蒸す。

memo　作り方❸は、耐熱の器にアルミホイルでふたをし、180℃のオーブンで15分焼いても。冷蔵で、約1週間保存可。

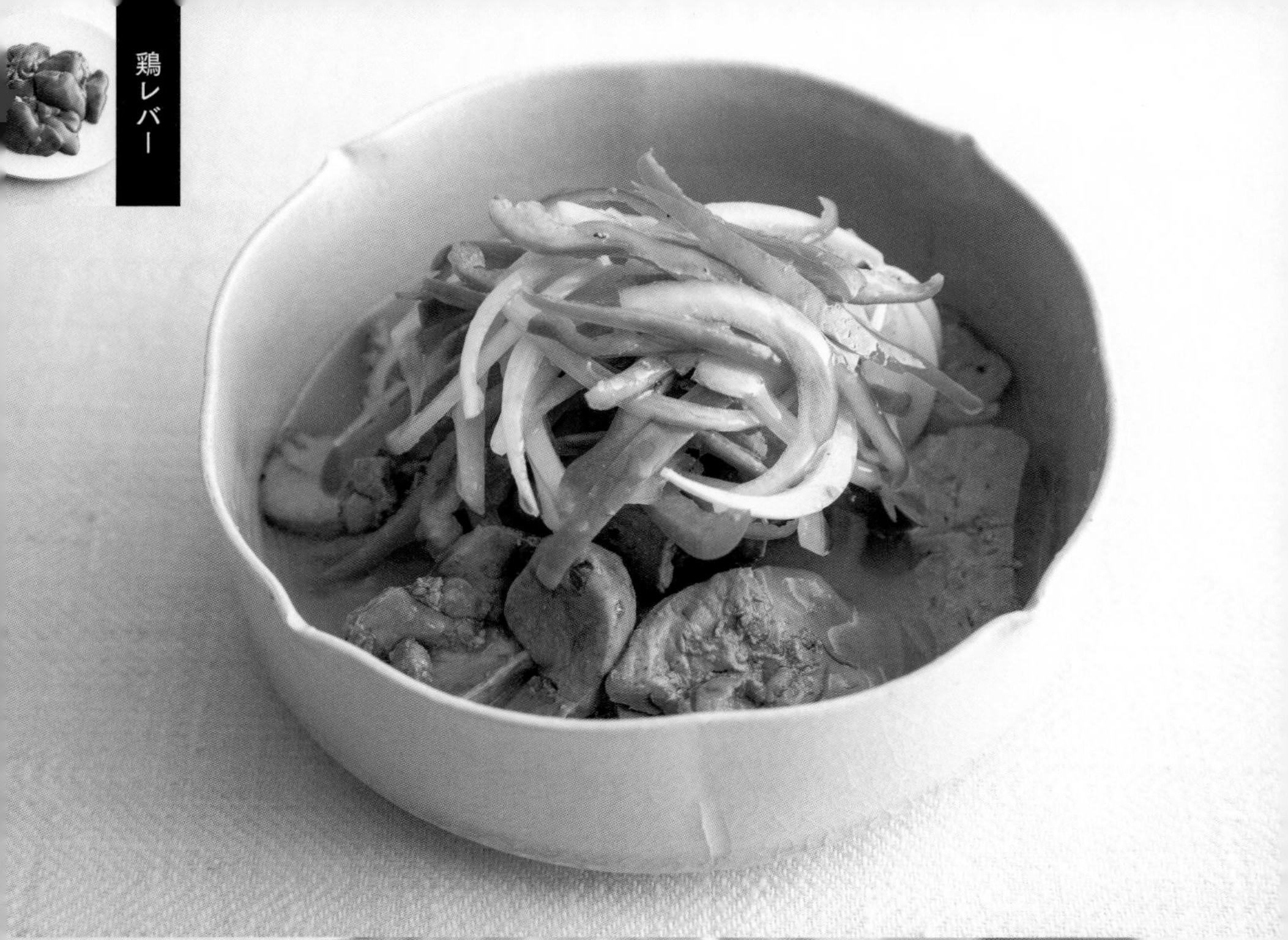

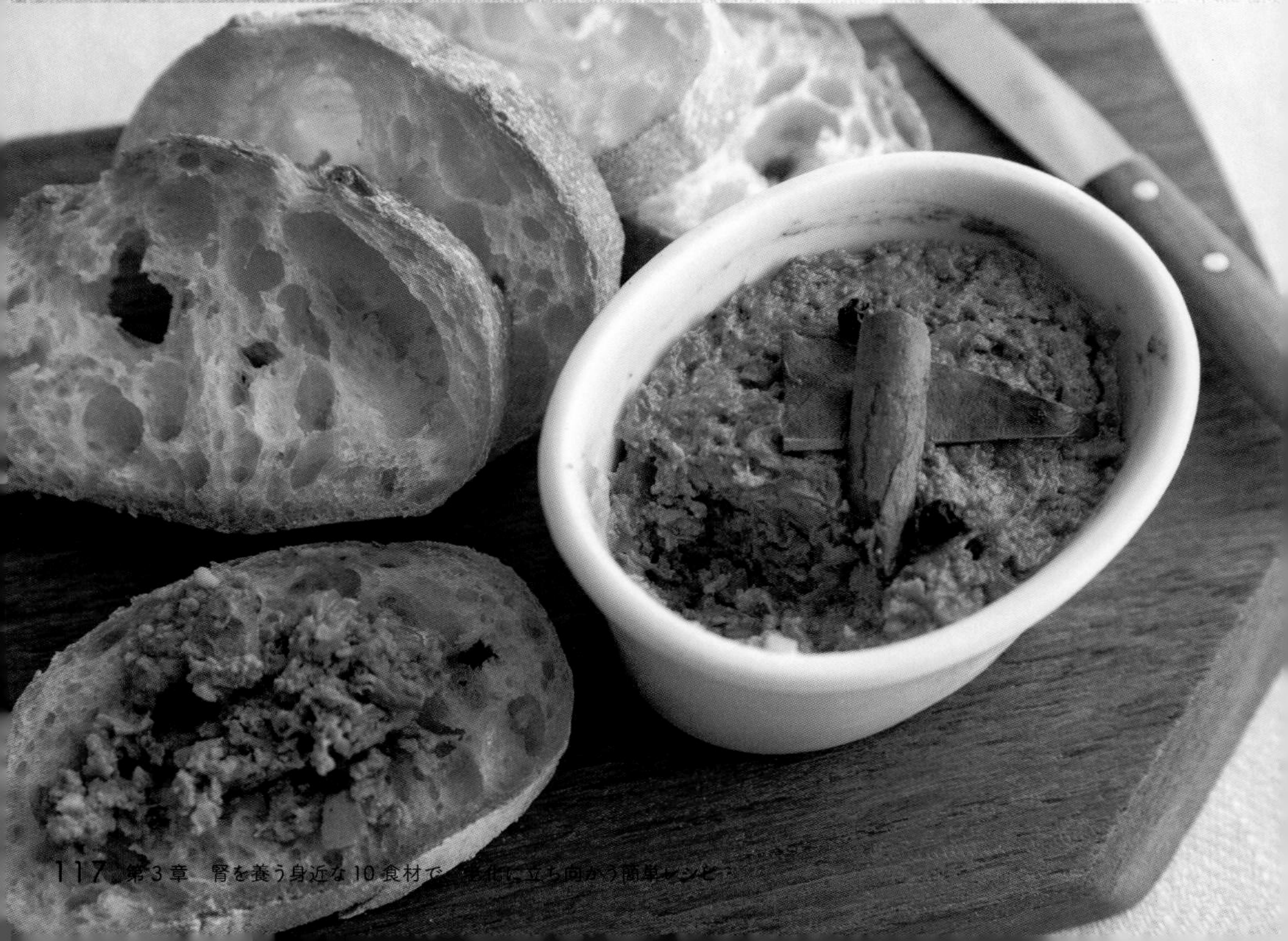

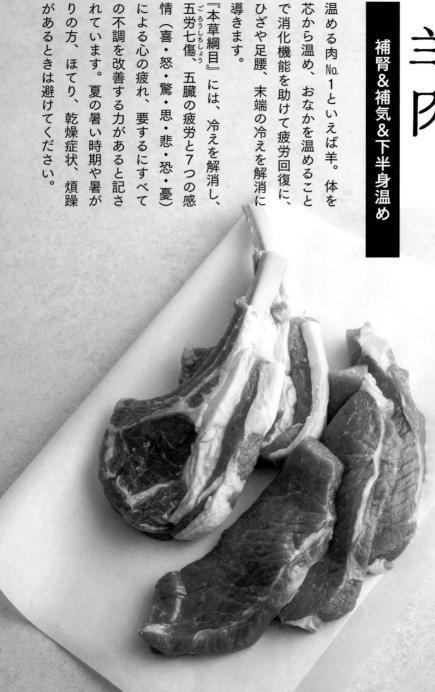

羊肉

補腎&補気&下半身温め

温める肉No.1といえば羊。体を芯から温め、おなかを温めることで消化機能を助けて疲労回復に、ひざや足腰、末端の冷えを解消に導きます。

『本草綱目』には、冷えを解消し、五労七傷《ごろうしちしょう》、五臓の疲労と7つの感情（喜・怒・驚・思・悲・恐・憂）による心の疲れ、要するにすべての不調を改善する力があると記されています。夏の暑い時期や暑がりの方、ほてり、乾燥症状、煩躁があるときは避けてください。

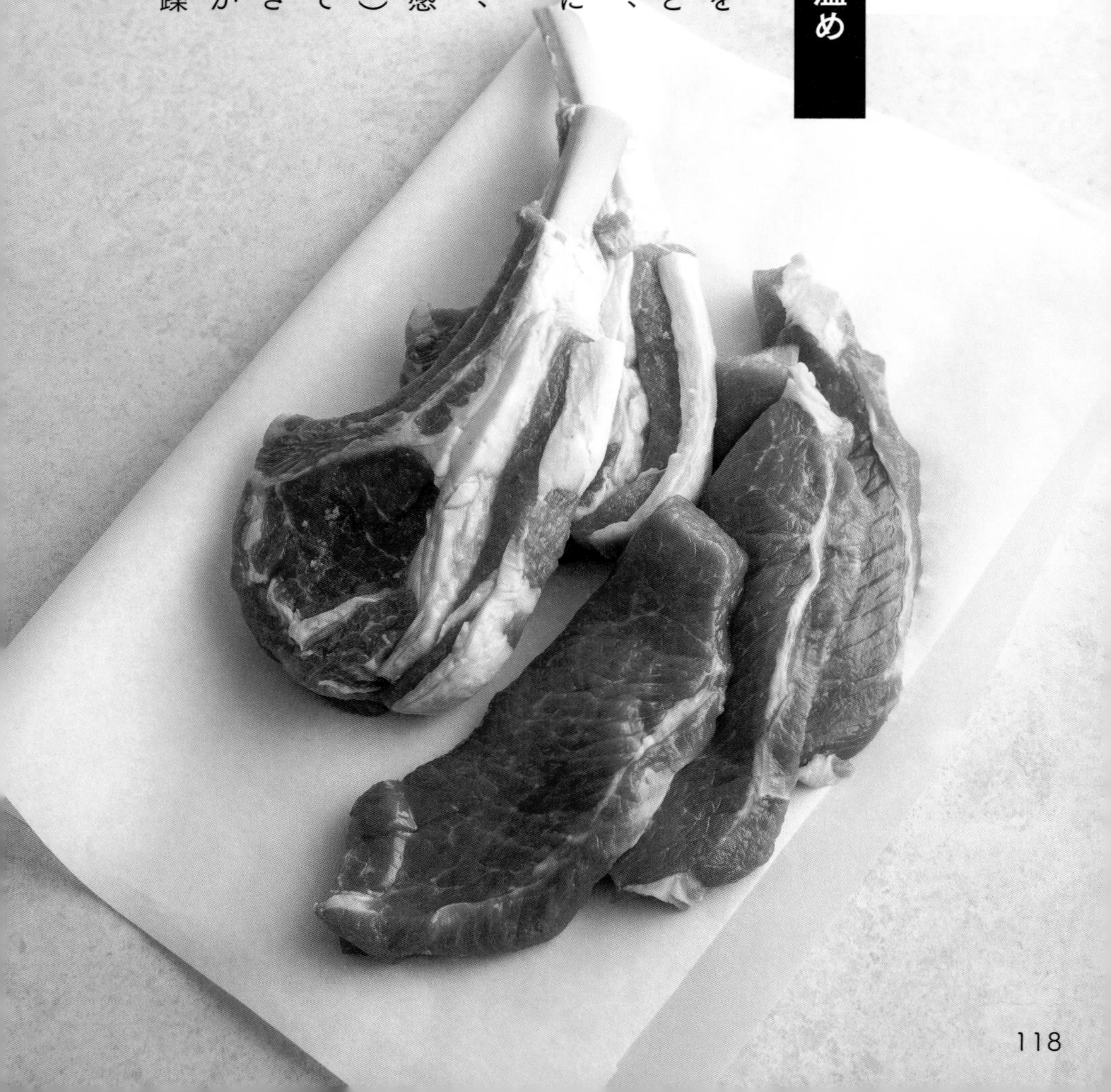

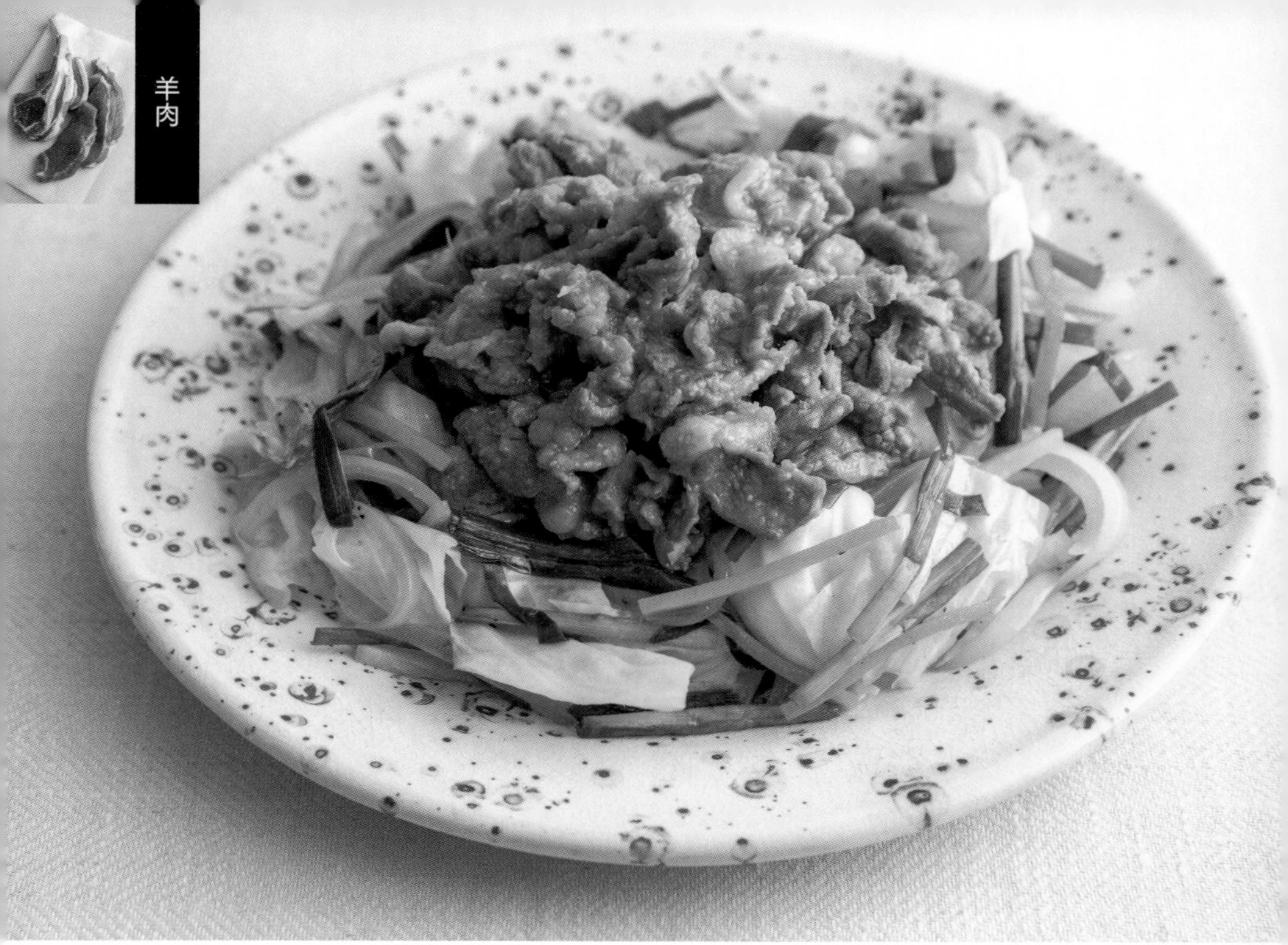

全身温め ジンギスカン

コレが効く!

北海道名物のジンギスカンは、**寒い地方ならではの温め力抜群のレシピ**です。温め過ぎは乾燥するので、ほてりが激しい体質なら、やや冷やしながら潤わせるレタスやトマト、きゅうりなどの生野菜にのせて食べることをおすすめします。**もっと温めたいという方は唐辛子少量を味つけに足して**ください。

材料（2 人分）

ラム薄切り肉 ………… 200g
玉ねぎ ………… ½個（100g）
にら ………… ⅓束（30g）
キャベツ ………… 1 枚（100g）
にんじん ………… 2㎝（20g）
A ┌ おろししょうが、おろしにんにく ………… 各小さじ 1
　│ みそ、みりん ………… 各大さじ 1½
　└ 酒 ………… 大さじ 1
米油 ………… 大さじ 1
塩、こしょう ………… 各少量

作り方

❶　玉ねぎは縦に薄切り、にら、キャベツはざく切り、にんじんは細切りにする。ラム肉はひと口大に切る。A は合わせる。

❷　フライパンに米油の半量を中火で熱し、①の野菜を炒め、塩、こしょうで味をととのえて器に盛る。

❸　残りの米油を足して熱し、ラム肉を炒め、色が変わったら A を加える。汁けがなくなるまで炒め、②にのせる。

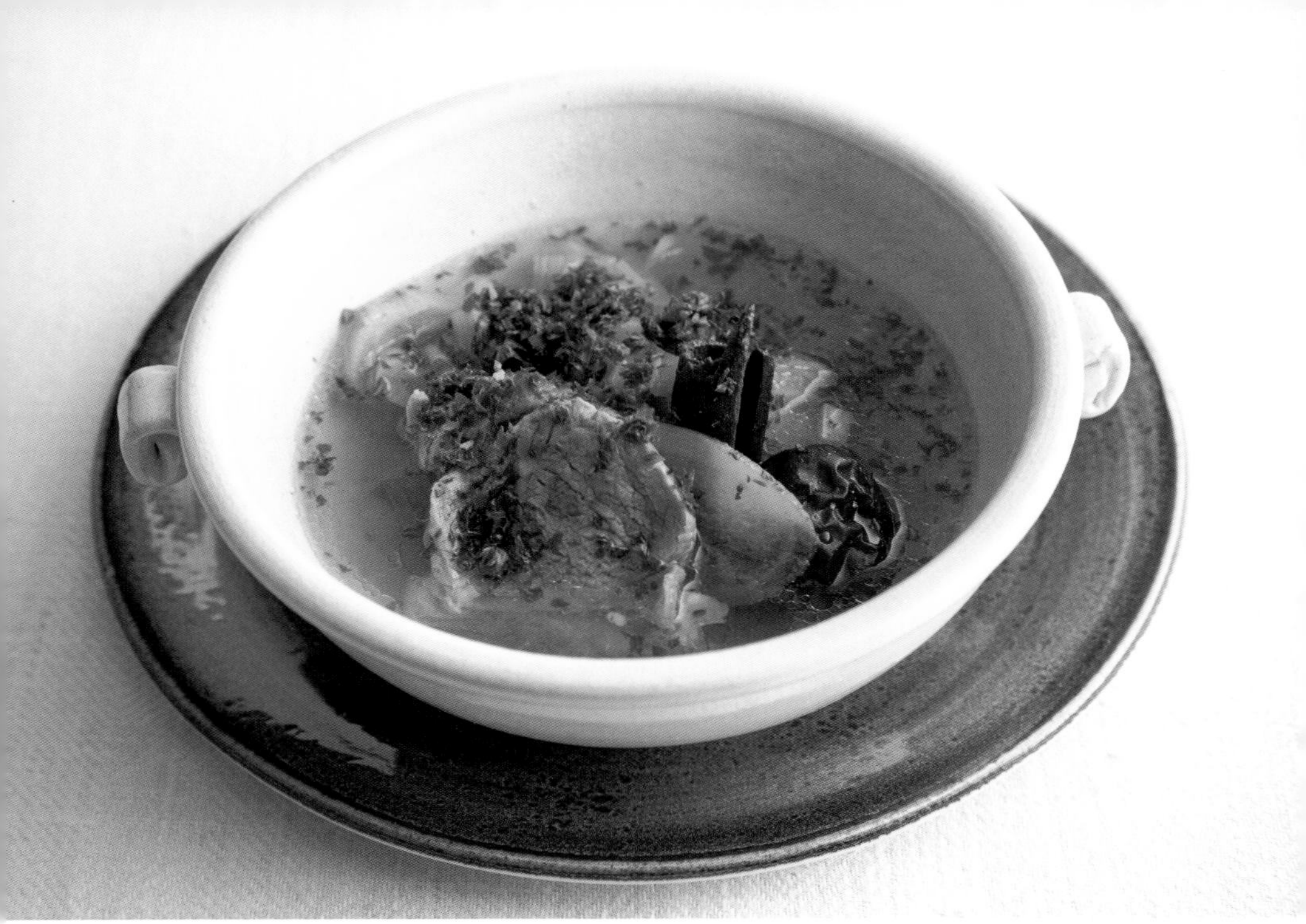

ラムとシナモンの末端温めスープ

コレが効く!

古典薬膳の当帰生姜羊肉湯は、補気血の生薬と羊肉、しょうがを煮込むスープで、冷えによる月経不調に使われます。閉経後の日常食に補気血薬まで使う必要はなく、**ラム肉、しょうが、シナモン、なつめをことこと煮込めば、温め過ぎるほどの薬効**です。慣れないと飲みにくいので、仕上げにパセリをたっぷりとふりましょう。

材料（2人分）

ラム焼き肉用肉（肩ロース）…… **200g**
長ねぎ …… 1本
パセリ（みじん切り）…… 大さじ2
A
- しょうが（薄切り）…… 2枚
- シナモンスティック …… ½本
- 干しなつめ …… 1個
- 酒 …… 50mℓ
- 塩 …… 小さじ½

作り方

❶ 長ねぎは小口切りにする。ラム肉はひと口大に切る。

❷ 鍋に①、A、水450mℓを入れて中火にかける。煮立ったら弱火にし、アクを取り、煮汁が半分くらいになるまで25分ほど煮る。器に盛り、パセリをふる。

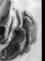

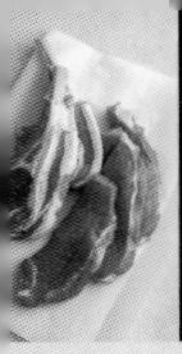

羊肉

ラムチョップの疲労回復ソテー

コレが効く！

疲労回復に大切なのは巡らせること。冷えは凝縮を生み、さまざまな巡りが滞ります。**ラム肉は肉体的な虚損を補うのにも温めるのにも適し、ローズマリーの活血力が巡りをサポート**します。温め過ぎはときに乾燥を生みます。潤い補給になるトマトやズッキーニを添えてバランスをとるのがおすすめです。

材料（2 人分）

ラムチョップ…… **4 本**
トマト…… 1 個（150g）
玉ねぎ…… ½個（100g）
にんにく（薄切り）…… 1 かけ
ローズマリー…… 2 本
（1 本は葉をそぎ取る）
クレソン…… 適量
塩、こしょう…… 各少量
オリーブ油…… 大さじ 1

作り方

❶　トマトは半分に切る。玉ねぎは横半分に切る。ラム肉は塩、こしょうをふる。

❷　フライパンにオリーブ油とにんにくを入れて弱火で熱し、にんにくがカリッとしたら取り出す。続いてラム肉を入れ、あいているところにトマトと玉ねぎを入れてローズマリーの葉をちらし、中火にして、返しながら焼く。

❸　ラム肉の両面に焼き色がついたらふたをして火を止め、3 分ほどおく。器に盛り、にんにく、残りのローズマリー、クレソンを添える。

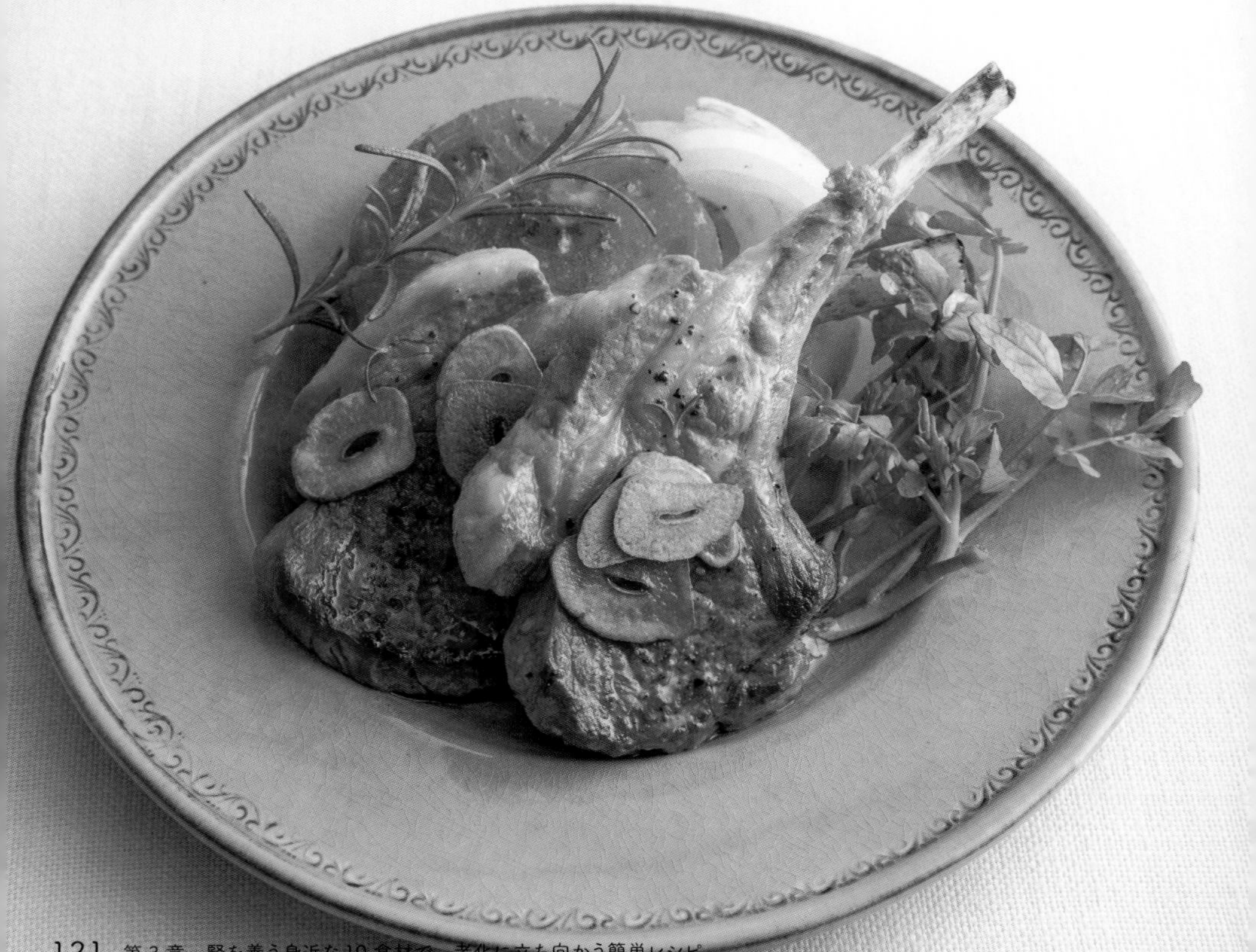

温め補血ラムカレー

材料（2人分）

ラム薄切り肉……200g
ほうれん草……150g
玉ねぎ……½個（100g）
にんにく（みじん切り）……1かけ
米油……大さじ1
A ┌ カレー粉……大さじ4
　│ トマトケチャップ……大さじ2
　│ ウスターソース、白ワイン
　│ ……各大さじ1
　└ 塩……小さじ½
温かいご飯……茶碗2杯分

このレシピは**温め、巡らせる力の強いカレー**です。残念ながらほてりや乾燥が強い方にはおすすめできません。ほてりが少し気になる程度なら、トッピングにヨーグルトをたっぷりのせて。**ほうれん草は補血し、潤わせますが、特に根の赤い部分に潤燥作用がある**ので、根元までむだなく使いましょう。

作り方

❶ ほうれん草はざく切り、玉ねぎはみじん切りにする。ラム肉は細切りにする。

❷ フライパンに米油を中火で熱し、ラム肉、玉ねぎ、にんにくを炒め、玉ねぎがしんなりしたらほうれん草を加えて炒め合わせる。

❸ Aで調味し、混ぜながら2分ほど煮る。器にご飯を盛ってかける。

ラムとれんこんの強筋うま煮

材料（2人分）

ラム焼き肉用肉……200g
れんこん……100g
むき甘栗……10粒（150g）
スプラウト……少量
A ┌ 塩、こしょう……各少量
　│ 米粉（または小麦粉）
　└ ……小さじ2
米油……小さじ1
B ┌ だし汁*……200㎖
　│ 酒、みりん、薄口しょうゆ
　│ ……各大さじ1
　└ 塩……少量

*だし汁はP124の「補腎だし」でも

コレが効く！

生のれんこんは、熱による乾きを潤す寒の性質ですが、煮もののように**火を通すと五臓を助け、疲労回復に働きます**。栗は昔から、腎の気をつかさどり、腎病や足腰の治療にはこれを食べるべきといわれ、**老化＝腎のおとろえによる足腰の機能不調の改善**に取り入れられます。ただし、消化能力が落ちている場合は控えめにします。

作り方

❶ れんこんは乱切りにする。ラム肉はひと口大に切り、Aを順にまぶす。

❷ 鍋に米油を中火で熱してラム肉を炒め、色が変わったられんこんを加えてさっと炒め、Bを加える。煮立ったら弱めの中火にし、アクを取り、10分ほど煮る。

❸ れんこんがやわらかくなったら甘栗を加え、鍋をゆすりながら煮汁をからめ、1分ほど煮る。器に盛り、スプラウトをちらす。

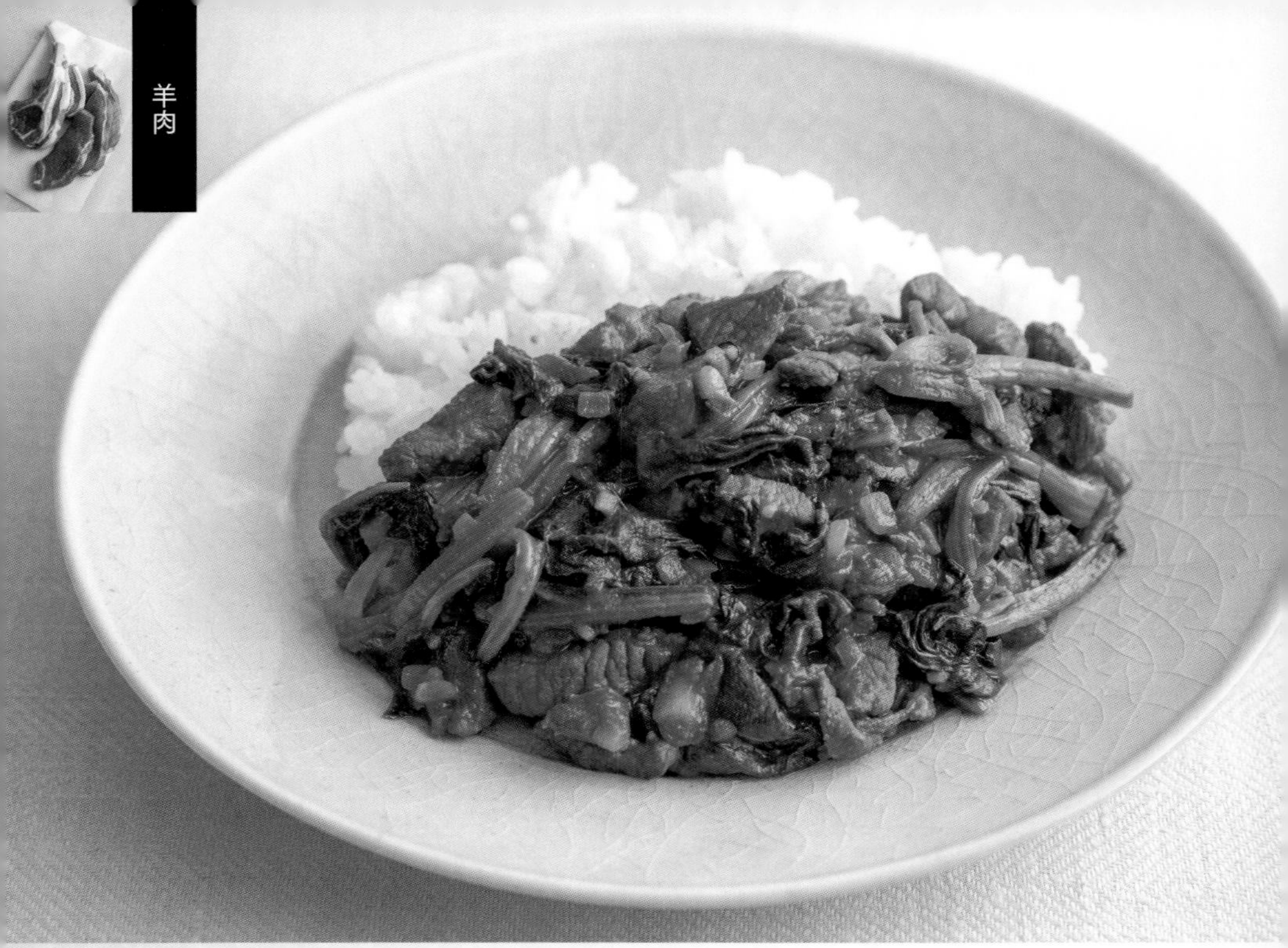

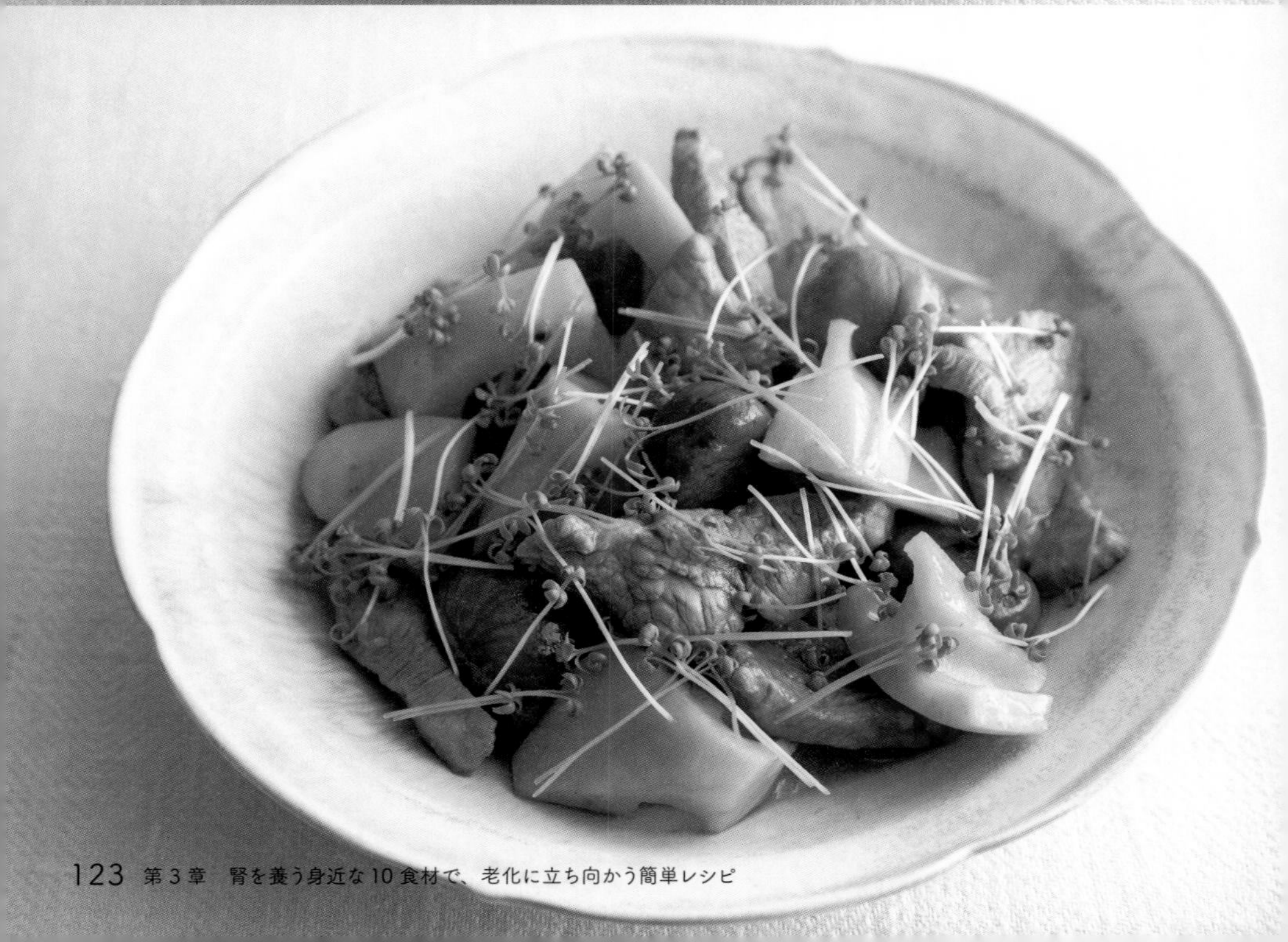

補腎だし

日本人にとって体にしっくりなじむのはやはり和風だしです。一般的な和食だしは、かつおや昆布の気をいただくような繊細なとり方ですが、60歳からの体を補うにはもうひと声濃いエキスが欲しい。そこで活用したいのが、骨も髄も皮も丸ごと煮出すことのできる煮干しです。

かつお節とともに気血を補い、巡らせ、腎精を補う頼もしいエキスです。そして、昆布は水の流れをととのえ、腎を助けます。気血水すべてへの手当がととのう、うまみのひとさじです。

昆布は煮出すと苦みが出るので早めに取り出します。

煮干しは大きなものは裂いてはらわたを除きますが、小さなものは丸ごと使います。

骨つきで

濃厚温補腎だし

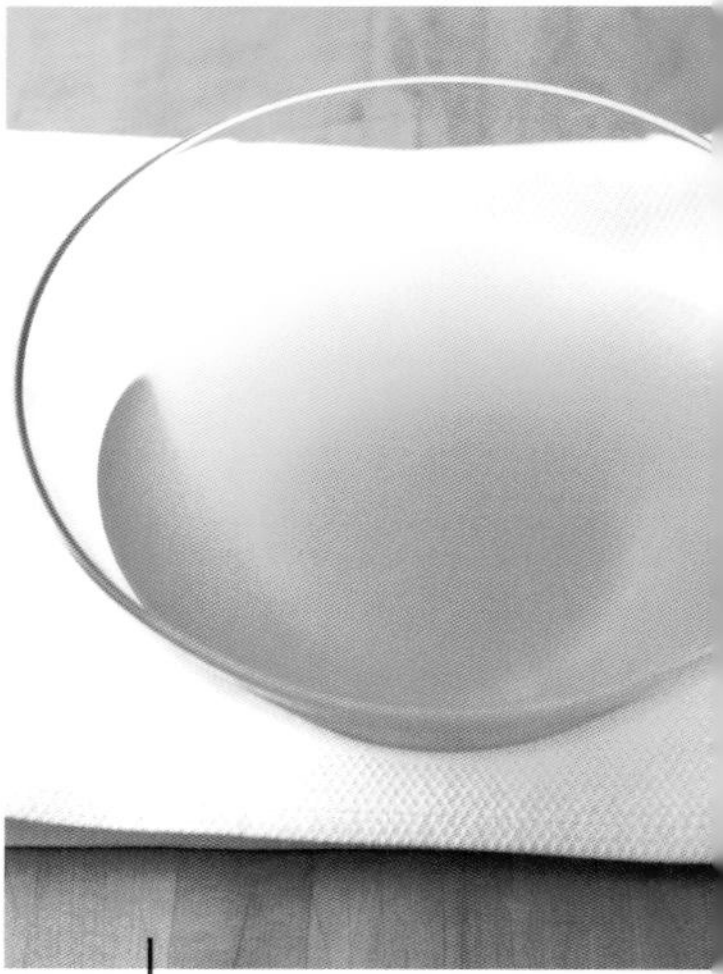

材料（作りやすい分量）

煮干し……15g　昆布……10g
削り節……40g　水……1.5ℓ

作り方

❶　鍋に煮干しと昆布を入れ、分量の水を加えて30分ほどおく。

❷　中火にかけ、煮立ったら昆布を取り出し、削り節を加え、7分ほど煮る。ざるでこしてしぼる。

memo：保存する場合は塩少量を加えます。冷蔵で3日、冷凍で2週間ほど保存可。

＼　「濃厚温補腎だし」を使って　／

温め利水みそ汁

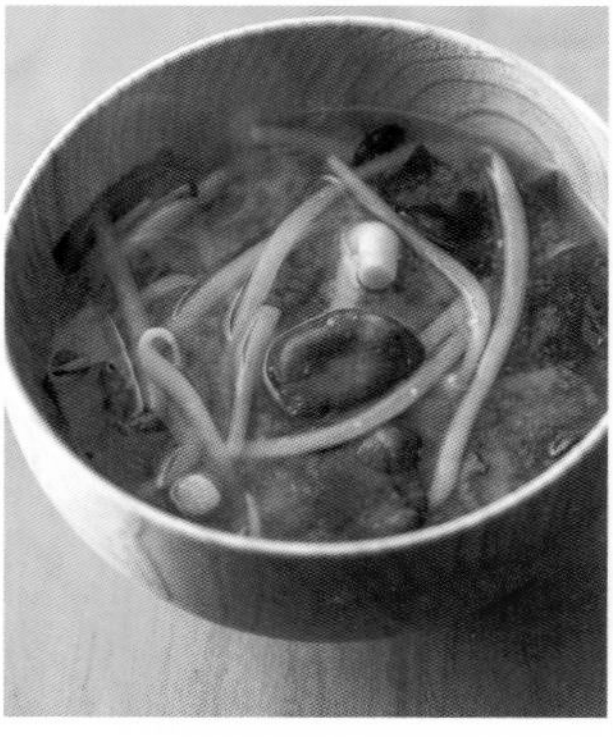

もやし、わかめはむくみの排出に効果的です。ひらたけは大小さまざまありますが、好みのもので。五臓を助け、疲労回復に役立ちます。

材料（2人分）

ひらたけ……50g
もやし……50g
カットわかめ（乾燥）……ひとつまみ
補腎だし……300㎖
みそ……大さじ1

作り方

ひらたけは食べやすい大きさに切る。鍋に補腎だしを入れて中火で煮立て、ひらたけ、もやし、わかめを入れ、しんなりしたらみそを溶き入れる。

補腎スープベース

薬膳の基本は鶏からとる湯《たん》=スープです。鶏のスープはどんな体質、状態の方にも、足りないものをやさしく補う養生の要です。うまみだけなら鶏ガラを煮出せば十分ですが、60歳からの体のためには、骨だけでなく、皮も肉も必要。部位はどこでも構いませんが、髄を煮出せるように骨をぶつ切りにしたものを使います。

ことこと煮出したスープは、これからの体が必要とするエキスそのもの。食欲がないとき、体調をくずしたときでも、すっと体にしみこみます。

部位によっては脂肪の量が多くなります。必要なものですが、消化能力が落ちているとき、おなかが冷えているときは取り除いて使います。

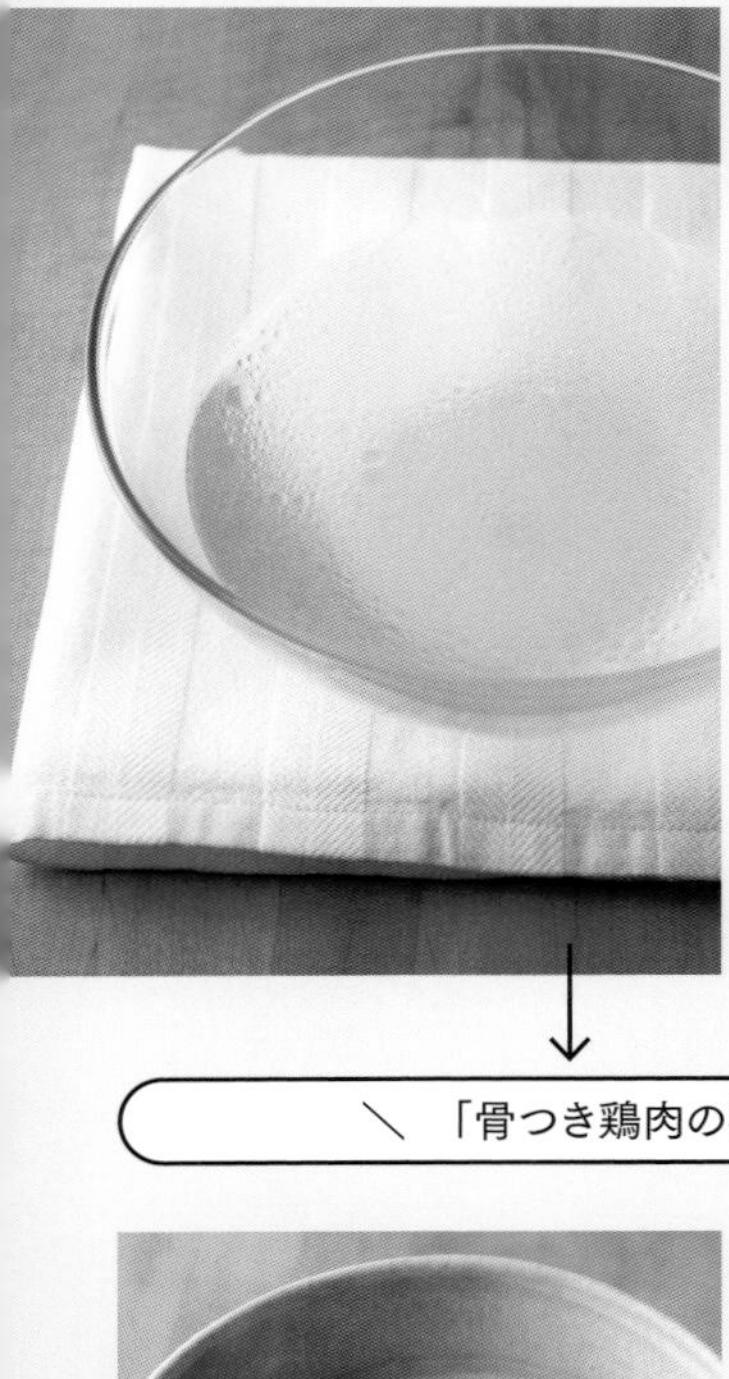

骨つき鶏肉の補腎スープベース

材料（作りやすい分量）
骨つき鶏肉（ぶつ切り）……350g
しょうが（薄切り）……1枚
酒……大さじ2　水……1.5ℓ

作り方
鍋に材料すべてを入れて強火にかける。煮立ったら弱火にし、アクを取り、⅔量ほどになるまで煮て、ざるなどでこす。

memo：保存する場合は塩少量を加えます。冷蔵で3日、冷凍で2週間ほど保存可。

＼「骨つき鶏肉の補腎スープベース」を使って／

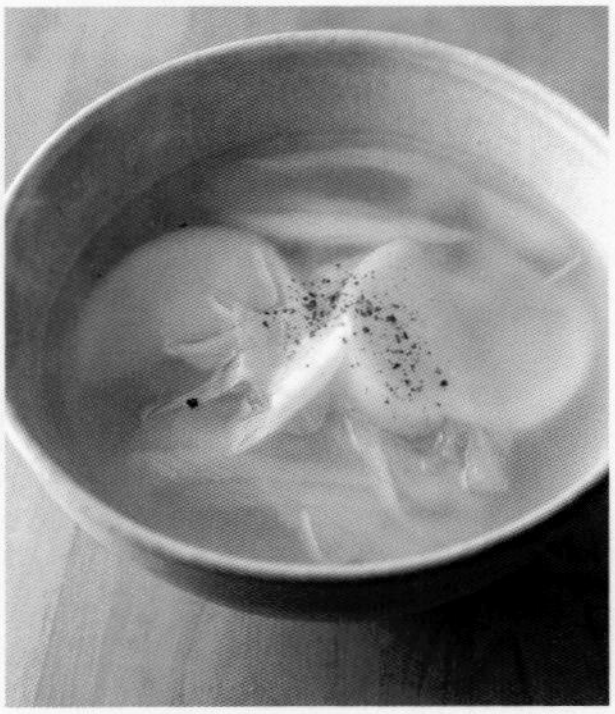

焼きねぎの風邪よけスープ

風邪のひき始めの寒けがするときにおすすめ。食欲がなければ、具を入れず、しょうが汁で香りをつけるだけで十分です。

材料（2人分）
長ねぎ……½本
かぶ……1個
補腎スープベース……300mℓ
塩、こしょう……各少量

作り方
かぶは薄切り、長ねぎは斜め切りにする。鍋にスープベースと野菜を入れて中火で煮立て、4分ほど煮て、塩、こしょうで味をととのえる。

素朴な疑問に答えます！Q&A

Q1 太り気味で中性脂肪も多めです。やはりダイエットは必要？

A1

誰もが、この世界で唯一無二の存在です。中医学では、人と比べての太め、細めという判断はあまり意味がありません。太り気味というのが具体的にどの程度なのかわかりませんが、病的な肥満は中医学では「痰《たん》」が溜まった状態だと考えます。痰は滞りを生み、巡りをせき止めます。薬が必要な個所に届きにくくなり、病の治療はまず痰を取り除くことからともいわれます。ご自分が多すぎると考えるなら、減らす努力は必要ですね。

痰は体内の「湿《しっ》」が凝集してできます。湿はさまざまな原因で生じますが、ひとつは脾が弱ることで生み出されます。逆に、湿が多いと脾はうまく働けず、さらに湿を生む悪循環となります。甘いもの、脂っぽいものの多食は湿となりやすいですが、どんなものも食べ過ぎは脾を傷めつけることになります。適量をおいしくいただくことが、大切です。

Q2 お酒が好きで晩酌が楽しみです。お酒は中医学的にはどうなのですか。

A2

酒は気血を巡らせ、体を温めます。アルコール度数が高くなると温性から熱性の性質になります。生薬を漬け込んだ薬酒は巡りもよく、養生では欠かせないものです。

当然ですが、どんなものも過ぎれば毒となります。ひと口でも十分体を温める酒を毎日たくさん摂取すれば体内に熱がたまります。水分である酒は「湿」も溜め込み、滞らせることになり、うつ熱化し、病気の原因になるのはわかりきったことです。ひとさじで効果のある薬をコップ1杯飲む人がいないように、あなたの体の味方になる、やさしい量をたしなむのをおすすめします。

Q3

男女で食べたほうがよいものに差はありますか？

A3

女性と男性の大きな違いは月経です。毎月、多くの血を消耗する月経は食でのサポートがとても重要ですが、60代の多くが閉経後でしょうから、男女差ではなく、個人差を意識しましょう。労働時間や運動時間、生活面での負荷、ストレス、元々の体質、消化機能の強さなど、個人差はとても大きいものです。自分自身を観察して把握することは、60歳からの変化をうまく乗り越える手段にもなります。

Q4

揚げもの好きです。油はどの程度ＯＫですか？

A4

消化能力は人それぞれです。今の食生活で不都合がなければ心配には及びませんし、食べ過ぎかどうかは自分の体調で判断するしかありません。とはいえ、毎食揚げものを食べ続ければ、誰にとっても「過ぎる」状態でしょうが、そんな食生活ができる60代はあまりいないかも。適度な油は元気を補い、体に潤いをもたらし、大腸のすべりをよくしてくれます。60歳からの乾燥便秘は油不足も関わっていますので、毛嫌いすることなく、食事に取り入れてください。

Q5

食べられる量が減ってきました。優先して食べるべきものはありますか？

A5

自分の消化能力を超えて食べてもよいことはありませんし、不自然にやせてくるなどがなければ心配ありませんが、食欲が落ちた原因を考えたことがありますか？　ストレスがあるならハーブや香りのよいものを取り入れる、消化機能そのものが落ちているなら、繊維質の強いものや豆などは控えめにしたり、調理法を工夫するなど、ふり返って考え、実践してみましょう。病気でない限り、五味五色とまでいかないまでも、多様なものを食べることを心掛けたいものです。

Staff
デザイン
サトズ（佐藤芳孝）
撮影
榎本 修
スタイリング
吉岡彰子
校正
聚珍社
イラスト
伊藤美樹
構成・編集
久保木薫
企画・編集
小林弘美（Gakken）

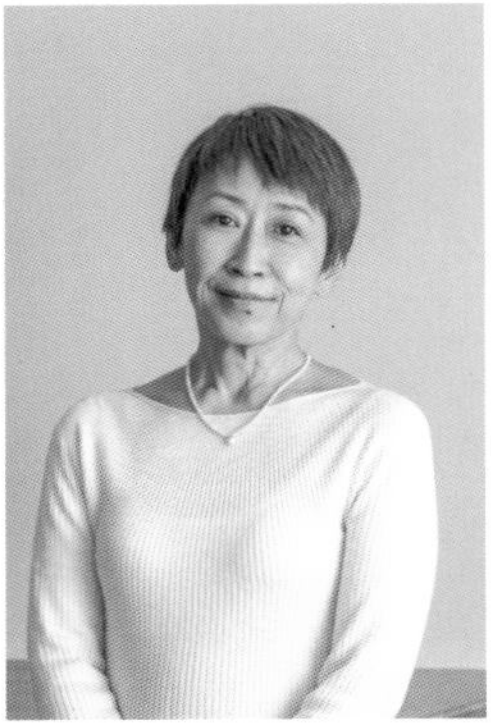

石《いし》澤《ざわ》清《きよ》美《み》

国際中医師・国際中医薬膳師。料理研究家。米国NTI認定栄養コンサルタント。ハーバルセラピスト。食べものと体の関係についての勉強を長年続けている。日々の家庭料理をはじめ、菓子やパン、保存食など、豊富な食養生の知識を生かした体にやさしいレシピを雑誌・書籍などで紹介。著書に『ふんわりもっちり　米粉のパンとお菓子』（Gakken）など多数。
https://www.kiyomi-ishizawa.com

60歳からの「老けない人」の漢方ごはん

2023年4月3日　第1刷発行

著　者　石澤清美
発行人　土屋 徹
編集人　滝口勝弘
発行所　株式会社Gakken
〒141-8416　東京都品川区西五反田2-11-8
印刷所　大日本印刷株式会社

※この本についてのお問い合わせ先
■本の内容については下記サイトのお問い合わせフォームよりお願いします。
https://www.corp-gakken.co.jp/contact/
■在庫については　販売部　TEL03-6431-1250
■不良品（落丁、乱丁）については　TEL0570-000577
学研業務センター
〒354-0045 埼玉県入間郡三芳町上富279-1
■上記以外のお問い合わせは　TEL0570-056-710（学研グループ総合案内）